JONAS VERLAG

1. interdisziplinärer Workshop der SGA-Syndrom Arbeitsgruppe
7.–8. Februar 2003, Fasanerie Zweibrücken

SGA-Syndrom
Small for Gestational Age-Syndrome
Small-Baby-Syndrome

Definition, Ursachen, Folgen

Fötale Programmierung
Plazentare Ursachen
Alkohol und Nikotin als Teratogene
Spontaner Wachstumsverlauf
Behandlung mit Wachstumshormon

Spätfolgen:
Kleinwuchs
Renale Erkrankungen
Metabolisches Syndrom
Endokrine Störungen

Herausgegeben von Prof. Dr. med. Siegfried Zabransky
(Institut für Pädiatrische Endokrinologie und Präventivmedizin, Homburg/Saar)
in Zusammenarbeit mit der multidisziplinären Arbeitsgruppe der Universitäts-Kliniken
Berlin – Bonn – Erlangen – Frankfurt – Gießen – Homburg/Saar – Leipzig – München

unter Mitarbeit von

K. Bauer, H. Böhles, I. Brandt, J. Dötsch, A. K. Ertan, L. Gortner, F. Haverkamp,
T. Konrad, E. Landmann, J. Möller, A. Plagemann, F. Pulzer, H. P. Schwarz,
P. Seleserpe, M. Wollmann, S. Zabransky

Die Deutsche Bibliothek – CIP-Einheitsaufnahme

Ein Titeldatensatz für diese Publikation ist bei
der Deutschen Bibliothek erhältlich

© 2003 Jonas Verlag
für Kunst und Literatur GmbH
Weidenhäuser Straße 88
D-35037 Marburg
www.jonas-verlag.de

Druck: Fuldaer Verlagsagentur

ISBN 3-89445-327-3

Siegfried Zabransky (Hrsg.)

SGA-Syndrom

Small for Gestational Age-Syndrom
Ursachen und Folgen

Jonas Verlag

Adressenverzeichnis der Erstautoren

Prof. Dr. med. Karl Bauer
Klinik für Kinderheilkunde I
Johann Wolfgang Goethe-Universität
Theodor Stern Kai 7
60590 Frankfurt am Main
Tel. ++49-69-6301-5120
Fax. ++49-69-6301-6763
E-mail: karl.bauer@kgu.de

Prof. Dr. med. Hansjosef Böhles
Klinik für Kinderheilkunde I
Johann Wolfgang Goethe-Universität
Theodor Stern Kai 7
60590 Frankfurt am Main
Tel. ++49-69-6301-6473
Fax. ++49-69-6301-5229
E-mail: hansjosef.boehles@kgu.de

Prof. Dr. med. Ingeborg Brandt
Uni-Kinderklinik
Adenauerallee D-53113 Bonn
Tel. ++49-228-287-3239, priv.: 02244-2580
Fax. ++49-228-3314
E-mail: ingeborg.brandt@ukb.uni-bonn.de

PD Dr. med. Jörg Dötsch
Klinik für Kinder und Jugendliche
Friedrich-Alexander-University Erlangen-Nürnberg
Loschgestrasse 15
91054 Erlangen, Germany
Tel: ++49-9131-853-3131
Fax: ++49-9131-853-6097
E-mail: JoergWDoetsch@yahoo.com

OA Dr. med. A. Kubilay Ertan
Universitäts-Frauenklinik und Poliklinik
mit Hebammenlehranstalt
D-66421 Homburg/Saar
Tel: ++49-6841-1628119
Fax: ++49-6841-1628119
eMail: kertan@med-fr.uni-sb.de

Prof. Dr. med. Ludwig Gortner
Universitätskinderklinik
Feulgenstr. 12
D-35392 Gießen
Tel. ++49-641-9943-410
Fax. ++49-641-9943-419
E-mail: Ludwig.gortner@paediat.med.uni-giessen.de

Prof. Dr. med. Fritz Haverkamp
Uni-Kinderklinik
Adenauerallee
D-53113 Bonn
Tel. ++49-228-287-3289
Fax. ++49-228-287-3314
E-mail: f.haverkamp@uni-bonn.de

Priv.-Doz. Dr. med. Thomas Konrad
Institut für Stoffwechselforschung – Frankfurt (isf)
EU-RISC-Study Center
„Insulin sensitivity and cardiovascular risk"
Heidelberger Strasse 13
D-60 327 Frankfurt
Tel. ++49-69-2400 5777
Fax.++49-69-2424 6399
E-mail: t.konrad@stoffwechselfrankfurt.de

Dr. med. Eva Landmann
Universitätskinderklinik/Neonatolgie
Feulgenstr. 12
D-35392 Gießen
Tel. ++49-641-994-3411
Fax. ++49-641-994-3419
E-mail: eva.landmann@paediat.med.uni-giessen.de

Prof. Dr. med. Jens Möller
Kinderklinik
Winterberg 1
D-66119 Saarbrücken
Tel. ++49-681-963-2149
Fax.++49-681-963-2126
E-mail: j.moeller@klinikum-saarbruecken.de

Prof. Dr. med. Andreas Plagemann
Leiter „Experimentelle Geburtsmedizin"
Klinik für Geburtsmedizin, Campus-Virchow-Klinikum
Charite-Universitätsmedizin Berlin
Augustenburger Platz 1
13353 Berlin
Tel. ++49-30-450-524041
Fax.++40-30-450-524922
E-mail: andreas.plagemann@charite.de

Dr. med. F. Pulzer
Universitätsklinik und Poliklinik
für Kinder und Jugendliche
Oststraße 21-25
D-04317 Leipzig

Tel. ++49-341-97-23585
Fax. ++49-341-97-26009
E-mail: f.pulzer@gmx.de

Prof. Dr. med. Hans Peter Schwarz
Universitätskinderklinik
Lindwurmstr. 4
D-80337 München
Tel. ++49-89-51603141
Fax. ++49-89-51604784
E-mail: hans-peter.schwarz@kk-i.med.uni-muenchen.de

Dr. med. Pervin Seleserpe
Hohfuhrstr. 23
58509 Lüdenscheid

PD Dr. Dr. M. Voigt
Ernst-Moritz-Arndt-Universität Greifswald
Zentrum für Kinder- und Jugendmedizin

Soldtmannstr. 15
17487 Greifswald
E-mail: voim13@t-online.de

PD Dr. med. Hartmut Wollmann
Pharmacia Endocrine Care
Wilhelmstr. 44
D-72074 Tübingen
Tel. ++49-7071-256883
Fax. ++49-7071-256884
E-mail: hartmut.wollmann@pharmacia.com

Prof. Dr. med. Siegfried Zabransky
IPEP, Institut f. Päd. Endokrinologe und Präventivmedizin
Im Fuchstal 8
D-66424 Homburg/Saar
Tel. ++49-6841-172 785
Fax. ++49-6841-172 966
E-mail: zabransky.siegfried@web.de

Vorwort

10% aller Neugeborenen sind definitionsgemäß als „Small for Gestational Age" (SGA) einzuordnen. SGA beschreibt zunächst nur den Zustand bei Geburt (zu klein und/oder zu untergewichtig). Der Begriff SGA-Syndrom hingegen umfasst auch die zu erwartenden Spätfolgen. Die mit dem SGA-Syndrom verbundenen Probleme und der damit notwendige Kostenaufwand stellen ein nicht unerhebliches volkswirtschaftliches Problem dar, abgesehen von den psychologischen Beinträchtigungen der Familien. Für die Betreuung dieser Kinder sind mehrere Fachgruppen gefordert, wie z.B. Pränataldiagnostiker, Geburtshelfer, Neonatologen, Allgemeinkinderärzte, Endokrinologen und je nach Befunden einzelner Organe auch Augenärzte, Ohrenärzte, Orthopäden, Psychologen. Für Endokrinologen ist dieses Syndrom in den letzten Jahren wegen der Behandlungsmöglichkeiten mit Wachstumshormon mehr ins Blickfeld gerückt, als das früher der Fall war. Bedingt durch fötale Programmierung (Barker Hypothese) kommt es zu Erkrankungen im Erwachsenenalter, die ihren Ursprung in der fötalen Entwicklung haben. Es werden daher auch Internisten gefordert. Zum besseren Verständnis und zur Förderung einer ganzheitlichen Betrachtung wurden beim ersten interdisziplinären SGA-Workshop (7.-8.2.2003 Zweibrücken, Fasanerie), der vom Institut für Pädiatrische Endokrinologie und Präventivmedizin (IPEP, Homburg) in enger Zusammenarbeit mit den Uni-Kliniken Erlangen, Frankfurt, Gießen und Homburg ausgerichtet wurde, Themen zu Ursachen und Folgen des SGA-Syndroms (wie z.B. endokrine Plazentafunktion; Teratogene Nikotin und Alkohol; fötales und postnatales Wachstum und Wachstumsstörungen; neurologische, psychomotorische und intellektuelle Störungen; renaler Hypertonus, metabolisches Syndrom) diskutiert. Die Beiträge wurden im vorliegenden Buch zusammengestellt. Wegen des großen positiven Echos des ersten Workshops wird am 13.-14.2.2004 der zweite Workshop mit dem Hauptthema: SGA-Syndrom: Ernährung und Wachstum abgehalten.

Ich danke allen Autoren, die sehr engagiert für die rasche Bereitstellung der Manuskripte sorgten, sowie Herrn Mayer-Gürr (Jonas Verlag), der die Fertigstellung des Buches in unkomplizierter, zügiger Weise ermöglichte.

Prof. Dr. med. Siegfried Zabransky　　　　　　　　　　　Homburg/Saar, im Juni 2003

Inhaltsverzeichnis

Adressenverzeichnis der Erstautoren 4
Vorwort 6

1. **Einleitung: Das SGA-Syndrom: Definition, Ursachen, Folgen** 9
   (S. Zabransky, P. Seleserpe)

2. **Endokrine Funktion der Plazenta bei akuter Hypoxie und chronischer Plazentainsuffizienz** 16
   (J. Dötsch, I. Knerr, U. Meißner, K. Nüsken, E. Schoof, R. Trollmann)

3. **Körperzusammensetzung und Energieumsatz von wachstumsretardierten Neugeborenen** 26
   (K. Bauer)

4. **Einfluss des täglichen Zigarettenkonsums der Mütter in der Schwangerschaft auf die somatischen Neugeborenenparameter** 31
   (M. Voigt, Ch. Fusch, V. Hesse, S. Bayer, U. Witwer-Backofen)

5. **Fetales Alkoholsyndrom (FAS)** 41
   (S. Zabransky)

6. **Neonatologische Aspekte des SGA-Syndroms: Asphyxie, pulmonale und hämodynamische Probleme** 45
   (J. Möller)

7. **'Fetale Programmierung' und 'Funktionelle Teratologie': Zur perinatalen Prägung dauerhaft erhöhter Disposition für das Metabolische Syndrom X** 49
   (A. Plagemann)

8. **Die pathophysiologischen Grundlagen der Insulinresistenz und des metabolischen Syndroms** 60
   (H. Böhles)

9. **Therapeutische Optionen der Insulinresistenz** 75
   (T. Konrad)

10. **Lipide und weitere Parameter des metabolischen Syndroms bei ehemals hypotrophen Kindern und Jugendlichen mit und ohne pränatale Glukoseinfusionstherapie** 81
    (F. Pulzer, A. Keller, E. Keller, W. Kiess)

11. Die Einfluss eines niedrigen Geburtsgewichtes auf die Entwicklung von Hypertonie und Nierenerkrankungen im späteren Leben **89**
(J. Dötsch, Ch. Plank, W. Rascher)

12. Spätfolgen bei SGA: Nebennierenrindenfunktion, prämature Pubarche **94**
(H. P. Schwarz)

13. Vergleichende Untersuchung zur Entwicklungsprognose Frühgeborener mit intrauteriner Wachstumsretardierung und eutrophen Frühgeborenen im Alter von 2 Jahren **98**
(L. Gortner, H. van Husen, E. Landmann)

14. Neonatale Behandlungsresultate bei sehr unreifen Kindern mit intrauteriner Wachstumsretardierung **106**
(E. Landmann)

15. Neuromotorische Entwicklungsstörungen nach hochpathologischen Doppler-Flow-Befunden während der Schwangerschaft **111**
(A. K. Ertan)

16. Neurologische und kognitive Entwicklungsperspektiven **124**
(F. Haverkamp, M. Rünger, A. Haverkamp-Krois)

17. Zur Berücksichtigung von Körperhöhe und Körpergewicht der Mutter bei der Klassifikation der Neugeborenen nach Schwangerschaftsdauer und Gewicht **128**
(M. Voigt, Ch. Fusch, K. T. M. Schneider, V. Hesse)

18. Postnatales Wachstum von SGA Frühgeborenen sehr niedrigen Geburtsgewichts bis ins Erwachsenenalter **141**
(I. Brandt)

19. Wie wachsen Kinder, die als Mangelgeborene zur Welt kamen? **149**
(P. Seleserpe, S. Zabransky)

20. Intrauterine Wachstumsretardierung: Die Behandlung des Kleinwuchses mit Wachstumshormon **154**
(H. A. Wollmann)

21. Referenzwerte der saarländischen Wachstumsstudie 1994–2002 für Körperhöhe, Gewicht, BMI, Somatogramm **161**
(S. Zabransky, Th. Georg)

Einleitung

1. Das SGA-Syndrom Definition, Ursachen, Folgen

Siegfried Zabransky und Pervin Seleserpe

1. Definition SGA

AGA = appropriate for gestational age
SGA = small for gestational age
  Geburtsgewicht < 10. Perzentile

Small for Gestational Age (SGA) bedeutet „zu untergewichtig für das Geburtsalter" bzw. „Mangelgeborenes", d.h. das Geburtsgewicht und/oder die Geburtslänge des Neugeborenen liegen für sein Gestationsalter unterhalb des definierten Grenzwertes verglichen mit Standardperzentilen bezüglich des Geburtsgewichtes bzw. der Geburtslänge der entsprechenden Schwangerschaftswoche [H.A. WOLLMANN, 1996, 1998; R. STANHOPE, 1997; L. GORTNER, 1998]. Der Grenzwert für die Definition SGA wird jedoch in der Literatur sehr unterschiedlich festgelegt: -2SDS, 3. Perzentile, 5. Perzentile, 10. Perzentile bezüglich des Geburtsgewichtes und/oder der Geburtslänge des entsprechenden Gestationsalters bzw. 2500g unabhängig vom Gestationsalter definiert [U. SCHAUSEIL-ZIPF et al., 1985; P.M. FITZHARDINGE et al., 1989; K. ALBERTSSON-WIKLAND, J. KARLBERG, 1994; M. MONSET-COUCHARD, O. de BETHMANN, 2000]. Problematisch ist auch, ob alleine die auxologischen Daten bei Geburt oder auch Verlaufsuntersuchungen während der Schwangerschaft zur Beurteilung herangezogen werden.

SGA schließt definitionsgemäß auch solche Kinder ein, die genetisch bedingt zu klein sind [R. AXT et al., 1998]. Demgegenüber steht die intrauterine Wachstumsretardierung (IUGR = intrauterine growth retardation) bzw. Wachstumsrestriktion, die definitionsmäßig dem SGA weitgehend entspricht. Im Unterschied zu SGA setzt die IUGR eine pathologische Ursache für die pränatale Wachstumsretardierung voraus, z.B. auf der Basis einer genetischen oder umweltbedingten Ursache [L. GORTNER, 1998; H. A. WOLLMANN, 1998]. Bei IUGR fällt die Wachstumskurve des Feten im Laufe der Schwangerschaft immer mehr von der Norm ab. Somit kann man folgern, dass alle Kinder, die nach einer IUGR geboren wurden, auch in die Kategorie SGA fallen, aber nicht alle SGA-Kinder in die Kategorie IUGR [H. A. WOLLMANN , 1998]. In die Kategorie SGA bzw. IUGR werden alle Mangelgeborene eingeschlossen, die sowohl als Frühgeborene als auch als Reifgeborene zur Welt kamen. Bei beiden liegt das Geburtsgewicht unterhalb des für die entsprechende Schwangerschaftswoche errechneten Normwertes.

Man zieht zur Klassifizierung des Symptoms SGA eher das Geburtsgewicht heran, weil dieses im Vergleich zur Geburtslänge genauer und einfacher bestimmbar ist [H. A. WOLLMANN, 1998].

2. Einteilung in symmetrische und asymmetrische Retardierung

Man unterscheidet die symmetrische und asymmetrische Retardierung [L. GORTNER, 1998; H. A. WOLLMANN, 1998]. Welche Form der Retardierung beim Kind in Erscheinung tritt, hängt zum größten Teil vom Zeitpunkt der Einwirkung der Ursachen ab.

2.1 Symmetrische Retardierung

Die symmetrische Retardierung (proportionierter Kleinwuchs) kommt mit einer Häufigkeit von 10-20% vor. Pathophysiologisch entwickelt sich diese Retardierung im ersten bzw. zweiten Schwangerschaftstrimenon. Die Ursache wird durch eine intrinsische Störung begründet, zu dem u.a. genetische, chromosomale oder auch toxische Faktoren zählen. Die Körperlänge, das Körpergewicht und der Kopfumfang sind bei der Geburt gleichermaßen betroffen, d.h. die Zellteilung und das Zellwachstum sind unabhängig von der Substratzufuhr bzw. dem Substratbedarf gestört. Bei der symmetrischen Retardierung liegt sowohl das Geburtsgewicht als auch die Geburtslänge unterhalb des definierten Grenzwertes [H. A. WOLLMANN, 1998].

2.2 Asymmetrische Retardierung

Die asymmetrische Retardierung kommt mit einer Häufigkeit von ca. 70-80% vor. Pathophysiologisch entwickelt sich diese Retardierung im letzten Schwangerschaftstrimenon, wenn ein erhöhter Sauerstoff- und Substratbedarf des Feten vorliegt und/oder aufgrund einer eingeschränkten Plazentafunktion dieser Bedarf nicht ausreichend gewährleistet werden kann. Die Ursache der asymmetrischen Retardierung wird durch eine extrinsische Störung begründet. Bei dieser Form liegt das Geburtsgewicht unterhalb des definierten Grenzwertes und die Geburtslänge im Normbereich, d.h. die Körperlänge und der Kopfumfang sind von der Retardierung im Vergleich zum Körpergewicht minimal betroffen [H. A. WOLLMANN, 1998].

3. Häufigkeit

Die Häufigkeit der SGA-Geburten beträgt in den Industrieländern 3-10%. In Deutschland werden pro Jahr etwa 24.000 Kinder mit SGA geboren, diese Zahl entspricht etwa 3% der Geburten pro Jahr in Deutschland. In den Ländern der 3. Welt liegt der Anteil der Mangelgeborenen mit 10-40% deutlich höher. Der Grund für diesen Zustand in den Entwicklungsländern liegt wahrscheinlich in der Mangelernährung und in der schlechteren medizinischen Betreuung während der Schwangerschaft. Der Anteil der hypotroph Frühgeborenen beträgt weltweit bis zu 33% [R. AXT et al., 1998; L. GORTNER, 1998; H. A. WOLLMANN, 1998].

4. Chancen für das Aufholwachstum

Unter Aufholwachstum versteht man, dass die pränatale Wachstumsverzögerung durch eine postnatal beschleunigte Wachstumsgeschwindigkeit im Laufe des Lebens kompensiert wird. Etwa 60-80% der SGA-Kinder zeigen innerhalb der ersten beiden Lebensjahre ein Aufholwachstum, somit wird mit Vollendung des 2. Lebensjahres eine altersentsprechende Körperlänge erreicht. Das Aufholwachstum findet meist in den ersten Lebensmonaten statt. Es wird nach dem 2. Lebensjahr nur noch selten beobachtet, z.B. bei denjenigen SGA-Kindern, die Probleme in der Ernährung im ersten Lebensjahr gezeigt haben und später anfangen, sich altersentsprechend eutroph zu entwickeln. Wenn das Aufholwachstum mit der Vollendung des 2. Lebensjahres nicht stattgefunden hat, kann in der Regel damit gerechnet werden, dass diese Kinder in der bisherigen postnatalen Wachstumsgeschwindigkeit entlang derselben Perzentilenkurve im Perzentilenschar gedeihen werden. Sie werden dann in der Kindheit und im Erwachsenenalter kleinwüchsig bleiben [H. A. WOLLMANN, 1998].

Bei der Berücksichtigung der Einteilung der SGA-Kinder in die Gruppen mit symmetrischer und asymmetrischer Retardierung zeigen diese mit der asymmetrischen Retardierung häufiger ein postnatales Aufholwachstum. Solche SGA-Kinder, bei denen nur eine geringe pränatale Wachstumsverzögerung bei der Geburt vorliegt, erreichen eher ihre festgelegte genetisch bedingte Endgröße, als diejenigen bei denen eine ausgeprägte pränatale Wachstumsverzögerung bei der Geburt besteht. Bei den Mangelgeborenen mit zusätzlichen Auffälligkeiten oder angeborenen Fehlbildungen wird in der Regel kein postnatales Aufholwachstum beobachtet. Das mögliche postnatale Aufholwachstum findet bei den hypotrophen Frühgeborenen – wenn überhaupt – erst nach dem errechneten Geburtstermin statt. Jedoch wird es im Vergleich zu den hypotrophen Reifgeborenen seltener beobachtet [H. A. WOLLMANN, 1998].

5. IUGR = Intrauterine Growth Restriction

Knud Linnemann und Christoph Fusch (4. Jenaer Geburtshilfe Symposion, Jena, 20.4. 2002: Plazenta: Physiologie und Klinik):

„IUGR ist mit erhöhter perinataler Morbidität, erhöhter Inzidenz von Hirnentwicklungsstörungen und mit einem erhöhten Risiko für kardiovasculäre Erkrankungen und Diabetes Mellitus assoziiert. Störungen des fetalen Wachstums werden durch schlechte Versorgung der Mutter und damit geringes Substratangebot an Plazenta und Feten, ungenügenden plazentaren Substrattransfer oder mangelhafte Substrat-utilisierung durch den Feten verursacht. IUGR ist zu je einem Drittel maternal (wobei dem Rauchen während der Schwangerschaft hierbei die größte Bedeutung zukommt), fetalgenetisch und plazentar bedingt. Plazentare Ursachen sind: Hormonproduktionsstörungen (hPL, PGH, Leptin) und Störungen des Substrattransfers (Glukose-, Aminosäurentransport)."

6. Mögliche Ursachen/Risikofaktoren

[H. A. WOLLMANN, 1996, 1998; R. AXT et al., 1998; L. GORTNER, 1998]

6.1. Maternal

1. Nikotinabusus
2. Alkoholabusus, Drogenabusus
3. Medikamentenabusus (insbesondere Medikamente zur Behandlung von Epilepsien, Hypertonien, Gerinnungsstörungen)
4. schwere Mangelernährung, v.a. im letzten Schwangerschaftstrimenon, wenn der Substratbedarf des Feten ansteigt
5. Präeklampsie
6. EPH-Gestose
7. maternale Hypertonie
8. maternale Erkrankungen wie schwere cardiale, pulmonale, renale Systemerkrankungen
9. chronisch entzündliche Erkrankungen
10. vorausgegangene SGA-Geburt, Frühgeburt, Fehlgeburt oder Totgeburt
11. kurzes Intervall (< 18 Monate) zwischen den einzelnen Schwangerschaften
12. Mehrlingsschwangerschaften
13. sehr junge Mütter
14. geringes Ausgangsgewicht der Schwangeren
15. geringe Gewichtszunahme der Schwangeren während der Schwangerschaft
16. niedriger sozialer Status
17. niedriger Bildungsstand
18. schwarze Hautfarbe

6.2 Fetal

1. Störungen des Erbgutes (Chromosomale Störungen)
2. angeborene Fehlbildungen
3. teratogene Einflüsse
4. Stoffwechselerkrankungen
5. Pränatale Infektionen (TORCH-Komplex = Toxoplasmose, Röteln, Cytomegalie, Herpes simplex)

6.3 Plazentar

1. Plazentare Ursachen sind meistens durch maternale Erkrankungen bedingt.
2. gestörte Plazentafunktion, Plazentainsuffizienz
3. chronische uteroplazentare Minderperfusion
4. makroskopische Infarkte der Plazenta

5. abnormer Abgang der Gefäße von der Plazenta, z.B. eine Arterie
6. abnorme Insertion der Plazenta
7. Faktoren, die für eine mangelhafte Funktion bzw. Perfusion der Plazenta verantwortlich sind
8. maternale Hypertonie
9. EPH-Gestose
10. Mangelernährung
11. Rauchen

6.4 Unklare Ursachen

Bei bis zu 35% der SGA-Kinder ist die Ursache für die Mangelentwicklung nicht bekannt.

7. Probleme der Kinder

7.1. Pränatal

Die pränatale Problematik der hypotrophen Feten besteht u.a. in einer erhöhten Abortrate und einem erhöhten Risiko für Frühgeburtlichkeit. Der Anteil der hypotroph Frühgeborenen hat sich ungefähr verdreifacht. Dieser Anstieg korreliert mit dem Stand der heutigen fortgeschrittenen optimal angepassten medizinischen Versorgung der hypotrophen Frühgeborenen auf der Intensivstation [H. A. WOLLMANN, 1998].

7.2 Perinatal

Die perinatale Problematik der hypotroph Geborenen ist durch eine 3-5 fach höhere perinatale Mortalität im Vergleich zu den eutroph Geborenen gekennzeichnet. Des Weiteren kommt eine hohe perinatale Morbidität der hypotroph Neugeborenen hinzu. Es werden häufig fetale Azidose, Geburtsasphyxie, niedrige APGAR-Werte, präpartale Dezelerationen der Herzaktion bedingt durch eine verminderte maternofetale Sauerstoffversorgung beobachtet. Zusätzlich sind diese einem erhöhten Risiko für Hypothermie, Hypoglykämie, Hypokalzämie, Atemnotsyndrom, Polyglobulie, Infektionen, intracraniellen Blutungen ausgesetzt [H.A. WOLLMANN, 1996, 1998; R. AXT et al., 1998].

7.3. Säuglingszeit

Etwa 80% der hypotroph Neugeborenen zeigen ein postnatales Aufholwachstum innerhalb der Säuglingszeit. Die Übrigen 20% – diese sind v.a. hypotroph Geborene der Kategorie symmetrische Retardierung – weisen kein postnatales Aufholwachstum auf und bleiben kleinwüchsig [H. A. WOLLMANN, 1998].

7.4. Kindheit

Die meisten hypotroph Geborenen, die postnatal den bestehenden Rückstand nicht aufholen, zeigen in der Regel einen altersentsprechenden psychomotorischen Entwicklungsstand. Jedoch ist bei einem geringen Anteil dieser SGA-Kinder das Auftreten von Auffälligkeiten und das Risiko für Entwicklungsretardierungen gering erhöht. Dieser Anteil liegt bei den hypotroph Frühgeborenen noch höher.

Zu diesen *Auffälligkeiten bzw. Entwicklungsretardierungen* zählen u.a.

- neurologische Auffälligkeiten, v.a. feinmotorische Störungen, Koordinationsstörungen, Verhaltensprobleme, Dyskinesien, Hyperaktivität
- eingeschränkte intellektuelle Entwicklung, v.a. Erniedrigung des mittleren Intelligenzquotienten (IQ), Lernprobleme, Konzentrationsstörungen, Aufmerksamkeitsstörungen, Beeinträchtigung der Schulleistungen
- Sprachstörungen
- verspätetes Eintreten der Meilensteine der kindlichen Entwicklung.

Wichtig ist hierbei insbesondere zu wissen, dass das Risiko für das Auftreten der geschilderten Auffälligkeiten und Entwicklungsretardierungen gegenüber den eutroph Geborenen minimal erhöht ist. Jedoch spielt im Vergleich dazu Kleinwuchs während der Kindheit und im Erwachsenenalter als Langzeitrisiko eine erheblich belastendere Rolle [H. A. WOLLMANN, 1996, 1998, R. AXT et al., 1998; L. GORTNER, 1998].

7.5. Langzeitrisiko im Erwachsenenalter

Diejenigen Kinder, die im Säuglingsalter kein postnatales Aufholwachstum zeigen, erreichen in der Regel ihre genetisch bedingte Endgröße nicht und bleiben somit auch als Erwachsene zu klein. Des Weiteren korreliert der Kleinwuchs im Erwachsenenalter bei hypotroph Geborenen ohne postnatales Aufholwachstum mit einer erhöhten Morbidität an Hypertonie, Diabetes mellitus Typ II, Hyperlipoproteinämie, kardiovaskulären und zerebrovaskulären Erkrankungen. Diese beschriebene Korrelation ist noch Gegenstand der Forschung und noch nicht eindeutig belegt [H. A. WOLLMANN, 1996, 1998; R. AXT et al., 1998].

8. Präventive und therapeutische Möglichkeiten in der Schwangerschaft und nach der Geburt

8.1 Prävention

In den entwickelten Ländern wird SGA in etwa 50% der Fälle durch toxische Einflüsse verursacht, wie z.B. Nikotin-, Alkohol-, Drogen-, Medikamentenabusus. Die bestmögliche Beseitigung bzw. Verminderung dieser genannten Einflüsse ist die Aufklärung aller Frauen im gebärfähigen Alter über die Konsequenzen und Probleme dieser Toxizitäten auf das ungeborene Kind [H. A. WOLLMANN, 1996, 1998].

Es sollte eine besondere Aufmerksamkeit auf den Impfstatus aller Frauen im gebärfähigen Alter gelegt werden, um infektiöse, toxische Effekte mit den Konsequenzen auf das Embryo bzw. den Fetus zu vermeiden. Schon bei einem auch nur geringem Verdacht auf einen Kontakt der Schwangeren mit einem bestimmten Erreger, sollten sofort notwendige Maßnahmen ergriffen werden, wie z.B. die passive Immunisierung um schwere fetale Folgen zu vermeiden [H. A. WOLLMANN, 1996, 1998].

Bei Verdacht auf eine uteroplazentare Minderperfusion mit der Folge eines verminderten Sauerstoff- und Substratangebotes an den Fetus wird von den Gynäkologen eine Bettruhe der Schwangeren angeordnet. Dadurch wird die Plazentaperfusion verbessert bzw. nicht weiter verschlechtert [H. A. WOLLMANN, 1996, 1998].

Eine behandelbare Erkrankung der Mutter (z.B. Hypertonie) sollte bestmöglichst medizinisch erfolgen. Die Behandlung der mütterlichen Erkrankung führt in der Regel zur Besserung des fetalen Gedeihens.

Das Angebot an Nährstoffen spielt für das fetale Gedeihen eine bedeutsame Rolle. Eine Mangelernährung der Mutter ist daher zu vermeiden.

Bei Plazentainsuffizienz kann eine niedrigdosierte Gabe von Acetylsalicylsäure zur Erhöhung des Geburtsgewichtes führen. Durch diese Maßnahme kann die Anzahl der zu erwartenden vorhersehbaren hypotrophen Ungeborenen gesenkt werden und damit zusätzlich die perinatale Mortalität. Die Wirkung der Behandlung mit Acetylsalicylsäure schlägt umso mehr an, je früher der Zeitpunkt der Behandlung liegt [H. A. WOLLMANN, 1996, 1998].

Des Weiteren ist zu erwähnen, dass bei der intrauterinen Diagnose des Symptoms SGA, die Schwangere in regelmäßigen kurzen Abständen sonographisch bzw. dopplersonographisch beobachtet werden sollte. Bei einer raschen Verschlechterung des Feten, sollte die Schwangerschaft durch eine Sectio beendet werden [H. A. WOLLMANN, 1998].

8.2 Therapie

Bei einem Teil der zur Welt gebrachten SGA-Kinder liegt die Ursache der pränatalen Wachstumsretardierung in einem verminderten Substratangebot, welches v.a. im letzten Schwangerschaftstrimenon zum Vorschein kommt. Bei solchen Kindern sollte Wert auf eine ausgewogene Ernährung gelegt werden. Denn durch eine ausreichende postnatale Ernährung wird häufig ein Aufholwachstum in der Säuglingszeit beobachtet.

Bei einer überwiegenden Anzahl der SGA-Kinder liegt in der Regel kein Wachstumshormonmangel vor. Trotzdem ziehen die meisten SGA-Kinder von einer Therapie mit dem Wachstumshormon einen großen Nutzen. Diese wird im Vergleich zur Substitutionstherapie beim Wachstumshormonmangel in etwa der doppelten Dosierung verabreicht. Bei den meisten SGA-Kindern beobachtet man v.a. im ersten Jahr der medikamentösen Therapie ein beschleunigtes Wachstum und z.T. ein Erreichen des altersentsprechenden Normbereichs im Perzentilenschar. Nach etwa 2-3 jähriger Therapie verlangsamt sich die Wachstumsgeschwindigkeit. Nach Beendigung dieser Therapie bleiben sie i.d.R. im Bereich der unter Therapie erreichten Körperlängen-Perzentile. Der Effekt dieser Behandlung mit hochdosiertem Wachstumshormon bei den SGA-Kindern ist noch Gegenstand der Forschung. Man kann noch keine Angaben darüber machen, ob durch diese Behandlung die Endhöhe im Erwachsenenalter positiv beeinflusst wird. Fest steht jedoch, dass durch diese Behandlung die Wachstumsgeschwindigkeit, auch wenn es nur vorübergehend ist, beschleunigt wird, und die Kinder näher an den Normbereich für die altersentsprechende Körperlänge kommen. Folglich haben diese Kinder während der Kindheit bzw. Pubertät nicht mehr so große Probleme in der Schule, Freizeit etc., im Gegensatz zu den Kindern, die keine Behandlung mit dem Wachstumshormon erfahren haben, und somit weit unterhalb der altersentsprechenden Perzentilenschar bezüglich der Körperlänge bleiben [H. A. WOLLMANN, 1996, 1998].

9. Fötale Programmierung

Nach der Hypothese von David Barker, einem englischen Epidemiologen, liegen die Wurzeln vieler chronischer Erkrankungen (z.B. Metabolisches Syndrom; Hochdruck, Osteoporose) in der intrauterinen Entwicklung, wobei Mangelernährung in der Schwangerschaft eine wichtige Rolle spielt.

In Ländern mit geringeren Häufigkeiten an Herzkrankungen, wie z.B. in Frankreich, wurde schon früher als in Deutschland Gesundheitsprogramme für Kinder und werdende Mütter gestartet (D. Barker British Medical Journal 318, 1999, 147).

Mangelernährung der Mutter bedeutet Stress (New Scientist 2195,1999,26). Stresshormone gelangen via Plazenta zum Kind und verursachen in der zentralen Hochdruckregulierung (Angiotensin-Renin-System) bleibende Veränderungen (Hochdruck).

Fehlen dem Kind in utero wichtige Nährstoffe oder Sauerstoff, so kommt es zur Unterentwicklung verschiedener Organe, wie z.B. der Nieren. Weniger Nephrone können wiederum eher zu Hypertonus führen. Auch Leber, Pankreas (weniger Kapillaren; schlechter funktionierende Betazellen) und Gefäße (dünnwandiger und steifer) können betroffen sein.

Andreas Plagemann: „Hormone und Neurotransmitter determinieren, in Interaktion mit der genetischen Matrix, während kritischer Entwicklungsphasen des Organismus konzentrationsabhängig die Differenzierung und Reifung ihrer eigenen zentralen Regler und können daher in anormalen Konzentrationen auch als quasi endogene „funktionelle Teratogene" zur lebenslangen Fehlorganisation ihrer eigenen neuroendokrinen Regelungssysteme führen, was wiederum mit permanenten Fehlfunktionen der zu regelnden Lebensprozesse einhergehen kann. Eine solche hormonabhängige „funktionelle Teratogenese" kann vor allen Dingen durch Alterationen der fetalen (intrauterinen) und/oder frühpostnatalen Umweltbedingungen induziert werden, da Hormone als endogene Effektoren Mediatorfunktion zwischen der Umwelt und dem genetischen Material wahrnehmen."

Ernst Beinder: „Programmierung beschreibt einen Prozess, bei dem eine äußere Einwirkung in einer kritischen Periode der Entwicklung einen längerfristigen oder sogar lebenslang anhaltenden Effekt hervorruft. „Programming" setzt damit ein plastisches und sensitives System voraus, das – unabhängig von genetischen Einflüssen – in einem umschriebenen Entwicklungsstadium in eine funktionell fixierte Einheit umgewandelt werden kann. Das Konzept des „fetal programming" stellt einen Paradigmenwandel in der Vorstellung über die Entstehung von Krankheiten dar. Fetale Pathologien, wie die Wachstumsretardierung, sind nicht mit der Entbindung beseitigt, sondern wirken in Kombination mit der genetischen Ausstattung, den postpartalen Umwelteinflüssen und den Verhaltensweisen des Individuums und können zu Erkrankungen im späteren Leben führen. Nicht nur Herz-Kreislauf-Erkrankungen scheinen mit pränatalen Ereignissen assoziiert zu sein, sondern u.a. auch das Mammakarzinom, psychische Erkrankungen, Adipositas und Allergien.

Literatur

Barker David: British Medical Journal 318, 1999, 147

Beinder Ernst: Fetal Programming – Folgen intrauteriner Einflüsse auf die spätere Gesundheit (4. Jenaer Geburtshilfe Symposion, Jena, 20.4.2002: Plazenta: Physiologie und Klinik)

Plagemann Andreas: Fetale Programmierung und funktionelle Teratologie; Ausgewählte Mechanismen und Konsequenzen (in „Vorgeburtliches Wachstum und gesundheitliches Schicksal", Hrsg. L. Gortner, J.W. Dudenhausen, Die med. Verlagsges. Umwelt und Medizin, 2001, S. 65-78)

Ausführliches Literaturverzeichnis zum SGA-Syndrom siehe:

1. Seleserpe Pervin: Dissertation, Homburg/Saar, 2003 Auxologische und soziologische Analyse der postnatalen Entwicklung von 71 Mangelgeborenen Kindern. (Messung von Körperlänge, Körpergewicht, Kopfumfang, Sitzhöhe, Spannweite, Hautfaltendicken, Berechnung des Body-Mass-Indexes und Darstellung der Daten zur Perinatalzeit, Meilensteine der kindlichen Entwicklung, sozialen Entwicklung und möglichen Erkrankungen)

2. Wollmann H.A.: Kleinwuchs nach intrauteriner Wachstumsretardierung, in: Wachstumshormontherapie in der Pädiatrie. Herausgeber S.Zabransky und M. Ranke; Palatium Verlag, Mannheim, 2002, S.115-130.

2. Endokrine Funktion der Plazenta bei akuter Hypoxie und chronischer Plazentainsuffizienz

Jörg Dötsch, Ina Knerr, Udo Meißner, Kai Nüsken, Ellen Schoof, Regina Trollmann

1. Einleitung – (neuro)endokrine Funktion der Plazenta

Trotz ihrer relativ kurzen Existenz im menschlichen Körper entwickelt sich die Plazenta vor allem gegen Ende der Schwangerschaft zu einem differenzierten endokrinen und neuroendokrinen Organ (Reis et al. 2001). Dabei werden größtenteils Hormone mit einer kompletten Identität zu extraplazentar gebildeten, andererseits solche mit nur gewissen Sequenzhomologien wie das plazentare Wachstumshormon synthetisiert. Ziel dieser Übersicht ist es, die Veränderungen in der endokrinen plazentaren Aktivität bei akuter und chronischer plazentarer Insuffizienz darzustellen. Hierbei werden exemplarisch einige gut untersuchte endokrine Systeme herausgegriffen.

2. Beeinflussung der endokrinen Plazentafunktion durch chronische Plazentainsuffizienz – Auswirkungen auf das Geburtsgewicht?

2.1 Entwicklung des Syncytiotrophoblasten bei Plazentainsuffizienz

Zu Beginn der Plazentogenese vollzieht sich die Implantation, hierfür tritt der Konzeptus im Stadium der Blastozyste in Kontakt mit dem Epithel des mütterlichen Endometriums (Decidua). Dabei kommt es zu einer Umwandlung von Trophoblastzellen in Syncytiotrophoblastzellen, die durch die plasmatische Zellverschmelzung nun mehrkernig sind und von unverbundenen Zytotrophoblastzellen unterlagert werden. Im Verlaufe der weiteren Differenzierung des Tropho-blasten entstehen Trophoblastlakunen, Chorionplatte und Chorionzotten. Hierbei werden Blutgefäße der Decidua (sog. Spiralarterien) durch die proteolytische Aktivität des Zytotrophoblasten arrodiert, so dass das mütterliche Blut in die Lakunen austritt, welche ringsum von Syncytiotrophoblastzellen umgeben sind (hämochorialer Aufbau der menschlichen Plazenta). Die Zotten differenzieren sich durch Vaskularisation und Aussprossung zu Zottenbäumen. Das mütterliche Blut verlässt den intervillösen Raum durch venöse Abflüsse in der Basalplatte, einer Verschmelzungszone zwischen Chorion und Decidua, die zusammen mit der Chorionplatte den intervillösen Raum umschließt, so dass der fetoplazentare Kreislauf geschlossen ist (O'Rahilly und Müller 1999). Die anfängliche Entwicklung des Konzeptus und die frühe Plazentogenese vollziehen sich unter relativ hypoxischen Bedingungen. Diese physiologische Hypoxie regt den Zytotrophoblasten zur Proliferation an, während ein erhöhter Sauerstoffpartialdruck z.B. in der Nähe von Blutgefäßen die Zytotrophoblastdifferenzierung begünstigt (Genbacev et al. 1997).

Hypertensive Erkrankungen in der Schwangerschaft stellen wegen der mit ihnen assoziierten erhöhten maternalen und fetalen Mortalität und Morbidität klinisch bedeutsame Krankheitsbilder dar.

Eine Störung der Plazentogenese wird bei der Präeklampsie (Schwangerschafts- assoziierte Erkrankung mit arterieller Hypertonie und Proteinurie) oder auch bestimmten Formen der intrauterinen Wachstumsretardierung (IUGR) angenommen. Vermutlich ist bei plazentaren Entwicklungsstörungen eine chronische Hypoxie mit beeinträchtigter plazentarer Perfusion von pathogenetischer Bedeutung (Knerr et al. 2002c; Goldmann-Wohl und Yagel 2002). Pathologisch-anatomisch finden sich dabei oft eine mangelnde Invasion des Trophoblasten, eine zu geringe Konversion maternaler Spiralarterien sowie eine unzureichende Zottenreifung (Lyall et al. 2001; Cross 2002; Goldmann-Wohl und Yagel 2002; Katsuragawa et al. 1997). Die erhöhte Inzidenz plazentarer Infarktzonen bei hypertensiven Schwangerschaftserkrankungen kann zusätzlich als Insult vom Hypoxie-Reperfusions-Typ charakterisiert werden (Hung et al. 2002).

Der Syncytiotrophoblast verfügt über keine eigene regenerative Potenz, so dass die Regeneration und Proliferation des Syncytiotrophoblasten während der Plazentogenese von der kontinuierlichen Fusion zytotrophoblastärer Stammzellen abhängen. Die syncytiale Fusion ist beschränkt auf differenzierte Stadien von Zytotrophoblasten direkt unterhalb des Syncytiotrophoblasten, ein weiterer Pool von Zytotrophoblast-Stammzellen bleibt während der gesamten Plazentogenese erhalten. Ein vorzeitiger Verlust von Zytotrophoblastzellen oder eine Störung der Syncytialisation führen folglich zu einer Degeneration des Syncytiotrophoblasten. Bekannte Regulatoren der Zytotrophoblast-Fusion zum Syncytium sind verschiedene Zytokine und Matrixfaktoren (Morrish et al. 2001), allerdings sind die molekularen Mechanismen der humanen Plazentogenese und die Kaskade der Transkriptionsfaktoren oder „Master"-Gene bislang nur unvollständig bekannt.

Syncytin, das sog. Envelope Protein eines endogenen humanen Retrovirus mit fusiogenem Potential (Mi et al. 2000), wird in humaner Plazenta exprimiert und ist möglicherweise von zentraler Bedeutung für die Ausbildung des Syncytiums. Syncytin ist vermutlich das erste humane endogene Retrovirus im menschlichen Genom, dem eine physiologische Bedeutung zukommt. Das Vorkommen verschiedener endogener retroviraler Sequenzen im humanen Plazentagewebe ist schon länger bekannt, ihre mögliche physiologische oder pathophysiologische Bedeutung ist letztlich unklar (Harris 2002).

Es finden sich vermehrt Hinweise für eine mögliche klinische Bedeutung des Syncytins bei der gestörten humanen Plazentogenese, so beispielsweise eine reduzierte Syncytin-Expression in Plazentazotten bei hypertensiven Schwangerschaftserkrankungen und beim HELLP-Syndrom (mit Hämolyse, Hepatopathie, Thrombozytopenie) (Knerr et al. 2002b; Knerr et al. 2002a; Keith et al. 2002).

Oftmals kommen Kinder bei mütterlicher hypertensiver Gestose als Früh- und Mangelgeborene zur Welt. Hierbei kann neben der Gestose auch die plazentare Reifungsstörung als wesentlicher Grund für die Funktionsstörung der Plazenta angenommen werden. Da der Syncytiotrophoblast der Chorionzotten maßgeblich für den Gas- und Nährstoffaustausch sowie die Produktion von Hormonen und Wachstumsfaktoren verantwortlich ist, lässt sich darüber auch die fetale Wachstumsretardierung erklären.

2.2 Vasoaktive Substanzen

Die Entwicklung des Embryos ist von einer intakten fetoplazentaren Perfusion abhängig. Daher exprimiert und sezerniert die Plazenta des Menschen neben Steroidhormonen eine Vielzahl vasoaktiver Substanzen und Neuropeptide, die an der Regulation der uteroplazentaren Durchblutung beteiligt sind. Da die intraplazentare Zirkulation nicht vom autonomen Nervensystem reguliert wird, ist die autokrine und parakrine Regulation durch vasoaktive Mediatoren sowie physikalische Faktoren wie Sauerstoffpartialdruck und Blutdruck von besonderer Bedeutung (Poston et al. 1995). Die Lokalisation der neuroendokrinen Mediatoren in der humanen Plazenta umfaßt neben dem Endothel die Decidua und den Trophoblasten (Graf et al. 1996). Insbesondere dem Endothel als Syntheseort für vasorelaxierendes Stickstoffmonoxid kommt bei der Aufrechterhaltung des plazentaren Niederdrucksystems eine entscheidende Rolle zu. Die Plazentaarterien zeigen *in vitro* das Phänomen der Vasomotion, einer rhythmischen und stimulierbaren Kontraktion bzw. Relaxation (Wareing et al. 2002). Neben den dilatativen Systemen Stickstoffmonoxid, Prostaglandin I_2 und F_2 aber auch Calcitonin-gene-related-Peptid und Adrenomedullin (Knerr et al. 2002c) sind konstriktorische Mediatoren wie Thromboxan A_2 und Endothelin-1 an der lokalen Regulation des Blutflusses beteiligt (Blumenstein et al. 2001; Graf et al. 1996). Der Einfluß systemischer Vasokonstriktoren wie des Angiotensin II ist in der Schwangerschaft physiologischerweise abgeschwächt (Poston et al. 1995).

Bei hypertensiven Gestosen ist das physiologische Gleichgewicht zwischen vasodilatativen und konstriktorischen Systemen sowohl intraplazentar als auch systemisch am maternalen Endothel gestört (Granger et al. 2001). Die plazentare Hypoxie ist vermutlich einerseits ein ätiologischer Faktor, andererseits auch die Folge einer gestörten uteroplazentaren Perfusion. Neben hypertensiven Phänomenen treten auch zunehmend plasmatische Störungen bei der schwangeren Frau auf sowie eine vermehrte Produktion proinflammatorischer Zytokine wie dem Tumor-Nekrose-Faktor (Granger et al. 2001). Allerdings sind bei der Pathogenese hypertensiver Schwangerschaftserkrankungen noch viele Faktoren ungeklärt, insbesondere die Beziehung zwischen der lokalen plazentaren Hypoxie und der systemischen maternalen Vasopathie, so dass kausale Therapieansätze oder Präventionsstrategien noch weitgehend fehlen.

2.3 Cortisol/Cortison-Shuttle

Ein System, das in der Regulation mineralocorticoider und glucocorticoider Aktvität eine bedeutende Rolle spielt, ist der Cortisol/Cortison-Shuttle. In der Plazenta reguliert das Enzym 11β-Hydroxysteroiddehydrogenase Typ 2 (11β-HSD2) den Abbau von Cortisol, das eine hohe Affinität zum Mineralocorticoidrezeptor besitzt, zu inaktivem Cortison (Abbildung 1).

Bei intrauterin durch Proteinmangelernährung wachstumsretardierten Ratten zeigt sich zu unterschiedlichen Stadien der Gestation eine signifikante Reduktion der Genexpression der 11β-HSD2 (Bertram et al. 2001). Ähnliche Ergebnisse finden sich beim Menschen, wo sich in Abhängigkeit vom Geburtsgewicht des Neugeborenen eine vermehrte plazentare Genexpression der 11β-HSD2 findet (Schoof et al. 2001a). Bei der Präeklampsie, die insgesamt häufiger mit einer Plazentainsuffizienz und einem erniedrigten Geburtsgewicht assoziiert ist, zeigt sich eine signifikante Reduktion der plazentaren 11β-HSD2 Genexpression (Schoof et al. 2001b). Gleichzeitig findet sich eine verminderte Aktivität der 11β-HSD2 bei Präeklampsie (McCalla et al. 1998). Die wichtige Bedeutung, die die plazentare 11β-HSD2 Expression zum Ende der Schwangerschaft einnimmt, wird auch durch ihre zunehmende Expression in Abhängigkeit vom Gestationsalter deutlich (Schoof et al. 2001a).

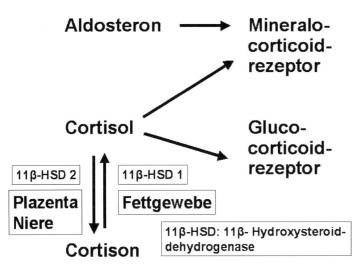

Abbildung 1: Wirkungsweise des Cortisol-Cortison-Shuttles, vermittelt durch Aktivität der 11β-Hydroxysteroiddehydrogenase.

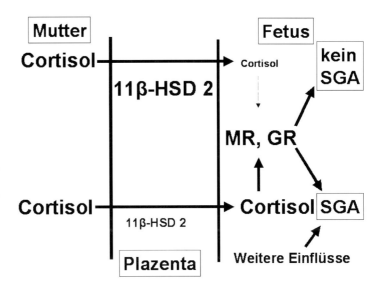

Abbildung 2: Postulierte Folgen eines verminderten Cortisolabbaus durch die plazentare 11β-*Hydroxysteroiddehydrogenase Typ 2 (11β-HSD 2)* für die fetale Entwicklung. Abkürzungen: MR: Mineralocorticoidrezeptor. GR: Glucocorticoidrezeptor. SGA: Small for Gestational Age.

Der Einfluss der 11β-HSD2 auf das endokrine Milieu des Feten zeigt sich, wenn eine Inhibition des Enzyms bei schwangeren Ratten durch Carbenoxolon vorgenommen wird: Die Nachkommen sind wachstumsretardiert und entwickeln eine arterielle Hypertonie (Lindsay et al. 1996). Die Veränderungen sind vergleichbar mit denen einer externen Corticosteroidzufuhr bei Menschen und Tieren (Reinisch et al. 1978). Daher lässt sich postulieren, dass die verminderte plazentare 11β-HSD2 Aktivität in der Plazenta zu einem erhöhten Übertritt von Cortisol auf den Feten führt. In der Folge kommt es zu einer vermehrten Stimulation des Gluco- und des Mineralocorticoidrezeptors mit dem Resultat einer Wachstumsretardierung und potentiellen Blutdrucksteigerung (Abbildung 2).

In der Plazenta selbst haben Glucocorticoide eine Suppression der Prostaglandindehydrogenase, die Prostaglandine inaktiviert, zur Folge (Patel et al., 1999). Eine reduzierte Aktivität der 11β-HSD2 hat die gleiche Konsequenz. Infolge dessen könnte der verminderte Cortisol-Abbau durch die 11β-HSD2 indirekt an der Auslösung vorzeitiger Wehen bei intrauterin wachstumsretardierten Kindern beteiligt sein.

2.4 Leptin-Neuropeptid Y System

Leptin wurde ursprünglich als ein von Adipozyten gebildetes Hormon identifiziert, das die Nahrungsaufnahme und so das Körpergewicht reduziert (Zhang et al. 1994). Schließlich wurden mehr und mehr Bildungsorte und endokrine Funktionen des Leptins aufgeklärt. So konnte gezeigt werden, dass die Plazenta ebenfalls Leptin produzieren und sowohl in die mütterliche, wie auch fetale Zirkulation freisetzen kann. Betrachtet man die Expression der Leptin messenger-RNA, wie auch die Menge an zirkulierendem Hormon im Plasma der Mütter, so findet man eine im Verlauf der Schwangerschaft stetig ansteigende Konzentration. (Masuzaki et al. 1997; Butte et al. 1997; Schubring et al. 1997). Bei der Präklampsie, die bekanntermaßen häufig mit einer intrauterinen Wachstumsretardierung der Feten einhergeht, findet sich im Vergleich zu unkomplizierten Schwangerschaften eine vermehrte plazentare Leptinsynthese (Mise et al. 1998; Dötsch et al. 1999). Diese stark erhöhten Hormonspiegel fallen innerhalb von 24 Stunden nach der Entbindung bei diesen Frauen auf Werte gesunder, nicht schwangerer Frauen zurück. Die vermehrte Expression des Hormons wird durch einen hypoxieabhängigen Transkriptionsfaktor (Hypoxia inducible factor-1, HIF-1) vermittelt, wie durch Studien am Leptinpromotor bewiesen werden konnte (Grosfeld et al. 2002, Meißner et al. 2003). Die Leptinsynthese kann aber auch iatrogen durch die Gabe von Insulin (z.B. im Rahmen eines Gestationsdiabetes) stimuliert werden. Auch hier konnte bereits gezeigt werden, dass Insulin ein Induktor der plazentaren Leptintranslation und -transkription ist (Meißner et al. 2003, Lepercq et al. 2001; Lea et al. 2000). Folgen der verstärkten Leptinsynthese könnten einerseits über den Mechanismus Sympathikusaktivierung eine Blutdruckerhöhung bei der Mutter verursachen (Haynes et al. 1997). Dieser Mechanismus könnte beispielsweise die bestehende Pathologie bei der Präklampsie verstärken. Andererseits ist eine parakrine Beeinflussung der Synthese nachgeordneter Hormonsysteme zu finden. So wird beispielsweise die Synthese von Neuropeptid Y supprimiert (Dötsch et al. 1999). Diese Suppression könnte sowohl zu trophischen Veränderungen an der Plazenta (NPY5-Rezeptor) als auch zu einer Vasodilatation (NPY1-Rezeptor) führen.

2.5 Akute plazentare Hypoxie: Vasoaktive Wachstumsfaktoren und prädiktive Aspekte bei der perinatalen Asphyxie

Zur Regulation der utero-plazentaren und fetalen Angiogenese/Vaskulogenese sowie der Aufrechterhaltung der feto-plazentaren Einheit und fetalen Entwicklung sind unter physiologischen sowie pathologischen Bedingungen zahlreiche vasoaktive Wachstumsfaktoren bedeutsam (Semenza et al. 1997; Kingdom et al. 2000). In humanem Plazentagewebe ist der Transkriptionsfaktor Hypoxia inducible factor-1 (HIF-1) sowohl während der frühen Trophoblastendifferenzierung und Embryonalentwicklung als auch zur Aufrechterhaltung der O_2- und Energie-Homöostase in der reifen Plazenta essentiell (Caniggia et al. 2000). Die biologische Aktivität von HIF-1 wird durch die HIF-1α-Untereinheit (826-Aminosäuren-Polypeptid; 120 kD) bestimmt. Die homozygote Deletion HIF-1α -/- ist für Mausembryonen im frühen Embryonalstadium letal mit kardiovaskulären und mesenchymalen Defekten (Iyer et al. 1998). HIF-1 reguliert über die Bindung an ein Hypoxia response element (HRE) bestimmter Zielgene die Transkription parakriner Mediatoren, die essentiell für die Adaptation unter plazentarer Hypoxie sind (O_2-Transportkapazität, zellulärer Energiemetabolismus, anti-apoptotische Effekte, vasoaktive/vasodilatative Effekte). Für Erythropoietin, eine Reihe glykolytischer Enzyme sowie den Vascular endothelial growth factor (VEGF) ist dieser Mechanismus unter chronischer Plazentainsuffizienz (IUGR, Präklampsie) gut untersucht. Simmons et al. (2000) konnten die funktionelle Bedeutung von VEGF als vaskulären Regulationsmechanismus bei Präklampsie in vivo durch Korrelation einer erhöhten plazentaren VEGF-Expression mit erhöhtem Resistance Index der Arteria uterina zeigen. In humanem Plazentagewebe des letzten Trimenons wird VEGF primär von villösem Trophoblasten- und Syncytiotrophoblastengewebe exprimiert (Clark et al. 1998). Seine hochaffinen Tyrosinkinase-Rezeptoren Flt-1 und KDR finden sich hauptsächlich in Syncytiotrophoblasten (Flt-1) und im Gefäßendothel der Dezidua (KDR) (Helske et al. 2001). Die Bindung von VEGF an Flt-1 aktiviert die frühe Angiogenese, an KDR die Endothelzellproliferation, mikrovaskuläre Permeabilität, Chemotaxis und Produktion anti-apoptotischer Proteine (Gille et al. 2001). Diese vasoaktiven Adaptationsmechanismen werden nicht nur unter chronischer, sondern auch unter einer akuten plazentaren Gewebehypoxie, wie sie klinisch in Fällen einer akuten perinatalen Asphyxie mit der schwerwiegendsten Folgekomplikation einer hypoxischischämischen Enzephalopathie (HIE) vorkommt, *in vivo* aktiviert (Trollmann et al. 2003). VEGF war auf Protein- (Abb. 3) sowie auf Genebene (Abb. 4) bei Neonaten, die eine schwere HIE entwickelten, signifikant erhöht, so dass VEGF bei der akuten Plazentahypoxie einerseits in der akuten vasoaktiven Adaptation Bedeutung hat, andererseits auch als prädiktiver Indikator einer schweren, klinisch relevanten Gewebehypoxie in der frühen Neonatalphase in Frage kommt. Die funktionelle Bedeutung des

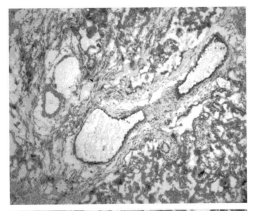
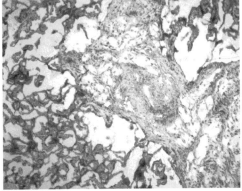

Abbildung 3: Immunhistologischer Nachweis der VEGF-Proteinexpression in der Plazenta eines Reifgeborenen mit schwerer Geburtsasphyxie (A) im Vergleich zur Plazenta eines gesunden Reifgeborenen (B). Die Abbildung läßt insbesondere im Bereich des Gefäßendothels den Unterschied der VEGF-Akkumulation zwischen asphyktischem Gewebe (→) und gesunder Plazenta erkennen (x150).

VEGF-Systems wird durch die gleichzeitige signifikante Aktivierung seiner spezifischen Tyrosinkinase-Rezeptoren (Flt-1, KDR) unter Hypoxie deutlich (Gille et al. 2001). Bei der perinatalen Asphyxie konnte eine Aktivierung der KDR mRNA Expression parallel zu erhöhten VEGF-Konzentrationen bei schwer asphyktischen Geburten gezeigt werden (Trollmann et al. 2003). Beobachtungen zur Genexpression beider Rezeptoren Flt-1 und KDR unter akuter und chronischer Plazentahypoxie sind different. Möglicherweise tragen hierzu Hypoxiedauer- und Hypoxieschweregrad-abhängige Regulationsmechanismen der verschiedenen Isoformen

von VEGF, die Heterodimerbildung mit PlGF (Placenta growth factor) sowie weitere Rezeptorbindung (lösliche Form des Flt-1, Neuropilin-1 und -2) bei (Ahmed et al. 2000).

Adrenomedullin (ADM), ein 52-Aminosäuren-Peptid, hat in der Plazenta neben seiner vasodilatativen Wirkung physiologische Bedeutung als autokriner/parakriner Wachstumsfaktor, als angiogener und anti-apoptotischer Faktor (Montuenga et al. 1997). Die homozygote Deletion der kodierenden Region des ADM-Gens (ADM -/-) ist in der frühen Fetalentwicklung infolge eines schweren Hydrops fetalis und ausgeprägten kardiovaskulären Defekten letal (Caron et al. 2001). In der reifen Plazenta beeinflußt ADM die utero-plazentare und fetale Zirkulation durch Interaktion mit anderen vasoaktiven Substanzen wie Stickstoffmonoxid und Endothelin-1 (Dötsch et al. 2001). Zusätzlich ist ADM an der Regulation endokriner Systeme wie ACTH, Schilddrüsenhormon, Progesteron und Insulin beteiligt. Gewebehypoxie gilt als wichtiger Stimulus der ADM-Aktivierung in verschiedenen humanen Organen, so auch in Plazenta und ZNS (Hofbauer et al. 2000; Di Orio et al. 2000). Beim reifen Neugeborenen finden sich erhöhte ADM-Serumkonzentrationen unter physiologischem Geburtsstress (Boldt et al. 1998) sowie bei Risikofrühgeborenen mit in-

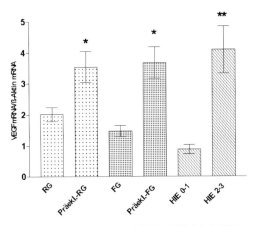

*Abbildung 4: Expression von VEGF mRNA (MW±SEM) in Plazentagewebe von Schwangerschaften mit Präeklampsie (n=20) oder Geburtsasphyxie (n=20) im Vergleich zu gesunden Kontrollen (n=23). * $p<0.05$; ** $p<0.01$ (One-way ANOVA).*

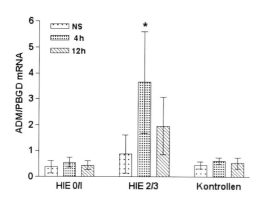 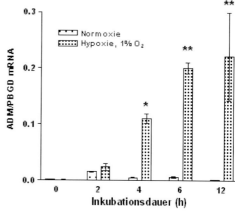

Abbildung 5: Genexpression von Adrenomedullin (ADM) in humanen Leukozyten. A. ADM (normalisiert zu Porphobilinogendeaminase PBGD) mRNA Expression innerhalb der ersten 12 Lebensstunden bei Reifgeborenen mit perinataler Asphyxie in Relation zur Entwicklung einer hypoxisch-ischämischen Enzephalopathie (HIE) (* $p<0.05$, vs. HIE Grad 0/I und Kontrollen; NS Nabelschnur-Mischblut). B. Genexpression von ADM in humanen Leukozyten in vitro unter Hypoxie (1% O_2) in Relation zur Hypoxiedauer (* $p<0.01$; ** $p<0.001$).

trakranieller Blutung, wodurch wiederum die Bedeutung von ADM in der Regulation akuter kardio- und zerebrovaskulärer Adaptationsmechanismen *in vivo* deutlich wird (Gazzolo et al. 2001). Unter akuter plazentarer Hypoxie *in vivo* bei der perinatalen Asphyxie ist die ADM mRNA Expression in der Plazenta sowie in Leukozyten der Neonaten mit schwerer HIE (Abb. 5) erhöht (Trollmann et al. 2002).

Wenngleich nicht geklärt ist, inwieweit die plazentare Hypoxie-induzierbare Aktivierung von VEGF und ADM mit der zerebralen Regulation dieser Systeme korreliert, haben beide HIF-1α-regulierten Gene aber eine funktionelle Bedeutung sowohl in der frühen zerebralen Angio- und Neovaskulogenese als auch in der Adaptationsphase des humanen unreifen ZNS bei hypoxisch-ischämischer Schädigung (Jin et al. 2000; Landoux et al. 2000).

3. Zusammenfassung und Ausblick

Die Veränderungen endokriner und parakriner Systeme bei akuter und chronischer plazentarer Insuffizienz verdeutlichen nicht nur die Komplexität der plazentaren Regulation. Sie erlauben in gewissen Grenzen prädiktive Aussagen, z.B. auf die Entwicklung einer hypoxisch-ischämischen Enzephalopathie nach akuter Plazentainsuffizienz mit der Folge einer peripartalen Asphyxie. Ob auch die endokrinen Veränderungen bei der chronischen Plazentainsuffizienz eine prognostische Aussage z.B. hinsichtlich der Entwicklung eines metabolischen Syndroms erlauben werden, ist bislang noch unklar.

Literatur

Reis FM, Florio P, Cobellis L, Luisi S, Severi FM, Bocchi C, Picciolini E, Centini G, Petraglia F. Human placenta as a source of neuroendocrine factors. Biol Neonate. 2001; 79:150-6

O'Rahilly R, Müller F. Embryologie und Teratologie des Menschen. Verlag Hans Huber 1999; Bern-Seattle 2°:47-94

Genbacev O, Yu C, Ludlow JW, Fisher SJ. Regulation of human placental development by oxygen tension. Science 1997; 277:1669-1672

Knerr I, Dachert C, Beinder E, Metzler M, Dötsch J, Repp R, Rascher W. Adrenomedullin, calcitonin gene-related peptide and their receptors: evidence for a decreased placental mRNA content in preeclampsia and HELLP syndrome. Eur J Obstet Gynecol Reprod Biol 2002c; 101:47-53

Goldmann-Wohl D, Yagel S. Regulation of trophoblast invasion: from normal implantation to pre-eclampsia. Mol Cell Endocrinol 2002; 187:233-238

Lyall F, Bulmer JN, Duffie E, Cousins F, Theriault A, Robson SC. Human trophoblast invasion and spiral artery transformation: the role of PECAM-1 in normal pregnancy, preeclampsia, and fetal growth restriction. Am J Pathol 2001; 158:1713-1721

Cross JC. Genetic insights into trophoblast differentiation and placental morphogenesis. Semin Cell Dev Biol 2002; 11:105-113

Katsuragawa H, Kanzaki H, Inoue T, Hirano T, Mori T, Rote NS. Monoclonal antibody against phosphatidylserine inhibits in vitro human trophoblastic hormone production and invasion. Biol Reprod 1997; 56:50-58

Hung TH, Skepper JN, Charnock-Jones DS, Burton GJ. Hypoxia-reoxygenation: a potent inducer of apoptotic changes in the human placenta and possible etiological factor in preeclampsia. Circ Res 2002; 90:1274-1281

Morrish DW, Dakour J, Li H. Life and death in the placenta: new peptides and genes regulating human syncytiotrophoblast and extravillous cytotrophoblast lineage formation and renewal. Curr Protein Pept Sci 2001; 2:245-259

Mi S, Lee X, Li X, Veldman GM, Finnerty H, Racie L, LaVallie E, Tang X, Edouard P, Howes S, Keith JC, McCoy JM. Syncytin is a captive retroviral envelope protein involved in human placental morphogenesis. Nature 2000; 403:785-789

Harris JR. Placental endogenous retrovirus (ERV): structural, functional, and evolutionary significance. BioAssays 2002; 20:307-316

Knerr I, Beinder E, Rascher W. Letter to the editors. Am J Obstet Gynecol 2002a; 187:1123-1124

Knerr I, Beinder E, Rascher W. Syncytin, a novel human endogenous retroviral gene in human placenta: evidence for its dysregulation in preeclampsia and HELLP syndrome. Am J Obstet Gynecol 2002b; 186:210-213

Keith JC, Pijnenborg R, van Assche FA. Placental syncytin expression in normal and preeclamptic pregnancies. Am J Obstet Gynecol 2002; 187:1122-1123

Poston L, McCarthy AL, Ritter JM. Control of vascular resistance in the maternal and feto-placental arterial beds. Pharmac Ther 1995; 65:215-239

Graf AH, Hütter W, Hacker GW, Steiner HAV, Staudach A, Dietze O. Localizsation and distribution of vasoactive neuropeptides in the human placenta. Placenta 1996; 17:413-421

Wareing M, Crocker IP, Warren AY, Taggert MJ, Baker PN. Characterization of small arteries isolated from the human placental chorionic plate. Placenta 2002; 23:400-409

Blumenstein M, Keelan JA, Mitchell MD. Hypoxia attenuates PGE(2)but increases prostacyclin and thromboxane production in human term villous trophoblast. Placenta 2001; 22:519-525

Granger JP, Alexander BT, Llinas MT, Bennett WA, Khalil RA. Pathophysiology of hypertension during preeclampsia linking placental ischemia with endothelial dysfunction. Hypertension 2001; 38:718-722

Bertram C, Trowern AR, Copin N, Jackson AA, Whorwood CB. The maternal diet during pregnancy programs altered expression of the glucocorticoid receptor and type 2 11beta-hydroxysteroid dehydrogenase: potential molecular mechanisms underlying the programming of hypertension in utero. Endocrinology 2001; 142:2841-53

Schoof E, Girstl M, Frobenius W, Kirschbaum M, Repp R, Knerr I, Rascher W, Dötsch J. Course of placental 11beta-hydroxysteroid dehydrogenase type 2 and 15-hydroxyprostaglandin dehydrogenase mRNA expression during human gestation. Eur J Endocrinol 2001; 145:187-92

Schoof E, Girstl M, Frobenius W, Kirschbaum M, Dörr HG, Rascher W, Dötsch J. Decreased gene expression of 11beta-hydroxysteroid dehydrogenase type 2 and 15-hydroxyprostaglandin dehydrogenase in human placenta of patients with preeclampsia. J Clin Endocrinol Metab 2001; 86:1313-17

McCalla CO, Nacharaju VL, Muneyyirci-Delale O, Glasgow S, Feldman JG. Placental 11 beta-hydroxysteroid dehydrogenase activity in normotensive and pre-eclamptic pregnancies. Steroids 1998; 63:511-5

Lindsay RS, Lindsay RM, Edwards CR, Seckl JR. Inhibition of 11-beta-hydroxysteroid dehydrogenase in pregnant rats and the programming of blood pressure in the offspring. Hypertension 1996; 27:1200-4

Reinisch JM, Simon NG, Karow WG, Gandelman R. Prenatal exposure to prednisone in humans and animals retards intrauterine growth. Science 1978; 202:436-8

Patel FA, Clifton VL, Chwalisz K, Challis JR. Steroid regulation of prostaglandin dehydrogenase activity and expression in human term placenta and chorio-decidua in relation to labor. J Clin Endocrinol Metab 1999; 84:291-9

Zhang Y, Proenca R, Maffei M, Barone M, Leopold L, Friedmann JM. Positional cloning of the mouse obese gene and its human homologue. Nature 1994; 372:425-432

Masuzaki H, Ogawa Y, Sagawa N, Hosoda K, Matsumoto T, Mise H, Nishimura H, Yoshimasa Y, Tanaka I, Mori T, Nakao K. Nonadipose tissue production of leptin: leptin as a novel placenta-derived hormone in humans. Nat Medicine 1997; 3:1029-1033

Butte NF, Hopkinson JM, Nicolson MA. Leptin in human reproduction: serum leptin levels in pregnant and lactating women. J Clin Endocrinol Metab 1997; 82:585-589

Schubring C, Kiess W, Englaro P, Rascher W, Dotsch J, Hanitsch S, Attanasio A, Blum WF. Levels of leptin in maternal serum, amniotic fluid, and arterial and venous cord blood: relation to neonatal and placental weight. Clin Endocrinol Metab 1997; 82:1480-1483

Mise H, Sagawa N, Matsumoto T, Yura S, Nanno H, Itoh H, Mori T, Masuzaki H, Hosoda K, Ogawa Y, Nakao K. Augmented placental production of leptin in preeclampsia: possible involvement of placental hypoxia. J Clin Endocrinol Metab 1998; 83:3225-9

Dötsch J, Nüsken KD, Knerr I, Kirschbaum M, Repp R, Rascher W. Leptin and neuropeptide Y gene expression in human placenta: ontogeny and evidence for similarities to hypothalamic regulation. J Clin Endocrinol Metab 1999; 84:2755-8

Grosfeld A, Andre J, Hauguel-De Mouzon S, Berra E, Pouyssegur J, Guerre-Millo M. Hypoxia-inducible factor 1 transactivates the human leptin gene promoter. J Biol Chem 2002; 277:42953-7

Meissner U, Ostreicher I, Allabauer I, Rascher W, Dötsch J. Synergistic effects of hypoxia and insulin are regulated by different transcriptional elements of the human leptin promoter. Biochem Biophys Res Commun. 2003; 303:707-12

Lepercq J, Cauzac M, Lahlou N, Timsit J, Girard J, Auwerx J, Hauguel-de Mouzon S. Overexpression of placental leptin in diabetic pregnancy: a critical role for insulin. Diabetes 1998; 47:847-850

Lea RG, Howe D, Hannah LT, Bonneau O, Hunter L, Hoggard N. Placental leptin in normal, diabetic and fetal growth-retarded pregnancies. Mol Hum Reprod 2000; 6:763-769

Haynes WG, Sivitz WI, Morgan DA, Walsh SA, Mark AL. Sympathetic and cardiorenal actions of leptin. Hypertension 1997; 30S:619-623

Semenza GL. HIF-1: mediator of physiological and pathophysiological responses to hypoxia. J Appl Physiol 2000; 88:1474-80

Kingdom J, Huppertz B, Seaward G, Kaufmann P. Development of the placental villous tree and its consequences for fetal growth. Eur J Obstet Gynecol 2000; 92:35-43

Caniggia I, Mostachfi H, Winter J, Gassmann M, Lye SJ, Kuliszewski M, Post M. Hypoxia inducible factor-1 mediates the biological effects of oxygen on human trophoblast differentiation through TGFβ_3. J Clin Invest 2000; 105:577-87

Iyer NV, Kotch LE, Agani F Leung SW, Laughner E, Wenger RH, Gassmann M, Gearhart JD, Lawler AM, Yu AY, Semenza GL. Cellular and developmental control of O_2 homeostasis by hypoxia inducible factor 1α. Genes Dev 1998; 12:149-62

Simmons LA, Hennessy A, Gillin AG, Jeremy RW. Uteroplacental blood flow and placental vascular endothelial growth factor in normotensive and pre-eclamptic pregnancy. BJOG 2000; 107:678-85

Clark DE, Smith SK, Licence D, Evans AL, Charnock-Jones DS. Comparison of expression patterns for placenta growth factor, vascular endothelial growth factor (VEGF), VEGF-B and VEGF-C in the human placenta throughout gestation. J Endocrinol 1998; 159:459-67

Helske S, Vuorela P, Carpen O, Hornig C, Weich H, Halmesmäki E. Expression of vascular endothelial growth factor receptors 1, 2 and 3 in placentas from normal and complicated pregnancies. Mol Hum Reprod 2001; 7:205-10

Gille H, Kowalski J, Bing L, LeCouter J, Moffat B, Zioncheck TF, Pelletier N, Ferrara N. Analysis of biological effects and signaling properties of flt-1 (VEGFR-1) and KDR (VEGFR-2). J Biol Chem 2001; 276:3222-30

Trollmann R, Amann K, Schoof E, Beinder E, Wenzel D, Rascher W, Dötsch J. Hypoxia activates human placental VEGF system in vitro and in vivo: Up-regulation of placental VEGF system in clinically relevant hypoxic ischemia in birth asphyxia. American Journal of Obstetrics and Gynecology 2003; in press

Ahmed A, Dunk C, Ahmad S, Khaliq A. Regulation of placental vascular endothelial growth factor (VEGF) and placenta growth factor (PlGF) and soluble Flt-1 by oxygen – a review. Placenta 2000; 21:S16-S24

Montuenga LM, Martinez A, Miller MJ, Unsworth EJ, Cuttitta F. Expression of adrenomedullin and its receptor during embryogenesis suggests autocrine or paracrine modes of action. Endocrinology 1997; 138:440-451

Caron KM, Smithies O. Extreme hydrops fetalis and cardiovascular abnormalities in mice lacking a functional adrenomedullin gene. Proc Natl Acad Sci 2001; 98:615-619

Dötsch J, Hogen N, Nyul Z, Hanze J, Knerr I, Kirschbaum M, Rascher W. Increase of endothelial nitric oxide synthase and endothelin-1 mRNA expression in human placenta during gestation. Eur J Obstet Gynecol Reprod Biol 2001; 97:163-167

Hofbauer KH, Jensen BL, Kurtz A, Sandner P. Tissue hypoxygenation activates the adrenomedullin system in vivo. Am J Physiol Regul Integr Comp Physiol 2000; 278:R513-519

Di Iorio R, Marinoni E, Letizia C, Gazzolo D, Lucchini C, Cosmi EV. Adrenomedullin is increased in the fetoplacental circulation in intrauterine growth restriction with abnormal umbilical artery waveforms. Am J Obstetr Gynecol 2000; 182:650-654

Boldt T, Luuhleainen P, Tyhrquist F, Pohjavuori M, Andersson S. Birth stress increases adrenomedullin in the newborn. Acta Paediatr 1998; 87:93-94

Gazzolo D, Marinoni E, Giovannini L, Letizia C, Serra G, Di Iorio R. Circulating adrenomedullin is increased in newborns developing intraventricular hemorrhage. Pedatr Res 2001; 50:544-547

Trollmann R, Schoof E, Beinder E, Wenzel D, Rascher W, Dötsch J. Adrenomedullin gene expression in human placental tissue and leukocytes: a potential marker of severe tissue hypoxia in neonates with birth asphyxia. Eur J Endocrinol 2002; 147:711-16

Jin KL, Mao XO, Greenberg DA. Vascular endothelial growth factor: direct neuroprotective effect in in vitro ischemia. Proc Natl Acad Sci 2000; 97:10242-7

Ladoux A, Frelin C. Coordinated up-regulation by hypoxia of adrenomedullin and one of its putative receptors (RDC-1) in cells of the rat blood-brain barrier. J Biol Chem 2000; 275:39914-9

3. Körperzusammensetzung und Energieumsatz von wachstumsretardierten Neugeborenen

Karl Bauer

1. Einleitung

Die Diagnose Wachstumsretardierung wird meist aufgrund von Geburtsgewicht und Gestationsalter gestellt. Die so beschriebene Gruppe von Neugeborenen mit einem Geburtsgewicht unter der 10. Perzentile ist aber sehr heterogen und enthält einerseits gesunde Feten, die fälschlich als wachstumsretardiert eingestuft werden, andererseits werden Neugeborene, die hinter ihrem individuellen Wachstumspotential zurückgeblieben sind, als normalgewichtig eingestuft. Die Bestimmung der Körperzusammensetzung, d.h. des Anteils an Körperfett, Protein, Knochenmasse und Wasser, ermöglicht eine wesentlich genauere Beschreibung von Wachstum.

In dieser Übersicht werden kurz die Methoden zur Bestimmung der Körperzusammensetzung vorgestellt. Die Körperzusammensetzung von wachstumsretardierten Neugeborenen bei Geburt wird mit der von eutrophen Neugeborenen verglichen.

Die Auswirkungen einer intrauterinen Wachstumsretardierung auf das postnatale Wachstum und den Energieumsatz in der Neonatalzeit werden untersucht.

2. Methoden zur Bestimmung der Körperzusammensetzung

Die Anthropometrie, d.h. das Vermessen des Körpers, hat eine lange Tradition in der Untersuchung von Wachstum und körperlicher Entwicklung (Zemel 1997). Da sie eine billige, nicht invasive Untersuchung ist, eignet sie sich für die Untersuchung großer Kollektive und wiederholte Anwendung. Allerdings erlaubt die Anthropometrie keine direkte Messung der Körperkompartimente, sondern nur eine Schätzung der Körperzusammensetzung meist unter Zuhilfenahme von Modellannahmen. Bereits aus Gewicht und Länge, Körpermaßen, die bei jedem Neugeborenen erhoben werden, lassen sich durch die Errechnung von Gewicht/Länge-Verhältnis, Body Mass Index (BMI) oder Ponderal Index (PI) Aussagen über die Körperproportionen und Körperzusammensetzung machen. Der Anteil an subkutanem Körperfett oder Muskelmasse kann durch Messung von Hautfaltendicken oder des Oberarmumfangs abgeschätzt werden (Tabelle 1).

Eine tatsächliche Messung der Körperzusammensetzung ist möglich durch postmortale chemische Analyse, in vivo Messung von Körperwasser und Körpertrockenmasse und Dual X-ray Absorptiometry (DEXA) (Ellis 2000). Jede Methode beschreibt allerdings unterschiedliche Kompartimente des Körpers (Abbildung 1).

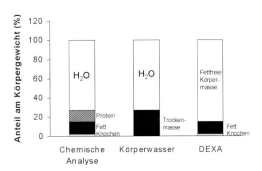

Abbildung 1: Messung von Körperkompartimenten der Körperzusammensetzung

Tabelle 1: Anthropometrische Grössen zur Schätzung der Körperzusammensetzung

- Gewicht, Länge, Kopfumfang
- Körperproportionen
- Gewicht/Länge – Verhältnis
- Body Mass Index (BMI) = Gewicht/Länge^2 (g/cm^2)
- Ponderal Index (PI) = Gewicht/Länge^3 x 100 (g/cm^3)
- Hautfaltendickemessung (Fettkompartiment)
- Oberarmumfangsmessung (Muskelkompartiment)

Die postmortale chemische Analyse erlaubt die getrennte Messung aller für das Wachstum relevanten Kompartimente des Körpers (Wasser, Fett, Protein, Mineralien) und spielt eine wichtige Rolle bei Tierversuchen zur Wachstumsforschung. Ihr Einsatz beim Menschen ist nur in Ausnahmefällen erfolgt, spielte aber eine wichtige Rolle in der Erforschung des fetalen und neonatalen Wachstums durch Erstellung des sogenannten „Referenzfeten" (Ziegler 1976). Heute stehen die Messung von Körperwasser und die DEXA als in vivo einsetzbare Methoden im Vordergrund der Wachstumsforschung beim Menschen. Beide sind jedoch teuer und werden in der Regel nur bei kleinen Kollektiven im Rahmen von Forschungsprojekten eingesetzt.

Das Körperwasser wird durch die Verdünnung eines stabilen Wasserisotops (Deuterium) gemessen und erlaubt die getrennte Untersuchung von Körperwasser und Körpertrockenmasse (Gewicht-Körperwasser). Mit DEXA können Mineralien, Körperfett und fettfreie Körpermasse gemessen werden. Eine große Rolle für die korrekte Messung mit DEXA spielen die verwendeten Algorithmen und Körpermodelle mit dem die Absorptionswerte in die Kompartimente umgerechnet werden.

3. Veränderung der Körperzusammensetzung während des normalen intrauterinen Wachstums

Während des intrauterinen Wachstums nimmt die absolute Größe der einzelnen Körperkompartimente ständig zu. Deutliche Veränderungen der Körperzusammensetzung, d.h. des Anteils der einzelnen Kompartimente am Gewicht, finden sich vor allem in der 2. Schwangerschaftshälfte. So nimmt zwischen Gestationswoche 23 und 40 der Anteil des Körperwassers von 88% auf 72% ab. Dafür nimmt vor allem der Anteil der Körperfetts von 1% auf 12% und in geringerem Masse der Proteinanteil von 8% auf 12% zu. Der Mineralanteil bleibt mit 3% etwa gleich (Ziegler 1976). Für normales intrauterines Wachstum im letzten Gestationstrimenon ist eine Energiezufuhr von 40 kcal/kg pro Tag zusätzlich zum Grundumsatz von 56 kcal/kg pro Tag notwendig (Sauer 1991). Ein Substratmangel im letzten Gestationsdrittel wird deshalb zuerst zu einer verringerten Zunahme des Fettgewebes führen.

3.1 Körperzusammensetzung von wachstumsretardierten Neugeborenen bei Geburt

Reifgeborene
Aufgrund der Körperproportionen lassen sich eine proportionierte und eine asymmetrische (unproportionierte) Wachstumsretardierung unterscheiden (Tabelle 2).

Die Neugeborenen mit asymmetrischer Wachstumsretardierung sind eine relativ homogene Gruppe, bei denen Substratmangel im letzten Gestationstrimenons v.a. die Vergrößerung des Fettgewebsanteils verhindert hat, während das Organwachstum relativ unbeeinträchtigt weiterging. Reife Neugeborene mit unproportionierter Wachstumsretardierung hatten bei Geburt nur einen Fettanteil von 2% im Gegensatz zu eutrophen Reifgebo-

Tabelle 2: Anthropometrische Charakterisierung von wachstumsretardierten Reifgeborenen

33% Proportionierte („symmetrische") Wachstumsretardierung
  Gewicht, Länge und Kopfumfang < 10. Perzentile
  Gewicht-Länge-Verhältnis, Body Mass Index, Ponderal Index normal

55% Unproportionierte („asymmetrische") Wachstumsretardierung
  Gewicht < 10. Perzentile, Länge und Kopfumfang normal
  Gewicht-Länge-Verhältnis, Body Mass Index, Ponderal Index erniedrigt

12% Nicht einzuordnen

Tabelle 2: Anthropometrische Charakterisierung von wachstumsretardierten Reifgeborenen

renen mit einem Fettanteil von 13% (Petersen 1988).

Die Neugeborenen mit symmetrischer Wachstumsretardierung sind dagegen eine viel heterogene Gruppe. Sie umfasst Neugeborene, deren Wachstumspotential durch eine Chromosomenstörung von Anfang an reduziert war, aber auch Neugeborene, deren Wachstumspotential bereits in der Frühschwangerschaft durch intrauterine Infektionen, Exposition gegenüber toxischen Substanzen oder ausgeprägten Substratmangel empfindlich gestört war, bis hin zu konstitutionell „kleinen" Neugeborenen, die keine intrauterine Wachstumsretardierung durchgemacht haben. Die Körperzusammensetzung ist bei Reifgeborenen mit proportionierter Wachstumsretardierung nicht verändert, denn Fettmasse und fettfreie Körpermasse sind proportional reduziert (Lapillone 1997).

Frühgeborene

Die Gruppe der wachstumsretardierten Frühgeborenen muss von den wachstumsretardierten Reifgeborenen abgegrenzt werden. Je niedriger das Geburtsgewicht ist, desto höher ist der Anteil an wachstumsretardierten Neugeborenen. In einer retrospektiven Analyse hatten nur 7% der Frühgeborenen mit einem Geburtsgewicht von 900-999 g ein Körpergewicht unter der 3. Perzentile, aber 50% der Frühgeborenen mit einem Geburtsgewicht von 600-699g (Pauls 1998). Unter den Frühgeborenen mit sehr niedrigem Geburtsgewicht findet sich also eine Gruppe von wachstumsretardierten Neugeborenen, bei denen bereits Monate vor dem Geburtstermin ein massiver Substratmangel vorgelegen hat. Die Unterscheidung in proportionierte und unproportionierte Wachstumsretardierung ist bei Frühgeborenen nicht so eindeutig wie bei Reifgeborenen. Körperwassermessungen zeigten bei hypotrophen Frühgeborenen eine ähnliche Körperzusammensetzung wie bei eutrophen Frühgeborenen (Tabelle 3).

4. Frühes postnatales Wachstum von wachstumsretardierten Neugeborenen

Die Art der intrauterinen Wachstumsretardierung hat Einfluss auf das postnatale Wachstum.

Gestations-woche		N	Körperwasser (%)	Trockenmasse (%)
34 - 40	Eutroph	11	78	22
(1)	Hypotroph	10	77	23
30 -36	Eutroph	14	86	14
(2)	Hypotroph	5	84	16
25-30	Eutroph	35	84	16
(3)	Hypotroph	7	90#	10#

Tabelle 3: Körperwasser und Körpertrockenmasse bei hypotrophen und eutrophen Frühgeborenen.

(1) vd Wagen 1986, (2) Bauer 1993, (3) Hartnoll 2000

Gestations wochen		N	Postnatales Alter (Tage)	Energieumsatz (kcal/kg pro Tag)	Gewichtszunahme (g/kg pro Tag)
38 - 40	Eutroph	49	35	69 ± 0.5	keine Angabe
(1)	Hypotroph	40	35	84 ± 1#	keine Angabe
30 - 35	Eutroph	13	21 ± 2	63 ± 1	17 ± 1
(2)	Hypotroph	6	26 ± 3	67 ± 1##	19 ± 0.9
28 - 32	Eutroph	19	25 ± 2	54 ± 1	17 ± 1
(3)	Hypotroph	13	25 ± 3	59 ± 2#	20 ± 1#

#: $p<0.05$, ## $p<0.01$ versus eutroph
(1) Davies 1996, (2) Chessex 1984, (3) Böhler 1999

Tabelle 4: Energieumsatz von SGA Neugeborenen während des frühen postnatalen Wachstums

Reife Neugeborene mit unproportionierter Wachstumsretardierung zeigen in den ersten Lebensmonaten ein deutlich höheres Aufholwachstum als Reifgeborenen mit proportionierter Wachstumsretardierung (Davies 1979). Frühgeborene allerdings zeigen sowohl bei symmetrischer als auch bei asymmetrischer Wachstumsretardierung nur ein begrenztes Aufholwachstum (Strauss 1997).

Ein frühe oder ausgeprägte Wachstumsstörung wie bei Frühgeborenen oder proportioniert wachstumsretardierten Reifgeborenen hat also langfristige negative Auswirkungen auf das postnatale Wachstum.

Wenn wachstumsretardierte Neugeborene ihr Untergewicht aufholen, normalisiert sich ihr Defizit im Fettkompartiment deutlich rascher als im Muskelkompartiment (Hediger 1998). Allerdings zeigten proportioniert wachstumsretardierte Frühgeborene keinen erhöhten Fettanteil in der postnatal zugenommenen Körpermasse (Picaud 1994).

5. Energieumsatz von wachstumsretardierten Neugeborenen

Der Energieumsatz von wachstumsretardierten Neugeborenen bei Geburt unterscheidet sich nicht von dem eutropher Neugeborener (Bauer 1993). Wenn allerdings das postnatale Wachstum eingesetzt hat, dann ist der Energieumsatz bei wachstumsretardierten höher als bei eutrophen Neugeborenen (Tabelle 4), da ihre stärkere Gewichtszunahme einen höheren Energieumsatz erfordert. Wachstum erhöht den Energieumsatz dadurch, dass die dazu notwendige Nährstoffzufuhr metabolisiert werden muss und der Energieumsatz für jede zusätzlich zugeführte Kalorie um 0.3 kcal ansteigt. Ausserdem steigert die Neusynthese von Gewebe den Energieumsatz und zwar um 0.3–1 kcal pro Gramm neugebildeter Körpermasse (Sauer 1991). Zusammengenommen steigt also der Energieumsatz pro Gramm täglicher Gewichtszunahme um 1.3–2 kcal an.

6. Zusammenfassung

Die Art der intrauterinen Wachstumsstörung bestimmt die Körperzusammensetzung bei Geburt. Ein Substratmangel im letzten Gestationsdrittel führt zum Ausbleiben der normalerweise dann erfolgenden Fettgewebssynthese ohne dass die Organentwicklung wesentlich beeinträchtigt ist. Bei Geburt haben diese Reifgeborenen wenig Fettgewebe und eine unproportionierte Wachstumsretardierung, bei der Länge und Kopfumfang normal und nur das Körpergewicht erniedrigt ist. Postnatal zeigen sie ein Aufholwachstum mit erhöhtem Energieumsatz.

Eine wesentlich heterogenere Gruppe sind Reifgeborene mit proportionierter Wachstumsretardierung, d.h. Gewicht, Länge und Kopfumfang sind reduziert und alle Körperkompartimente sind proportional verringert. Die möglichen Ursachen solch einer Wachstumsretardierung reichen von Chromosomenstörungen über Exposition gegenüber toxischen Substanzen bis zum frühen massiven Substratmangel. Proportioniert wachstumsretardierte Reifgeborene zeigen nur geringes Aufholwachstum.

Bei Frühgeborenen ist die Unterscheidung in proportionierte oder unproportionierte Wachstumsretardierung nicht so eindeutig möglich. In der Regel sind alle Körperkompartimente proportional verringert. Ein Aufholwachstum findet oft nicht statt, denn der frühe Insult beeinträchtigt das Wachstum langfristig.

Literaturverzeichnis

Bauer K, Cowett RA, Howard GM, vanEpp J, Oh W (1993) Effect of intrauterine growth retardation on postnatal weight change in preterm infants. J Pediatr 123:301-306

Böhler T, Krämer T, Janecke AR, Hoffmann GF, Linderkamp O (1999) Increased energy expenditure and fecal fat excretion do not impair weight gain in small-for-gestational-age preterm infants. Early Hum Dev 54:223-234

Chessex P, Reichman B, Verellen G, Putet G, Smith JM, Heim T, Swyer PR (1984) Metabolic consequence of intrauterine growth retardation in very low birthweight infants. Pediatr Res 18:709-713

Davies DP, Platts P, Pritchard JM, Wilkinson PW (1979) Nutritional status of light-for-date infants at birth and its influence on early postnatal growth. Arch Dis Child 54:703-706

Davies PSW, Clough H, Bishop NJ, Lucas A, Cole JJ, Cole TJ (1996) Total energy expenditure in small for gestational age infants. Arch Dis Child 75:F46-F48

Ellis KJ (2000) Human body composition: in vivo methods. Physiological Reviews 80:649-680

Hartnoll G, Betremieux P, Modi N (2000) Body water content of extremely preterm infants at birth. Arch Dis Child Fetal Neonatal Ed 83:F56-F59

Hediger ML, Overpeck MD, Kuczmaski RJ, McGlynn A, Maurer KR, Davis WW (1998) Muscularity and fatness of infants and young children born small- or large-for-gestational age. Pediatrics 102(5):e60

Lapillone A, Braillon P, Claris O, Chatelain PG, Delmas PD, Salle BL (1997) Body composition in appropriate and in small for gestational age infants. Acta Paediatr 86:196-200

Pauls J, Bauer K, Versmold H (1998) Postnatal body weight curves for infants below 1000g birth weight receiving early enteral and parenteral nutrition. Eur J Pediatr 157:416-421

Petersen S, Gotfredsen A, Knudsen FU (1988) Lean body mass in small for gestational age and appropriate for gestational age infants. J Pediatr 113:886-889

Picaud JC, Putet G, Rigo J, Salle BL, Senterre J (1994) Metabolic and energy balance in small- and appropriate-for-gestational-age, very low-birth-weight infants. Acta Paediatr Scand 405:54-59

Sauer PJJ (1991) Neonatal energy metabolism. In: Cowett RM (Hrsg) Principles of perinatal-neonatal metabolism. Springer Verlag, Heidelberg, S 583-608

Strauss RS, Dietz WH (1997) Effects of intrauterine growth retardation in premature infants on early childhood growth. J Pediatr 130:95-102

vd Wagen A, Okken A, Zweens J, Zijlstra WG (1986) Body composition at birth of growth-retarded newborn infants demonstrating catch-up growth in the first year of life. Biol Neonate 49:121-125

Zemel BS, Riley EM, Stallings VA (1997) Evaluation of methodology for nutritional assessment in children. Annu Rev Nutr 17:211-235

Ziegler EE, O'Donnell AM, Nelson SE, Fomon SJ (1976) Body composition of the reference fetus. Growth 40:329-341

4. Einfluss des täglichen Zigarettenkonsums der Mütter in der Schwangerschaft auf die somatischen Neugeborenenparameter

M. Voigt[1], Ch. Fusch[1], V. Hesse[2], S. Bayer[2], U. Witwer-Backofen[3]

1 Zentrum für Kinder- und Jugendmedizin der Ernst-Moritz-Arndt-Universität, Greifswald
2 Deutsches Zentrum für Wachstum, Entwicklung und Gesundheitsförderung, Berlin
3 Inst. für Humangenetik und Medizinische Anthropologie der Albert-Ludwigs-Universität Freiburg

Zusammenfassung

Der Risikofaktor Rauchen ist die häufigste „Einzeltodesursache" in Deutschland und vielen anderen Ländern der Welt. Jährlich sterben in Deutschland ca. 110.000 Menschen an den Folgen des Rauchens. Nach einer im Jahre 1999 in Deutschland durchgeführten Umfrage rauchten 34% der Frauen und 37% der Männer. Im Rahmen der deutschen Perinatalerfassung gaben für den Zeitraum 1995–1997 20,3% der Frauen an, auch nach Bekanntwerden der Schwangerschaft weiter geraucht zu haben. Damit wurden von den 770.744 Lebendgeborenen des Jahres 1999 schon 154.149 Neugeborene in der Fetalperiode durch Rauchschadstoffe geschädigt. In Abhängigkeit vom Zigarettenkonsum sind die durchschnittlichen Geburtsgewichte bei 1–5 Zigaretten täglich um 119 g und 21 und mehr Zigaretten täglich um 348 g gegenüber Neugeborenen nichtrauchender Mütter verringert. In der Neugeborenenlänge ergeben sich Reduzierungen bis zu 1,5 cm und im Kopfumfang bis zu 0,8 cm. Sehr hohes Gebäralter und starkes Rauchverhalten führt zu noch stärkeren Reduzierungen der Körpermaße und zu einer Erhöhung der Frühgeborenenrate bis zu 20%. Der Anteil der hypotrophen Neugeborenen steigt bei Raucherinnen insgesamt auf 19,4%, wenn man die 10. Gewichtsperzentile der Neugeborenen von Nichtraucherinnen zu grunde legt. Bei starken Raucherinnen mit mehr als 21 Zigaretten täglich steigt der Anteil hypotropher Neugeborener sogar auf 26,5% an. Die Intensivbetreuung durch das Rauchen in der Schwangerschaft geschädigter Neugeborener verursacht für die Perinatalmedizin enorm hohe Kosten. Programme zur Raucherentwöhnung bei Schwangeren und ihren Partnern können den Raucherinnen-Anteil unter den Schwangeren verringern. Dringendst wird gefordert, gegen das Rauchen allgemein und besonders in der Schwangerschaft stärker als bisher vorzugehen. In der Schwangerschaft muß gelten: Sofortiger Rauchstopp ohne oder mit Hilfe.

Schlüsselwörter: Schwangerschaft, Rauchen, Neugeborene, Körpermaße

Summary

Smoking is a severe health risk factor and is among the main causes of death by a single factor in Germany as well as in numerous countries all over the world. Each year approximately 110.000 people die from the consequences of smoking. According to a 1999 panel study 34 percent of all women and 37 percent of all men smoked in Germany. Within the context of the German perinatal registration

20,3 per cent of the women admitted smoking after the pregnancy was diagnosed. Therefore, the health of 154.149 newborn children out of the entire number of 770.744 alive born children of the year 1999 was damaged due to smoking toxins. Dependent on the smoking habits the mean birth weight decreased for 119g when the daily consumption was 1-5 cigarettes and for 348g if 21 cigarettes or more were smoked, compared to newborn children of non-smoking mothers. Body height was decreased up to 1,5cm and head circumference up to 0,8 cm. If mothers had a high age at birth together with heavy smoking habits the body measures of the newborn were greatly decreased and the risk of premature birth raised up to 20 percent. The amount of hypotrophic newborn children of smoking mothers raised to 19,4 percent, based on the 10. percentile of birth weight of children with non-smoking mothers. Heavy smoking mothers risk to give birth to a hypotrophic newborn in as much as 26,5 percent. The negative impact of smoking on the proportion of hypotrophic children keeps the same when controlled for the age and weight of the mother. The perinatal intensive-care of the damaged newborn children causes extremely high expenses. Suitable measures could be installing support programmes to cure pregnant women and their partners of cigarette smoking. It must be urgently demanded to proceed more intensive against smoking in general and especially during pregnancy. It must develop to a rule: Immediate stop of smoking with or without help.

Key words: Pregnancy, Smoking, newborn children, body measures

Zigarettenrauchen und andere Formen der Tabakexposition sind die am meisten vermeidbaren Krankheits- und Todesursachen in den Industrienationen dieser Welt und in unserer Gesellschaft. Weltweit sterben derzeitig bei einer Milliarde Rauchern jährlich 500 Millionen Menschen an den Folgen des Tabakkonsums (Haustein 2001).

Zigarettenrauch enthält etwa 4000 verschiedene giftige und krebserregende Substanzen, wie Arsen, Benzol, Blei, Teer, Kadmium, Formaldehyd und Kohlenmonoxyd. Neben den direkt zelltoxischen Wirkungen ist die vasokonstriktorische Wirkung des Nikotins wichtig. Nikotin ist ein Hauptrisikofaktor für arterielle und vor allem zerebrale Komplikationen. So steigert Nikotin den Sauerstoffbedarf des Herzmuskels, hat daneben ungünstige Wirkungen auf den Fettstoffwechsel und fördert die Thrombozytenaggregation (Feige et al. 2001).

Kohlenmonoxyd (CO) ist zu 1 bis 5% ebenfalls Inhaltsstoff des Zigarettenrauches. So hat dieses eine 200-fach höhere Affinität zu Hämoglobin als Sauerstoff. Damit wird Sauerstoff leicht aus seiner Verbindung mit Hämoglobin verdrängt und die verfügbare Sauerstofffraktion gesenkt.

Nikotin ist die Substanz, welche abhängig macht (Häuser 2001; Berny et al. 2002). Das Suchtpotential von Nikotin ist vergleichbar mit dem anderer Rauschmittel wie Amphetamine, Kokain oder Morphin. Mit dem Rauchen ist vor allem die Gefahr der Gewöhnung und Toleranzbildung mit langfristig schwerwiegenden gesundheitlichen Risiken verbunden. Nikotin kann sowohl zu körperlicher als auch zu psychischer Abhängigkeit führen. Die hohe Suchtgefahr erklärt sich durch die unmittelbar einsetzende Wirkung des Nikotins, das bereits wenige Sekunden nach der Inhalation angenehme psychotrope Effekte entfaltet. Infolge der Toleranzbildung klingen die als positiv empfundenen Wirkungen des Rauchens bei starken Konsumenten schon innerhalb von 20 bis 30 Minuten wieder ab, so dass der Drang entsteht, sich erneut eine Zigarette anzuzünden. Beim Ausbleiben der Nikotinzufuhr kommt es aufgrund der Gewöhnung an die Substanz zu Entzugserscheinungen, wie beispielsweise verminderte Frustrationstoleranz, Ärger, Aggressivität, Angst, depressive Stimmung, Unruhe, Konzentrationsstörungen und Appetitssteigerung, die durch die erneute Nikotinaufnahme unterdrückt werden und somit eine Fortsetzung des Konsums begünstigen (DHS 2001).

Rauchen und Schwangerschaft

Die Schwangerschaft kann durch das Rauchen ungünstig beeinflusst werden. Gesichert sind folgende Fakten aufgrund klinischer Untersuchungen:

- Häufigkeit von Fehlgeburten größer
- vermehrtes Auftreten von Blutungen und häufigeres Vorkommen einer Plazenta praevia, einer vorzeitigen Plazentalösung und eines vorzeitigen Blasensprunges
- erhöhte Sterblichkeit perinatal und im ersten Lebensjahr
- Frühgeburtlichkeit
- dosisabhängige Schädigung des Kindes
- messbare Verzögerung der kindlichen Entwicklung, z.B. Retardierung des Wachtums, der neurologischen und intellektuellen Funktionen sowie Verhaltensstörungen (Internet: www.letitbe.de)

Rauchen ist ein gravierender, bislang jedoch stark unterschätzter Risikofaktor für den plötzlichen Säuglingstod (SIDS – Sudden Infant Death Syndrome). Elterliches Rauchen ist derzeit der wichtigste vermeidbare SIDS-Risikofaktor. Pathogenetisch sind mehrere Arten denkbar, wie Rauchen während der Schwangerschaft das SIDS-Risiko erhöhen kann. Rauchexposition führt zu einer Unterdrückung der Erweckbarkeit auf verschiedene Stimuli. Kinder, deren Mütter in der Schwangerschaft rauchten, kommen mit kleineren Atemwegen auf die Welt, was wiederum ein möglicher Faktor in der Pathogenese des SIDS ist. Ein weiterer Faktor ist eine Adaptation der peripheren Chemorezeptoren an rezidivierende Hypoxie, wie sie in utero bei Feten rauchender Mütter häufig auftritt (Poets 2001/2002).

Kinder von Raucherinnen haben ein fast dreifaches Risiko für ADHD (attention deficit hyperactivity disorder = Konzentrationsschwäche und Hyperaktivität) verglichen mit Kindern von Nichtraucherinnen. Eine Hypothese für diese Entstehung ist, dass Nikotin das Gehirn des Feten in kritischen Stadien seiner Entwicklung schädigt. Nikotin kann zur Verengung der plazentaren Gefäße führen. Daraus kann eine Mangelversorgung des Feten mit Sauerstoff resultieren. In einer Studie hatten Milberger et al. (1996) gezeigt, dass gewisse Hirnstrukturen, die Kommandos initiieren und ausführen, bei Jungen mit ADHD kleiner sind als bei Jungen ohne ADHD.

Die Kinder, deren Mütter während der Schwangerschaft rauchten, haben ein erhöhtes Risiko an Diabetes mellitus zu erkranken oder fettleibig zu werden. Das Rauchverhalten der Mütter könnte eine lebenslange Fehlregulation des Stoffwechsels dieser Kinder zur Folge haben (Montgomery et al. 2002).

Das Datenmaterial der vorliegenden Untersuchungen zu Auswirkungen des mütterlichen Tabakkonsums auf somatische Neugeborenenparameter und Frühgeburtlichkeit entstammt der Perinatalerhebung der Jahre 1995 bis 1997 der Bundesrepublik Deutschland. Bis auf Baden-Württemberg stellten alle Bundesländer ausgewählte Daten für gesamtdeutsche Auswertungen zur Verfügung. In dem Basis-Erhebungsbogen wird der durchschnittliche Zigarettenkonsum pro Tag nach Bekanntwerden der Schwangerschaft erfasst. Bei den 1,8 Millionen dokumentierten Einlingsgeburten gab es 888.632 Fälle mit konkreter Angabe zum Rauchen. Bei diesen standen 180.437 Raucherinnen (20,3%), die während der Schwangerschaft weiterrauchten, 708.195 Nichtraucherinnen (79,7%) gegenüber.

	n	%
Nicht-Raucherinnen	708.195	79,7
Raucherinnen	180.437	20,3
gesamt	888.632	100,0

Tabelle 1: Verhältnis von Nichtraucherinnen zu Raucherinnen

Gestützt werden diese Ergebnisse durch die Arbeiten von Haustein (2000) und Briese et al. (1997) zum Themakomplex „Rauchen, Nikotin und Schwangerschaft". Sie gaben 20% bzw. 24,9% Schwangere an, die das Rauchen nicht aufgaben.

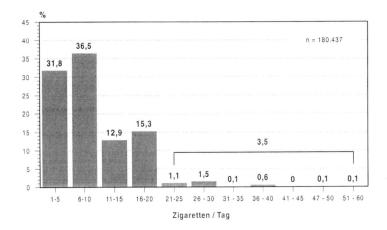

Abbildung 1: Prozentuale Verteilung der Raucherinnen nach dem Zigarettenkonsum/Tag

Die oben dargestellte Übersicht enthält die Verteilung der Raucherinnen (bundesweite Untersuchung) nach dem täglichen Zigarettenkonsum (Abbildung 1).

Auch hier ist eine Zunahme zu beobachten. So rauchten nach offiziellen Statistiken 1994 6% bis 15% der Schwangeren mehr als 5 Zigaretten täglich (Haustein 2002).

In der Gruppe „6 bis 10 Zigaretten pro Tag" lag der Anteil nun bei 36,5%. Insgesamt rauchten sogar 68,2% mehr als 5 Zigaretten täglich!

Frühgeburtlichkeit ist ein entscheidener Faktor der perinatalen Morbidität und Mortalität. Die Beziehung zwischen Rauchen und mütterlichem Alter sowie ihre kombinierten Auswirkungen auf das Geburtsgewicht, intrauterine Wachstumsretardierung und Frühgeburtlichkeit gelten als gesichert.

Bardy et al. (1993) und Kelmanson et al. (2000) beschrieben in ihren Studien eine Verkürzung der Schwangerschaftsdauer, Ohmi et al. (2002) geben ein erhöhtes Risiko für eine Frühgeburt an, wenn während der gesamten Schwangerschaft geraucht wurde.

Unsere nächste Grafik macht dies noch einmal recht deutlich (Abbildung 2).

Sehr zu beachten ist der hier beschriebene Zusammenhang zwischen der Anzahl der täglich gerauchten Zigaretten und der Frühgeborenenrate. So liegt bei Neugeborenen starker Raucherinnen (> 20 Zigaretten pro Tag) diese etwa doppelt so hoch wie bei Neugeborenen von Nichtraucherinnen.

Besonders bei älteren Raucherinnen ist mit mehr Fällen von Frühgeburt zu rechnen (Wen et al. 1990). Nach unseren Untersuchungen

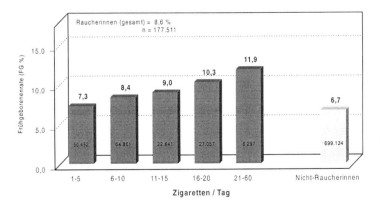

Abbildung 2: Frühgeborenenraten bei Nichtraucherinnen und Raucherinnen mit unterschiedlichem Zigarettenkonsum

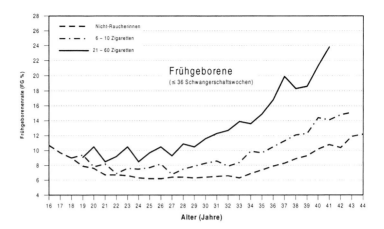

Abbildung 3: Frühgeborenenraten bei Nichtraucherinnen und Raucherinnen mit unterschiedlichem Zigarettenkonsum unter Berücksichtigung des Alters der Mütter

steigt die Frühgeborenenrate bei sehr starken Raucherinnen mit relativ hohem Gebäralter auf ca. 20% an. Die gegenwärtige Erhöhung des durchschnittlichen Gebäralters kombiniert mit hohem Zigarettenkonsum in der Schwangerschaft belastet die Frühgeburtlichkeit (Abb. 3) außerordentlich. Vermindertes Längenwachstum, kleiner Kopfumfang und ein geringeres Geburtsgewicht sind ebenfalls Folge der Raucherbelastungen während der Schwangerschaft.

Deutlich ist eine Abhängigkeit der Körpermaße Neugeborener von der täglichen Zigarettenmenge (Tab. 2) erkennbar. Ebenso ist ein kontinuierlicher Abfall der Mittelwerte mit zunehmendem Zigarettenkonsum festzustellen. Das Geburtsgewicht der Neugeborenen hängt sehr stark vom Rauchverhalten der Schwangeren ab. So beträgt die Differenz bei Neugeborenen von Nichtraucherinnen zu starken Raucherinnen (> 20 Zigaretten pro Tag) 348 g!

Bezieht man in diese Betrachtungen wiederum das Alter der Mütter zum Geburtszeitpunkt ein, wird der negative Einfluss noch deutlicher. Starker Tabakkonsum in Verbindung mit einem hohen Gebäralter (Abb. 4) führen zu einer

Körpermaße		Nicht-Raucherinnen	Zigaretten / Tag				
			1 - 5	6 - 10	11 - 15	16 - 20	21 - 60
Geburtsgewicht (g)	$\bar{x}$ n	3408 707.834	3289 57.278	3206 65.863	3171 23.189	3124 27.601	3060 6.416
Länge (cm)	$\bar{x}$ n	51,4 705.202	50,8 57.061	50,5 65.525	50,4 23.055	50,1 27.405	49,9 6.340
Kopfumfang (cm)	$\bar{x}$ n	34,9 701.383	34,6 56.794	34,4 65.141	34,4 22.926	34,2 27.204	34,1 6.291
längenbezogenes Geburtsgewicht (g/cm)	$\bar{x}$ n	65,7 704.573	64,1 57.017	62,9 65.447	62,3 23.039	61,7 273.083	60,8 6.334

Tabelle 2: Mittelwerte der Körpermaße von Neugeborenen bei Nichtraucherinnen und Raucherinnen mit unterschiedlichem Zigarettenkonsum

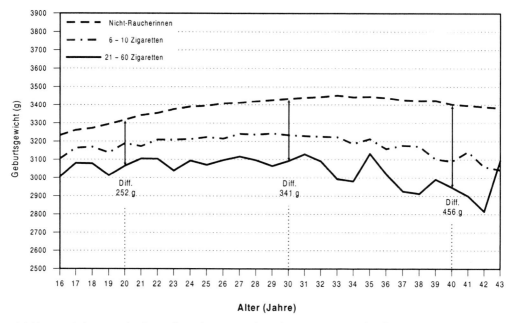

Abbildung 4: Geburtsgewichte bei Nichtraucherinnen und Raucherinnen mit unterschiedlichem Zigarettenkonsum/ Tag unter Berücksichtigung des Alters

deutlichen Gewichtsreduzierung. Neugeborene von jüngeren starken Raucherinnen wiegen etwa 252 g weniger als Neugeborene von Nichtraucherinnen. Bei älteren Müttern steigt diese Differenz sogar auf 456 g.

In den weiteren Betrachtungen fiel unser besonderes Augenmerk auf Neugeborene mit einem Gewicht ≤ 2499g bei 35 Schwangerschaftswochen (245-251 Tage). Der prozentuale Anteil von Neugeborenen mit diesem Geburtsgewicht bei Nichtraucherinnen beträgt 39,1% und bei Raucherinnen 51,5%. In Abhängigkeit vom täglichen Zigarettenkonsum steigt dieser Anteil bei sehr starken Konsumentinnnen auf 62,1% an.

Um Veränderungen in der zweidimensionalen Klassifikation der Neugeborenen nach Geburtsgewicht und Schwangerschaftsdauer

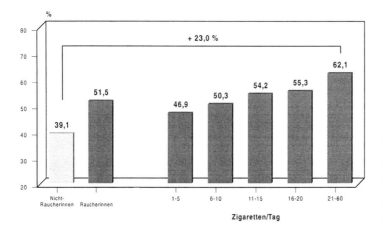

Abbildung 5: Prozentualer Anteil der Neugeborenen mit niedrigem Geburtsgewicht (≤ 2499 g) bei Nichtraucherinnen und Raucherinnen mit unterschiedlichem Zigarettenkonsum bei 35 vollendeten Schwangerschaftswochen

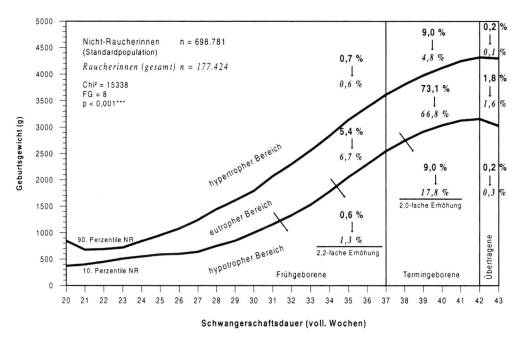

Abbildung 6: Veränderungen der Neugeborenenklassifikation bei Raucherinnen gegenüber Nichtraucherinnen

durch das Rauchen ausweisen zu können, wurden die 10. und die 90. Perzentilkurve des Geburtsgewichtes für die Neugeborenen von Nichtraucherinnen berechnet und als Standardpopulation (Messpopulation) definiert. Unter der 10. Perzentile (hypotropher Bereich) der Standardpopulation liegen 9,8%, über der 90. Perzentile (hypertropher Bereich) 9,9% und im eutrophen Bereich 80,3% der Neugeborenen. Die 10. und die 90. Geburtsgewichtsperzentilkurve für die Neugeborenen von Nichtraucherinnen zeigen die beiden Kurvenverläufe in der Abb. 6.

Mit den aus dieser Population berechneten 10. und 90. Geburtsgewichtsperzentilkurven zur Abgrenzung hypotropher, eutropher und hypertropher Neugeborener wurden die Neugeborenen der Raucherinnen (n = 177.424) klassifiziert. Viele Neugeborene der Raucherinnen gleiten aus dem hypertrophen in den eutrophen Bereich bzw. aus dem eutrophen in den hypotrophen Bereich ab. Bedeutend mehr Neugeborene von Raucherinnen wurden als hypotrophe Neugeborene eingruppiert.

Im Frühgeborenenbereich steigt dieser Anteil von 0,6% (Neugeborene von Nichtraucherinnen) auf 1,3% (Neugeborene von Raucherinnen). Bei den Termingeborenen erhöht sich dieser Anteil von 9,0% auf 17,8%. Gleichzeitig steigt bei den Raucherinnen die Frühgeborenenrate auf 8,6%. Bei Nichtraucherinnen beträgt diese nur 6,7%. Die Gruppenunterschiede sind statistisch hoch signifikant (***).

Insgesamt führt Rauchen in der Schwangerschaft zu einer Zunahme der eutrophen und hypotrophen Frühgeborenen, der hypotrophen Termingeborenen und gleichzeitig zu einer starken Abnahme der hypertrophen und eutrophen Termingeborenen.

Bei starken Raucherinnen (> 20 Zigaretten täglich) kommt es zu besonders drastischen Veränderungen in der Neugeborenenklassifikation. Eine komplette Übersicht über die Veränderungen der Neugeborenenklassifikation, unter besonderer Beachtung des täglichen Zigarettenkonsums, enthält die Tab. 3.

Eine zusammenfassende Übersicht über die Veränderungen des Anteils hypotropher Neu-

Neugeborene	Nicht-Raucherinnen Standard-Population	Raucherinnen (gesamt)	Zigaretten / Tag				
			1 – 5	6 – 10	11 – 15	16 – 20	21 – 60
			Angaben in %				
hypotrophe Frühgeborene	0,6	1,3	0,9	1,2	1,4	1,7	2,4
hypotrophe Termingeborene	9,0	17,8	14,6	17,9	19,7	21,3	23,6
hypotrophe Übertragene	0,2	0,3	0,4	0,4	0,4	0,5	0,5
Σ	9,8	19,4	15,9	19,5	21,5	23,5	26,5
eutrophe Frühgeborene	5,4	6,7	5,8	6,6	7,0	7,9	8,6
eutrophe Termingeborene	73,1	66,8	70,0	66,9	65,2	62,7	58,9
eutrophe Übertragene	1,8	1,6	1,7	1,6	1,4	1,4	1,5
Σ	80,3	75,1	77,5	75,1	73,6	72,0	69,0
hypertrophe Frühgeborene	0,7	0,6	0,6	0,6	0,6	0,7	0,8
hypertrophe Termingeborene	9,0	4,8	5,8	4,7	4,2	3,7	3,6
hypertrophe Übertragene	0,2	0,1	0,2	0,1	0,1	0,1	0,1
Σ	9,9	5,5	6,6	5,4	4,9	4,5	4,5
gesamt %	100,0	100,0	100,0	100,0	100,0	100,0	100,0
n	698.781	177.424	56.433	64.827	22.828	27.041	6.292
		Chi² = 15338 FG = 8 p < 0,001***	Chi² = 1515 FG = 32 p < 0,001***				

Tabelle 3: Veränderung der Neugeborenenklassifikation bei Raucherinnen mit unterschiedlichem Zigarettenkonsum gegenüber Nichtraucherinnen

Müttergruppe		Nicht-Raucherinnen	Raucherinnen (gesamt)	Zigaretten / Tag				
				1 – 5	6 – 10	11 – 15	16 – 20	21 – 60
				Angaben in %				
gesamt		9,8	19,4	15,9	19,5	21,5	23,5	26,5
Alter Körpergewicht	≤ 24 Jahre ≤ 55 kg	9,8	18,2	14,6	18,5	19,1	22,1	26,2
Alter Körpergewicht	27 – 31 Jahre 62 – 66 kg	9,7	19,7	16,1	20,7	22,0	23,0	23,0
Alter Körpergewicht	≥ 34 Jahre ≥ 77 kg	9,8	20,1	16,2	20,7	23,2	22,1	20,8

Tabelle 4: Anteil hypotropher Neugeborener bei Raucherinnen mit unterschiedlichem Zigarettenkonsum im Vergleich zu Nichtraucherinnen verschiedener Alters- und Gewichtsgruppen

geborener bei Raucherinnen gegenüber Nichtraucherinnen unter Berücksichtigung ausgewählter Alters- und Körpergewichtsgruppen der Mutter zeigt die folgende Tabelle.

Insgesamt beträgt der Anteil hypotropher Neugeborener bei den Raucherinnen 19,4%. Auch unter Berücksichtigung von Alter und Körpergewicht der Mütter bleibt dieser Anteil relativ konstant. Er schwankt nur in den Grenzen 18,2% und 20,1%. D.h., der negative Einfluss des Rauchens ist so dominant, dass andere Einflussfaktoren wie z.B. Alter und Körpergewicht der Mütter im Vergleich zum Rauchen nur eine untergeordnete Rolle spielen. Zu gleichen Ergebnissen kamen Hellerstedt et al.(1999) und Laml et al. (2000) in ihren Untersuchungen. Die negativen Auswirkungen auf das Geburtsgewicht der Neugeborenen durch das Rauchen in der Schwangerschaft können nicht durch höheres mütterliches Gewicht vor der Schwangerschaft (BMI) und/oder größere Gewichtszunahme in der Schwangerschaft gemildert werden.

Die Tab. 4 bestätigt diese Aussage auch bei Raucherinnen mit unterschiedlichem täglichen Zigarettenkonsum. Ein schwankender Anteil bei hypotrophen Neugeborenen ist bei den einzelnen Müttergruppen zwar vorhanden, aber für unsere Betrachtungen unbedeutend.

Rauchen während der Schwangerschaft ist ein bedeutender Risikofaktor für die Geburt eines small-for-gestational-age-infant (SGA). Die schwangeren Frauen sollen generell zum Nikotinverzicht beraten werden, da weder eine Verminderung des Zigarettenkonsums noch das Rauchen sogenannter light-Zigaretten eine Reduktion des Risikos für SGA-Kinder bewirkt. Nur wenn die Schwangere konsequent das Rauchen beendet, liegt kein erhöhtes Risiko für die Geburt eines hypotrophen Kindes vor (Mitchel et al. 2002).

Schlussfolgerungen

Das Rauchen in der Schwangerschaft stellt einen der wichtigsten vermeidbaren Risikofaktoren dar. Auch in der Schwangerschaft wird von vielen Frauen trotz der negativen Folgen für das ungeborene Kind weitergeraucht. Die Schwangerschaft sollte für viele Frauen ein entscheidender Anlass sein, ihr Gesundheitsverhalten zu überdenken und zu verändern.

Es muß weiterhin nach Möglichkeiten gesucht werden, wie man die Beratung zum Nikotinverzicht am Besten gestalten kann. Geeignete Präventionsmaßnahmen, insbesondere verstärkte Aufklärungsmaßnahmen im Rahmen der Schwangerschafts-Früherkennung, sind deshalb dringend erforderlich.

Literaturverzeichnis

Bardy AH, Seppala T, Lillsunde P, Kataja JM, Koskela P, Pikkarainen J, Hiilesmaa VK: Objectively measured tobacco exposure during pregnancy: neonatal effects and relation to maternal smoking. Br J Obstet Gynaecol 1993; 100: 721-726

Berny C, Boyer JC, Capolaghi B, L' Homme GD, Desch G, Garelik D, Hayder R, Houdret N, Jacob N, Koskas T, Laine G, Moel GL, Moulsma M, Plantin-Carrenard E, Venembre P: Biomarkers of tobacco smoke exposure. Ann Biol Clin 2002; 60: 263-272

Briese V, Bolz M, Janzyk S, Kunkel S, Merkel G, Plesse R: Rauchen in der Schwangerschaft. hautnah gynäkologie + geburtshilfe 1997; 1: 11-15

DHS-Faltblattserie: Die Sucht und ihre Stoffe – Eine Informationsreihe über die gebräuchlichen Suchtstoffe, http://www.dhs.de/basis/nikotin.htm

Feige A, Rempen A, Würfel W, Jawny J, Caffier H: Männliche Fertilitätsstörungen – Diagnostik, in: Frauenheilkunde, Urban & Fischer-Verlag, München u. Jena, 2. Auflage (2001): 146-157

Häuser W: Tabakmissbrauch und Abhängigkeit – Stationäre und ambulante Angebote des Klinikums Saarbrücken (2001)

Haustein KO: Memorandum zur Situation von rauchenden Kindern und Jugendlichen und den Möglichkeiten des Kinder-und Jugendarztes, sich verstärkt in die Primär- und Sekundärprävention einzuschalten, in Rauchen und kindliche Entwicklung-Raucherschäden und Primärprävention S.171. 4. Deutsche Nikotinkonferenz 18./19. Mai 2001 in Erfurt

Haustein KO: Tabakrauchen oder Gesundheit – Ein Ratgeber für Schüler und Eltern. Inst. für Nikotinforschung, Erfurt; 2002

Hellerstedt WL, Himes JH, Story M, Alton IR, Edwards LE: The effects of cigarette smoking and gestational weight change on birth outcomes in obese and normal-weight women. Am J Public Health 1997 Apr; 87 (4): 591-596

Internet-http: //www.letitbe.ch/html/d/events/dir_z.hintergrundinfos.htm

Kelmanson IA, Erman LV, Litvina SV: Maternal smoking during pregnancy and behavioural characteristics in 2-4-month-old infants. Klin Padiatr 2002; 214 (6): 359-364

Laml T, Hartmann BW, Kirchengast S, Preyer O, Albrecht AE, Husslein PW: Impact of maternal anthropometry and smoking on neonatal birth weight. Gynecol Obstet Invest 2000; 50: 231-236

Milberger S, Biedermann J, Faraone SV, Chen L, Jones J: Is maternal smoking during pregnancy a risk factor for attention deficit hyperactivity disorder in children? Am J Psychiatry 1996; 153 (9): 1138-1142

Mitchell EA, Thompson JM, Robinson E, Wild CJ, Becroft DM, Clark PM, Glavish N, Pattison NS, Pryor JE: Smoking, nicotine and tar and risk of small for gestational age babies. Acta Peadiatr 2002; 91: 323-328

Montgomery SM, Ekbom A: Smoking during pregnancy and diabetes mellitus in a British longitudinal birth cohort. BMJ 2002; 324: 26-27

Ohmi H, Hirooka K, Mochizuki Y: Fetal growth and the timing of exposure to maternal smoking. Pediatr Int 2002; 44: 55-59

Poets CF: Plötzlicher Säuglingstod – Neue Erkenntnisse. pädiat. prax. 2001/2002; 60: 285-292

5. Fetales Alkohol Syndrom (FAS)

Siegfried Zabransky

Geschichte

Schon der griechische Philosoph Aristoteles wies daraufhin, dass Alkoholkonsum der Schwangeren die Entwicklung des Kindes negativ beeinflusst. Auch in der Bibel gibt es darauf Hinweise. Smith und Jones prägten 1973 den Begriff FAS, und wiesen auf den Zusammenhang zwischen Alkoholkonsum der Schwangeren und den physischen und mentalen Defekten der Kinder hin.

Definition

FAS bezeichnet eine Gruppe physischer und mentaler angeborener Störungen als direkte Folge des Alkoholkonsums der Schwangeren.

Pathophysiologie

Alkohol ist ein bekanntes Teratogen, das vom mütterlichen Blut rasch über die Plazenta zum Kind übergeht. Der fetale Alkoholblutspiegel liegt viele Male höher als der Alkoholspiegel der Mutter. Er bleibt auch länger erhöht wegen seiner Absorption im fetalen Fettgewebe und der geringeren Abbaurate in der unreifen fetalen Leber.

Es gibt eine kritische Entwicklungsphase, in der sich entscheidet, welches Organ in welchem Maße vom Alkohol geschädigt wird. Das Gehirn und Nervensystem sind besonders gefährdet. Es können aber auch viele andere Organe in ihrer Entwicklung gestört werden (Herz, Nieren, Skelett, u.a.m.). Die Auswirkungen auf den Feten sind eher vom Zeitpunkt der Einwirkung als von der Alkoholmenge abhängig. Man hat noch keine Erklärung dafür, dass in einem Fall schon kleine Alkoholmengen ein FAS bewirken können, in einem andern Fall aber trotz reichlich Alkoholkonsum ein gesundes Kind geboren wird.

Schwangere müssen daher generell auf jeglichen Alkoholgenuss verzichten. Es gibt keine Sicherheitsgrenze. Ursächlich diskutiert man genetische Faktoren, die den Alkoholstoffwechsel der Mutter beeinflussen könnten.

In der ersten Woche der Gestation kommt es zur Fertilisation im oberen Drittel der Fallopian Tube. An den folgenden 7 Tagen wandert die Zygote, das Produkt der Konzeption) Richtung Uterushöhle, wo sie sich implantiert. Durch Mitosis kommt es rasch zur Zellvermehrung. Im Tiermodell führt Alkoholexposition am Tag 7 und 8 zu craniofacialen Entwicklungsstörungen (Mikrognathie, tiefsitzende Ohren, kurzes Philtrum, Gaumenspalte/Lippenspalte. Mikrocephalie (kleiner KU im Verhältnis zu Brustumfang und Körperlänge), und verschiedenen Hirnanomalien. Alkoholexposition bedingt am Tag 9 und 10 bei Tieren Defekte im Urogenitalbereich (meist Obstruktionen), aber auch Extremitätendefekte. Ab der 3. Gestationswoche erkennt man beim menschlichen Embryo bereits das schlagendes Herz und Strukturen, des sich entwickelnden NS. In den Gestationswochen 4-8 ist kommt es zur Differenzierung und zum Wachstum zahlreicher Organe (Organogenese). Jeglicher Alkoholkonsum in dieser kritischen Phase kann zu spezifischen Organschäden führen. In der Fetalperiode (Woche 9-40) hemmt Alkohol das Wachstum der Organe und insbesondere das Längenwachstum, was zur intrauterinen Wachstumsrestriktion führt. Zellen, wie die des NS, mit sehr raschem Wachstum, werden besonders stark betroffen. Das führt zu späterer geistiger Behinderung und Störungen der Grob- und Feinmotorik. In keiner Phase der Schwangerschaft ist das heranwachsende Kind sicher vor schädlichen Einwirkungen des mütterlichen Alkoholkonsums.

Tabelle 1: Befunde bei FAS

Typische craniofaciale Befunde

- Kleiner Kopf (Mikrocephalie)
- Schmale Augenlider (Blepharophimose)
- Schmales Oberlippenrot
- Flache Maxilla-Region (Flaches Mittelgesicht)
- Verschmälertes Philtrum
- Kurze Nase

Physische Defekte

- Prä- und postnatale Wachstumsstörung (IUGR; Kleinwuchs)
- Seh-, Hörstörungen
- Herzfehler, Nierenanomalien
- Ess-, Schlafprobleme

ZNS-Funktionsstörungen

- Aufmerksamkeitsdefizite
- Hyeraktivität
- Anpassungsprobleme
- Verhaltensstörungen
- Geistige Behinderung
- Motorische Störungen (Grob-, Feinmotorik)

Tabelle 2: FAS, Consensus conference Denver 1996, Battaglia

confirmed maternal alcohol exposure

evidence of a characteristic pattern of facial abnormalities

- short palpebral fissures, flat upper lip,
- flat midface, flattened philtrum

evidence of growth retardation

- low birthweight for gestational age
- decelerating weight, disproportion weight/height

evidence of CNS neurodevelopmental abnormalities

- decreased cranial size at birth
- structural brain abnormalities
- microcephaly, corpus callosum agenesis (partial) cerebellar hypoplasia, neurological hard/soft signs
- mental retardation

Entwicklungsprofil

Die Kinder sind gewöhnlich klein und untergewichtig, haben Essprobleme sind sehr irritabel. Sie entwickeln sich verlangsamt, lernen erst spät gehen und sprechen. Im Vorschulalter sind sie kleinwüchsig, haben eine „elf-like" Art und weisen „butterfly-ähnliche" Bewegungen auf. Sie können einerseits sehr redselig sein, andererseits aber auch sprachgestört. Sie können hyperaktiv und Überempfindlichkeit bei Berührung und anderen Reizen sein. Sie haben Aufmerksamkeitsdefizite. Die Motorik ist gestört, u.z. sowohl Grob- wie Feinmotorik. Sie können Gefahrenmomente oft nicht richtig einschätzen, sind Fremden gegenüber oft distanzlos. Die Kinder bedürfen einer speziellen schulischen Betreuung. Verhaltensstörungen und Lernschwierigkeiten erschweren es den Betroffenen, ein selbständiges Leben zu führen. FAS ist eine der häufigsten Ursachen geistiger Behinderung- und die einzige, die vermeidbar wäre.

MRI-und PET-Befunde

MRI-Studien zeigen, dass Kinder mit FAS ein reduziertes Hirnvolumen aufweisen. Betroffen sind besonders Cerebellum, Basalganglien und Dienzephalon, aber auch das Corpus callosum, das auch fehlen kann.

Zu den cerebellaren Funktonen zählen Körperhaltung, Gleichgewicht, motorische Koordination und die Integration von Wahrnehmungen. Die Basalganglien sind mit Gedächtnisleistungen gekoppelt. Das Dienzephalon ist das zentrale Schlüsselorgan für Informationen, das Corpus callosum ist des Nervenzentrum für den Signaltransfer zwischen den Gehirnhälften. Das EEG deckt mehr elektrische Hirnaktivitäten auf als erwartet und im PET Scan (Positron Emission Tomography) kann man mehr funktionelle Hirnveränderungen erkennen, als die strukturellen Veränderungen erwarten lassen.

FAE

Sichtbare Veränderungen, die zur prima vista Diagnose FAS führen, liegen aber in vielen Fällen nicht vor, so dass die Diagnose erst später im Kleinkindes- und Schulalter gestellt wird, wenn Verhaltensstörungen, Aufmerksamkeitsmangel-Syndrom, Hyperaktivität und neurologische Befunde (gestörte Grob- und Feinmotorik) zur Verdachtsdiagnose führen und anamnestische Befragungen dann doch ergeben, dass die Mutter in der Schwangerschaft Alkohol zu sich genommen hatte. In diesen Fällen spricht man von FAE (Fetalen Alkoholeffekten) oder ARBD (Alcohol related birth defects)

Tabelle 3: Definition der FAE

- Anamnestisch gesicherter Alkoholkonsum der Schwangeren
- Das Kind weist 2 der 3 FAS–Kriterien auf:
  – pränatale und postnatale Wachstumsstörung
  – ZNS-Dysfunktion (Neurologie, Entwicklung, Intelligenz) Typische craniofaziale Dysmorphie

Alkohol/Vater:
Es gibt keine Hinweise darauf, dass Alkohol die Spermien schädigt. Dennoch hat der Vater Einfluss auf das Verhalten der Mutter, je nachdem, ob er ein gutes oder schlechtes Beispiel abgibt.

Genetik und Umweltfaktoren

FAS wird nicht vererbt. Frauen mit FAS können gesunde Kinder gebären, wenn sie nicht selbst in der Schwangerschaft Alkohol trinken. Die Sensitivität gegenüber Alkohol scheint mit bestimmten Konfigurationen der mütterlichen Gene und auch der fetalen Gene in Beziehung zu stehen, wenngleich bis jetzt kein Nachweis einer genetischen Ursache für Alkoholismus bzw. für den Alkoholstoffwechsel geliefert werden konnte. Eine derartige Verknüpfung könnte die unterschiedlichen Reaktionsweisen der Kinder auf Alkoholexposition erklären. Man hat auch herausgefunden, dass Kinder mit FAS ein erhöhtes Risiko für die Entwicklung eines Alkoholismus in sich tragen. Gene könnten die Alkoholwirkung auf den Feten modulieren. Andererseits werden Kinder vom Verhalten ihrer Eltern beeinflusst. Das Umfeld des Kindes (Soziale Strukturen; Interaktionen zwischen Eltern und Kind) spielt sicherlich eine große Rolle bei der Entwicklung von Kindern mit FAS.

Inzidenz

In den USA 0,1-0,2% der Lebendgeborenen. Wenn man die FAE einbezieht sind es sogar 4/1000 Lebendgeborene.

FAS und FAE sind:

- mit die häufigsten Ursachen für geistige Behinderung und Geburtsdefekte.
- 100% vermeidbar.
- Nicht genetisch bedingt, nicht heilbar.
- Sehr häufig: 1-2 Fälle pro 1000 Lebendgeborene.
- Nicht vorhersehbar: Es gibt keine Alkohol-Sicherheitsgrenze für Alkoholkonsum der Schwangeren. Ein Kind kann FAS, ein anderes FAE, und ein anderes Kind keinerlei Auswirkungen bei gleicher Alkoholmenge aufweisen.

Literatur

American Academy of Pediatrics: Committeeon substance abuse and committee on children with disabilities, Fetal Alcohol Syndrome, and Alcohol related neurodevelop- mental disorders. Pediatrices 106: 358-361, 2000

Jones KL, Smith DW, Ulleland C, Streissguth AP Pattern of malformation in offspring of chronic alcoholic mothers. Lancet I, 1267-1271, 1973

Schöneck U, Spohr HL, Willms J, Steinhausen HC Alkoholkonsum und intauterine Dystrophie. Monatsschrift f. Kinderheilkunde 140: 34-41, 1992

Spohr HL, Willms J, Steinhausen HC Prental alcohol exposure and longterm developmental consequences. Lancet 341: 907-910, 1993

Spohr HL FAS und FAE, Vortrag SGA-Symposion Fasanerie Zweibrücken 7.-8.2.2003

Streissguth AP, Aase JM, Clarren SK et al. The fetal alcohol syndrome in adolescence and adults JAMA 265: 1961-1967, 1991

Internet-Informationen

http://www.serraschool.org/humanbody/conditions/fetal.htm (FAS)

http://www.main.org/texasfasc/qna.html

http://www.betterendings.org/

6. Neonatologische Aspekte des SGA-Syndroms: Asphyxie, pulmonale und hämodynamische Probleme

Jens Möller

„Common wisdom" bei Neonatologen ist, dass SGA-Frühgeborene weniger adaptive Probleme haben. Insbesondere soll die pulmonale Situation verglichen mit AGA-Kindern besser sein. Diese allgemeine Tatsache ist nur in Textbüchern immer wiederholend niedergelegt, gute, breite Outcome-Analysen fehlen (1). In Anbetracht spannender Ergebnisse aus Molekulargenetik und tierexperimenteller Forschung der letzten Zeit, die enge Zusammenhänge zwischen pulmonaler und cerebraler Entwicklung und plazentarer Dysfunktion, d.h. Ischämie des Feten, vermittelt über Wachstumsfaktoren wie IGF-1, VEGF und HIF zeigen, verwundert die spärliche Literaturlage aus der klinischen Wissenschaft (2, 3).

ACARREGUI et al konnten 1994 zeigen, dass die intrauterine fetale Oxygenierung sehr eng mit der Surfactant-Biosynthese zusammenhängt, chronische intrauterine Hypoxämie, also zu einer reduzierten Surfactant-Netto-Biosynthese führt (4).

Aus den wenigen publizierten Originalarbeiten über Outcome von SGA gegenüber AGA-Kindern in der Neonatalperiode sei so auf die Arbeitsgruppe um GEMBRUCH et al verwiesen, die in mehreren Arbeiten 2000 und 2002 klinische Daten über den Zusammenhang zwischen Hypoxämie-induzierter intraventrikulärer Blutung, Azidose und Schock bei SGA-Frühgeborenen berichteten. Die klinische Schwere dieser Erscheinungen korrelierte gut mit im pränatalen Echokardiogramm erkennbaren Zeichen der fetalen Ischämie (5).

GORTNER et al zeigten 1999, dass SGA eine erhöhte Mortalität und ein erhöhtes Risiko für die Entwicklung chronischer Lungenerkrankungen aufweisen (6).

WILLIAMS et al demonstrierten 1998 einen engen Zusammenhang zwischen einer persistierenden pulmonalen Hypertension und der intrauterinen Wachstumsretardierung bei Frühgeborenen.

Dieser Zusammenhang plazentare Ischämie, pulmonale Gefäßentwicklung und Entwicklung einer pulmonalen Hypertension kann auch bei reifgeborenen Kindern beobachtet werden (7).

Auf molekularbiologischer Grundlage ist aufgezeigt worden, dass die verminderte Expression von Wachstumsfaktoren, vor allen Dingen VEGF und dem Hypoxia inducible factor (HIF) sowohl die Vascularisation der Lunge behindert als auch zu einer geringeren Expression der NO-Synthase führt (2, 8).

Hieraus können für die klinischen Beobachtungen hypothetische Zusammenhänge generiert werden. Natürlich gilt dies nur für Wachstumsretardierung als Folge plazentarer Dysfunktion und hier betrachtet, nur für die cerebralen und pulmonalen Folgen der Wachstumsretardierung.

Andere Konsequenzen einer frühen plazentaren Dysfunktion, so Disruptionsstörungen[1] mit Fehlbildungen verschiedener Organsysteme, sind bekannt. Nicht betrachtet werden hier die intrauterinen Wachstumsstörungen aus embryonaler Ursache (Tabelle 1).

Die schweren neurologischen Konsequenzen einer intrauterinen Wachstumsretardierung sind in ihrer Ätiopathogenese wohl eher auf die

---

[1] Disruptionsstörung = Hemmungs-Fehlbildung in Folge regionaler Ischumien.

Tabelle 1: Einteilung IUGR aus neonatologischer Sicht

- Folge plazentarer Dysfunktion (früh) mit Disruptionssequenzen, Hirndifferenzierungsstörung (Migration), Lungen- und Herzentwicklungsproblem
- Folge später plazentarer Dysfunktion mit überwiegend metabolischen Problemen
- Folge embryonaler Störungen (genetisch)
- Folge erworbener embryonaler und fetaler Störungen (Infektionen!)
- Kombinationen (Infektionen!)

1. Wachstumsretardierte Near term oder Term – Neugeborene mit Wachstumsretardierung

Von den Grundvorgängen der Atemadaption des gesunden Neugeborenen:

- Beginn der tidalen Ventilation mit ihrer Steuerung,
- alveoläre Eröffnung und Stabilisierung (recruitment),
- Absinken des pulmonalen Gefäßwiderstandes,
- Schutz vor Sauerstofftoxizität,
- Abbau des physiologischen Ventilations-Perfusionsmissverhältnisses,

unmittelbaren Konsequenzen gestörter Wachstumsfunktionen des Gehirns selbst zurückzuführen, als auch Entwicklungsstörungen vital wichtiger Organe durch globale plazentare Ischämie oder zugrunde liegende genetische und infektiöse Störungen (9). Für Schädigungen des Gehirns hat auch die erhöhte Produktion von Erythropoetin bei wachstumsretardierten Feten mit der Konsequenz des Hyperviscositätssyndroms sowie der Hyperinsulinismus mit Hypoglykämien eine große Bedeutung.

Die erhöhte Rate von periventrikulären Leukomalazien bei intrauteriner Wachstumsretardierung infolge plazentarer Dysfunktion ist bekannt, wohl aber nur multifaktoriell erklärbar (10). (Tabelle 2).

sind das alveolar recruitment, das Absinken des pulmonalen Gefäßwiderstandes und der Schutz vor Sauerstofftoxizität, durch experimentelle und molekularbiologische Befunde belegt, bei intrauteriner Wachstumsretardierung beeinträchtigt (11). Eine Surfactant-Dysfunktion, eine gestörte Vascularisation und eine verminderte Superoxidismutase-Synthese sind in diesem Zusammenhang beschrieben (12). Die Auswirkung intrauteriner Wachstumsretardierung auf die Expression der NO-Synthase in der fetalen Lunge hat zu Pilotversuchen über den prophylaktischen Einsatz von Stickstoffmonozyd bei Früh- und Neugeborenen mit entsprechender Problematik geführt (FROSTELL et al, Karolinska Institut, persönl. Mitteilung). Arbeiten über die Abhängigkeit der Entwicklung von radikal fangenden Enzymsystemen von der plazentaren Funktion wurden 1987 und 1990 publiziert, haben aber in der klinischen Praxis und in der weiteren neonatologischen Forschung eine geringe Rolle gespielt (14).

SGA-term oder Near-term-infants bieten neonatologisch über Stoffwechselhomöostease-Probleme hinaus keine wesentlichen intensivmedizinischen Probleme. Die primär pulmonal persistierende pulmale Hypertension ist häufiger, insbesondere nach langdauernder plazentarer Insuffizienz (7).

Tabelle 2: Probleme, die mit IUGR beim Neonaten verbunden sind

- Hypoglycämie
- Polyglobulie
- Höhere Asphyxierate
- Höhere Rate von Mekoniumaspiration
- Hypertension (systemisch)
- Primäre persistierende pulmonale Hypertension

2. Frühgeborene mit Wachstumsretardierung

Neben den einleitend erwähnten Studien über das Outcome negativ beeinflussende Konsequenzen einer Wachstumsretardierung auch bei Frühgeborenen (2-5), sind neue Erkenntnisse über die Entwicklung der Retinopathie (ROP), die durch einen abrupten Abfall hoher IGF-1-Spiegel bei steigenden VEGF-Spiegeln erklärt werden soll, noch Hinweis auf eine diastolisch-kardiale Dysfunktion zu erwähnen sowie Erkenntnisse darüber, dass es bei entsprechender Wachstumsretardierung vermehrt zu vorzeitigem Blasensprung kommt (13).

Die interessanten neuen Ergebnisse bezüglich ROP von Lois SMITH aus Boston zeigen, dass Geburtsgewicht und Gestationsalter unabhängige Risikofaktoren für die Entstehen der ROP sind, d.h. ein niedriges Geburtsgewicht bei gleichem Gestationsalter erhöht das Risiko (15). Erklärt wird dies mit einem stärkeren Abfall des IGF-1 nach Frühgeburt bei intrauterinischämischen Feten, verglichen mit eutrophen AGA-Frühgeborenen. Dass eine pulmonale Hypertension bei Frühgeborenen überhaupt auftritt, konnte von unserer Lübecker Arbeitsgruppe zusammen mit GEMBRUCH et al festgestellt werden. In einzelnen Kasuistiken verstorbener SGA-Frühgeborener konnte ein jetzt vermehrt beobachtete, ausgeprägte Endothel-Proliferation mit Mediaverdickung pathohistologisch äquivalent zu den Befunden bei persistierender pulmonaler Hypertension reifer Neugeborener gezeigt werden (Mitteilung Prof R. Haworth, London, unpubliziert). Entsprechende vasculäre Wachstumsfaktoren könnten auch bei anderen Komplikationen der intrauterinen Wachstumsretardierung durch plazentare Dysfunktion eine Rolle spielen, sowohl der Asphyxie und periventrikulären Leukomalazie.

Analog zu den Erkenntnissen bei der ROP wäre zu spekulieren, ob die Imbalance der Wachstumsfaktoren bei frühzeitiger Geburt anders charakterisiert ist bei SGA- gegenüber AGA-Kindern.

Die Erkenntnis, dass auch bei Frühgeborenen eine persistierende pulmonale Hypertension vorliegt und sich diese besonders bei Frühgeborenen zeigen könnte, die auf Surfactant nicht oder unzureichend mit einer Verbesserung der Oxygenierung reagieren, ist eine der Grundlagen für die z.Zt. laufenden internationalen kontrollierten Studien über die NO-Anwendung bei Frühgeborenen (16).

Wir selbst haben in Rescue-Situationen bei extremer Hypoxämie (sterbende Kinder) in 6 Fällen Stickstoffmonoxyd und in 2 Fällen Iloprost erfolgreich eingesetzt.

Ein „Halleluja-Effekt" der sofortigen Verbesserung der Oxygenierung konnte bei all diesen Kindern beobachtet werden. Insgesamt zeigte sich in den von der Lübecker Arbeitsgruppe behandelten 20 extremst wachstumsretardierten Frühgeborenen unter der 28. Schwangerschaftswoche in den Jahren 1996–2000, dass von 20 dieser Kinder 12 überlebten (unpubliziert).

Weder bei term- noch preterm-Infants ist die Wachstumsretardierung für die Outcomeprognose positiv. In einem begrenzten Gestationsalterbereich mag die pulmonale Adaptation besser sein; dies gilt aber nicht für extrem kleine Frühgeborenen und auch nicht für reif geborene Kinder.

Eine Entscheidung bei intrauteriner Wachstumsretardierung über den optimalen Entbindungszeitpunkt ist z.Zt. schwierig. Ausgeprägte Retardierung zu lange zu tolerieren, ist sicher nicht sinnvoll. Eine interdisziplinäre Entscheidungsfindung sollte stattfinden, bevor neue kausale Therapien zur Verfügung stehen.

Literatur

1. Taeusch HW and Ballard RA(1998) Avery's Diseases of the Newborn 7th edition by W.B. Saunders, Philadelphia

2. Bhatt AJ, Pryhuber GS, Huyck H, Watkins RH, Metlay LA, Maniscalco WM (2001) Disrupted pulmonary vasculature and decreased vascular endothelial growth factor in human infants dying with bronochpulmonary dysplasia. Am J Resp Crit Care Med 164:1971-1980

3. Compernolle V, Brusselmans K, Acker T et al. (2002) Loss of HIF 2 alpha and inhibition of VEGF impair fetal lung maturation, whereas treatment with VEGF prevents fatal respiratory distress in premature mice. Nat Med 8:702-710

4. Acarregui MJ, Brown JJ, Mallampalli RK (1995) Osygen modulates surfactant protein mRNA expression and phospholipid production in human fetal lung in vitro. Am J Physiol 268: 818-825

5. Baschat AA, Gembruch U, Gortner L, Reiss I, Weiner CP, Harman CR (2000) Coronary artery blood flow visualization signifies hemodynamic deterioration in growth restricted fetuses. Ultrasound Obstet Gynecol 16: 425-431

6. Gortner L, Wauer RR, Stock GJ, Reiter HL, Reiss I, Jorch G, Hentschel R, Hieronimi G (1999) Neonatal outcome in small for gestational age infants: do they really better? J Perinat Med 27: 484-489

7. Wiliams MC, Wyble LE, O'Brien WF, Nelson RM, Schwenke JR, Casanova C (1998) Persistent pulmonary hypertension of the neonate and asymetric growth restriction. Obstet Gynecol)91:336-341

8. Semenza GL (2001) Hypoxia inducible factor 1: control of oxygen homeostasis in health and disease. Pediatr Res 49: 614-617

9. Langhoff-Roos J, Lindmark G (1997) Obstetric interventions and perinatal asphyxia in growth retarded term infants. Acta Obstet Gynecol Scand Suppl 165: 39-43

10. Heinonen S, Saarikoski S (2001) Reproductive risk factors of fetal aspyhxia at delivery: a population based analysis. J Clin Epidemiol 54: 407-410

11. McIntire DD, Bloom SL, Casey BM, Leveno KJ (1999) Birth Weight in relation to morbidity and mortality among newborn infants. N Engl J Med 340: 1234-1238

12. Smets K, Schwagten B (2000) Postnatal cystic germinolysis and neonatal chronic lung disease: evalutaion of risk factors and neurodevelopmental outcome. Acta Paediatr 89: 1111-1114

13. Hellström A, Peruzzi C, Ju M et.al. (2001), Low IGF1 suppresses VEGF, Survival signaling in retinal endothelial cells: direkt correlation with ROP. PNAS 98: 5804-5808

14. Möller JC, Gilman JT, Sussmane J, Raszynski A, Wolfsdorf J (1993) Changes in plasma levels of oxygen scavenging enzymes during ECMO. Biol Neonate 64: 134-139 (dort Übersicht)

15. Hellstrom A, Perruzzi C, Ju M, Engström E, Hard AL, Liu JL, Albertsson K, Carlsson B, Niklasson A, Sjödell L, LeRoith D, Senger DR, Smith LEH (2001) PNAS 98: 5804-5808

16. Anonymous (2003), Ongoing research and clinical trials with inhaled nitric Oxide. Continuing Medical Education Symposium. 4th World Congress of Pediadric Intensive Care, Boston.

7. 'Fetale Programmierung' und 'Funktionelle Teratologie': Zur perinatalen Prägung dauerhaft erhöhter Disposition für das Metabolische Syndrom X

Andreas Plagemann

1. Epidemiologie der Adipositas und des Diabetes Mellitus

Adipositas und Diabetes mellitus sind die wohl bedeutendsten komplexen Stoffwechselkrankheiten des Menschen, deren Prävalenzanstiege in den entwickelten Industrienationen mittlerweile als epidemisch bezeichnet werden müssen (WHO 1994, 1995). WHO-Schätzungen belaufen sich auf weltweit mehr als 150 Millionen Diabetiker. Für das Jahr 2010 wird mit mehr als 230 Millionen Diabetikern gerechnet. Jüngste Schätzungen für Deutschland gehen von einer Diabetesprävalenz in Höhe von mindestens 7-8% der Erwachsenenbevölkerung aus (Deutsche Diabetes-Gesellschaft 2000).

Als ebenso dramatisch ist die zunehmende Häufigkeit von Adipositas und Übergewichtigkeit einzustufen. So sind mehr als 50% der erwachsenen US-Amerikaner übergewichtig, über 20% sogar adipös. Auch in Deutschland ist nach jüngsten, repräsentativen Daten mindestens jede zweite Person als übergewichtig einzustufen und mindestens jede fünfte adipös (Bergmann u. Mensink 1999). Besonders besorgniserregend ist hierbei die dramatisch ansteigende Übergewichtigkeit bereits bei Kindern und Jugendlichen. Darüber hinaus wird zunehmend deutlich, daß selbst prädiabetische Zustände in hohem Maße mit bedeutenden kardiovaskulären Erkrankungen assoziiert sind, insbesondere im Rahmen des Metabolischen Syndrom X (Hanefeld u. Leonhardt 1980, Reaven 1988), dessen Häufigkeit mittlerweile auf 20 bis 30% der erwachsenen Bevölkerung in den Industrieländern geschätzt werden muß. Dabei handelt es sich um ein Cluster von Störungen, in dessen Mittelpunkt Übergewicht und Insulinresistenz stehen, einhergehend mit gestörter Glukosetoleranz (IGT), Typ II-Diabetes, Dyslipidämie und/oder arterieller Hypertonie (Abb. 1).

Eine Reihe nationaler und internationaler Studien erlaubt die vorsichtige Schätzung, daß mindestens 20% der jährlichen Aufwendungen im Gesundheitswesen auf direkte und indirekte Kosten der Adipositas und des Diabetes mellitus entfallen dürften. Bereits diese wenigen Angaben verdeutlichen die immense medizinische, sozialpolitische und auch ökonomische Relevanz, weshalb Präventionskonzepte dringend erforderlich sind.

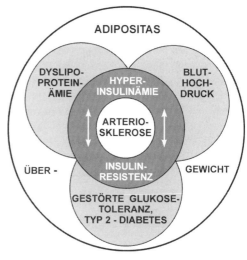

Abbildung 1: Das 'Metabolische Syndrom X' als Cluster diabetogener und atherogener Störungen bzw. Symptome, als deren maßgebliche Ursache Übergewichtigkeit und Adipositas anzusehen sind.

2. Grundkonzept und Modelle einer umweltbedingten Programmierung

2.1 Lamarck (1809): Vererbung erworbener Eigenschaften

Das biologische Grundkonzept einer umweltbedingten 'Programmierung' phänotypischer Merkmale geht streng genommen ideengeschichtlich bis auf J.B. Lamarck (1809) zurück, der allerdings von einer Vererbung erworbener Merkmale ausging (Abb. 2). In der gegenwärtigen Diskussion steht dagegen das spezifische Phänomen einer nicht-hereditären, epigenetischen materno-fetalen Transmission erworbener Eigenschaften infolge intrauteriner Prägung (Konditionierung) des Feten im Mittelpunkt des Interesses. Bereits Mitte der 60er Jahre wurde hierfür von R. Dubos der Begriff 'Biologischer Freudianismus' verwendet und u.a. auf den lebenslang nachwirkenden Einfluß des Intrauterinmilieus auf die Körpergewichtsentwicklung angewandt (Dubos et al. 1966). Hintergrund und Inspiration für diese Begrifflichkeit waren neben dem offenkundigen Freudschen Einfluss vor allem die Beobachtungen zur normalen und gestörten Verhaltensprägung (Lorenz 1935, Werboff u. Gottlieb 1963).

2.2 Dörner (1974): Intrauterine Programmierung (Teratophysiogenese-Teratopsychogenese; Prä- und perinatale Programmierung des Neuro-Endokrino-Immun-Systems)

Die Fassung des Konzeptes im Sinne eines tatsächlich fundamentalen entwicklungsbiologischen und entwicklungsmedizinischen Grundprinzips erfolgte Anfang der 70er Jahre durch G. Dörner, der den Begriff 'intrauterine Programmierung' zur Charakterisierung dauerhafter, deletärer Langzeiteffekte einer fetalen Exposition gegenüber einem alterierten Intrauterinmilieu einführte (Dörner 1975). Unter Inauguration einer neuen entwicklungsmedizinischen Teildisziplin, der „Funktionellen Teratologie" (Abb. 2), wurden hierbei v.a. perinatal erworbene Störungen von Reproduktion, Informationswechsel und Stoffwechsel beschrieben (Dörner 1975b, 1976). Danach findet während der frühen Ontogenese konzentrationsabhängig eine hormon- und neurotransmitterabhängige Selbstorganisation neuroendokriner Regelsysteme des Organismus statt, wobei Hormone, falls sie während kritischer Differenzierungs- und Reifungsphasen in anormalen Konzentrationen vorliegen, auch als quasi 'funktionelle Teratogene' wirken und damit zur lebenslangen Fehlorganisation ihrer eigenen Regelsysteme führen können, was wiederum mit permanenten Fehlfunktionen der zu regelnden Lebensprozesse einhergehen kann. Eine solche funktionelle Teratogenese wird durch Irritationen der pränatalen (intrauterinen) und/oder frühpostnatalen Umweltbedingungen induziert, da Hormone als entscheidende endo-

Historie und Semantik

Lamarck, 1809:	'Vererbung erworbener Eigenschaften'
Saint-Hilaire, 1837:	**'Teratologie'** (strukturell, d.h. Tera*tomorphogenese*)
Lorenz, 1935:	'Verhaltens-Prägung'
Werboff & Gottlieb, 1963:	'Verhaltens-Teratologie'
Dubos, 1966:	'Biologischer Freudianismus'
Dörner, 1974:	**'Prä- und perinatale Programmierung' 'Funktionelle Teratologie'**
Freinkel & Metzger, 1979:	'Nährstoffvermittelte Teratogenese'
Csaba, 1980:	'Hormonelle Prägung'
Swaab, 1988:	'Funktionelle Neuroteratologie'
Lucas, 1991:	'Ernährungsbedingte Programmierung'
Hales & Barker, 1992:	'Fetale Programmierung'
Waterland & Garza, 1999:	'Metabolische Prägung'

Abbildung 2: Historischer Abriss zur Begründung und Begriffsbildung sowie zu jüngeren Reflexionen des allgemeinen entwicklungsbiologischen und entwicklungsmedizinischen Phänomens perinataler, epigenetischer 'Prägung' der Ontogenese.

gene Effektoren eine Mediatorfunktion zwischen der Umwelt und dem genetischen Material wahrnehmen. Daher sollten auch bedeutende Störungen (Erkrankungen) fundamentaler Lebensprozesse durch Optimierung der fetalen und neonatalen Umweltbedingungen einer echten Prävention zugänglich sein (Dörner 1976, 1989).

2.3 Freinkel (1980): 'fuel-mediated teratogenesis'

Weiterführend für die internationale Diskussion war sodann das Aufgreifen dieses Konzeptes durch N. Freinkel und seine Erweiterung im Sinne einer 'fuel-mediated teratogenesis', d.h. einer nährstoffvermittelten Teratogenese (Freinkel 1980), wobei eine Fokussierung auf die Folgen eines mütterlichen Schwangerschaftsdiabetes für die Nachkommen erfolgte.

2.4 Hales & Barker (1992): Fetal Programming (Thrifty Phenotype Hypothesis/ small-baby-syndrome; deletäre Langzeiteffekte intrauteriner Mangelernährung), Barker Hypothese

Seit Anfang der 90er Jahre wurde von den Arbeitsgruppen um C. N. Hales u. D. J. P. Barker zunehmend der Begriff der 'fetalen Programmierung' übernommen und das Gesamtkonzept dabei v.a. an das sog. 'small-baby-syndrome' fixiert (Hales u. Barker 1992). Diese Studien und Hypothesen haben dem grundlegenden entwicklungsmedizinischen Konzept einer intrauterinen, epigenetischen Programmierung von Krankheitsdispositionen nachhaltig zum internationalen Durchbruch und zu breiter Akzeptanz verholfen (Strauss 1997, Whitaker u. Dietz 1998, Waterland u. Garza 1999, Levin 2000).

Es sei angemerkt, daß im Laufe der Jahre verschiedene weitere Termini zur Beschreibung epigenetischer Prägungsphänomene vorgeschlagen wurden (Abb. 2), wie etwa 'Funktionelle Neuroteratologie' (Swaab et al. 1988), 'nutritional programming' (Lucas 1991) oder jüngst der zunehmend verwandte Begriff des 'metabolic imprinting' (Waterland u. Garza 1999), die allerdings im semantischen als auch im inhaltlichen Sinn jeweils nur Teilaspekte des entwicklungsbiologischen Gesamtphänomens umweltabhängiger, prä- und frühpostnataler Prägung fundamentaler Lebensprozesse bedienen.

2.5 Modelle

Belege für die Existenz des biomedizinischen Phänomens einer 'perinatalen Programmierung' stammen u.a. aus den Bereichen des Reproduktionsverhaltens (Dörner 1976, 1989) und der Stressforschung (Meaney et al. 1996, Francis u. Meaney 1999, Plagemann et al. 1998), wobei die Bedeutung alterierter Konzentrationen der jeweils relevanten Steroidhormone (Sexualsteroide bzw. Gluko- und Mineralokortikoide) während kritischer perinataler Entwicklungsphasen für eine dauerhafte Fehlprogrammierung neuroendokriner und neurovegetativer Regelsysteme des Organismus untersucht wurde.

Ebenso gelten seit langem die Ergebnisse klinischer und tierexperimenteller Untersuchungen zu Langzeitfolgen eines mütterlichen Schwangerschaftsdiabetes für die Entwicklung der Nachkommen als tragende Säule des Konzeptes fetale Programmierung von Krankheitsdispositionen. Nach hierzu vorliegenden epidemiologischen, klinischen und experimentellen Beobachtungen (Aerts et al. 1990, Dabela et al. 2000, Dörner u. Plagemann 1994, Freinkel 1980, Plagemann et al. 1997, 1999, 2002, Silverman et al. 1996) dürfte der infolge maternaler Hyperglykämie induzierte und pathognomonische fetale Hyperinsulinismus funktionell-teratogenetische Bedeutung für die Prägung einer dauerhaft erhöhten Adipositas-, Diabetes- und Syndrom X-Disposition der betroffenen Kinder haben. Angesichts der Tatsache, daß in den entwickelten Industrieländern, auch in Deutschland, der Gestationsdiabetes mittlerweile eine Prävalenz von 10% und mehr erreicht hat, ist deshalb ein generelles Glukoseintoleranzscreening bei allen Schwangeren als Möglichkeit genuiner Primärprävention dringend zu fordern!

Neben diesem klassischen Modell funktioneller Teratogenese, dem Schwangerschaftsdiabetes also, werden aber in jüngerer Zeit insbesondere die Auswirkungen eines verminderten Geburtsgewichtes auf das spätere Risiko, ein Metabolisches Syndrom X zu entwickeln, untersucht. Die in großer Breite reflektierten Daten und Hypothesen der Arbeitsgruppen um C. N. Hales und D. J. P. Barker führten zum Postulat eines sogenannten 'small-baby-syndrome', wonach eine fetale Unterernährung und Retardierung bzw. ein neonatales Untergewicht als prädisponierend für die spätere Entwicklung von Stoffwechsel-, Körpergewichts-und kardiovaskulären Alterationen im Sinne des Typ 2-Diabetes bzw. des Metabolischen Syndrom X anzusehen seien (Barker 1998, Phillips 1998, Hales u. Barker 1992, Petry u. Hales 1999, Hales et al. 1997, Lucas et al. 1999, Hoet et al. 2000).

Seit Beginn der 90er Jahre wurde hierbei eine wachsende und große Zahl an Studien aus verschiedenen Populationen publiziert, die einen phänomenologisch großenteils überzeugenden Zusammenhang zwischen einem 'niedrigen Geburtsgewicht' und einem später erhöhten Risiko für Symptome des Metabolischen Syndrom X aufzeigen. Die mögliche Bedeutung einer fetalen Unterernährung für die Entstehung einer erhöhten Adipositas- und Typ 2-Diabetesdisposition war auch bereits in früheren Studien gezeigt worden (Ravelli et al. 1976, Dörner et al. 1985). Selbst in der Pima-Indian-Study, einer Langzeituntersuchung an einer mit besonders hoher Syndrom X-Disposition behafteten nordamerikanischen Indianerpopulation, wurde nachgewiesen, daß ein mit Übergewicht assoziierter Typ 2-Diabetes im Erwachsenenalter gehäuft bei Patienten mit neonatalem Übergewicht, aber auch bei jenen mit neonatalem Untergewicht auftritt (McCance et al. 1994). Letzteres führte zum allgemeinen Postulat eines U-förmigen Zusammenhanges zwischen Geburtsgewicht und späterem Diabetes-, Adipositas-und Syndrom X-Risiko.

Während allerdings der pathogenetische Kontext, genetischer wie epigenetischer Natur, bei Vorliegen eines perinatalen Übergewichtes unzweifelhaft und unstrittig ist, steht eine evidente ätiopathogenetische Zuordnung bei perinatal vermindertem Gewicht aus (Dörner u. Plagemann 1994, Lucas et al. 1999). Dabei ist vor allen Dingen zu betonen, daß keine der bisherigen Studien einen kausalen Zusammenhang zwischen intrauteriner Wachstumsretardierung und später erhöhter Syndrom X-Disposition gezeigt hat. Ob nämlich tatsächlich der fetalen Retardierung bzw. dem neonatalen Untergewicht oder nicht vielmehr der Qualität und Quantität der neo- und frühpostnatalen Ernährung sowie der frühkindlichen Gewichtsentwicklung, auch und gerade bei untergewichtigen, hinsichtlich der Organogenese unreifen Neugeborenen, pathophysiologische Bedeutung hinsichtlich des prospektiven Diabetes- und Adipositasrisikos beizumessen ist, bleibt zu klären.

So ist beispielsweise die zentrale pathogenetische Bedeutung des Übergewichtes im Rahmen des Metabolischen Syndroms unzweifelhaft, während vielfach eine positive, nie jedoch eine unabhängige inverse Korrelation zwischen Geburtsgewicht und dem Gewicht und Übergewicht im späteren Leben demonstriert wurde (Martorell et al. 2001). Ein frühpostnatal oder frühkindlich erhöhter Gewichtszuwachs führt dagegen zu erhöhter Adipositasdisposition im späteren Leben (Eid 1970, Dörner u. Mohnike 1977, Kramer et al. 1985, Stettler et al. 2002). Bemerkenswert scheint ferner, daß eine erhöhte frühkindliche Gewichtszunahme besonders bei untergewichtigen Neugeborenen zur frühen Manifestation von Insulinresistenzzeichen führt (Crowther et al. 2000, Fewtrell et al. 2000). Schließlich wurde mittlerweile auch mehrfach nachgewiesen, daß eine erhöhte Gewichtszunahme im frühkindlichen Alter prädiktiv hinsichtlich der Syndrom X-Disposition und des kardiovaskulären Risikos im Erwachsenenalter ist, auch und gerade bei Vorliegen eines verminderten Geburtsgewichtes (Vanhalla et al. 1999, Eriksson et al. 1999, Forsén et al. 1999).

Diese insgesamt also vorliegende Gesamtkonstellation unklarer ätiogenetischer Interpretation der erhobenen epidemiologischen Daten, welche darüber hinaus oftmals methodische Mängel im Sinne der Nichtbeachtung maßgeblicher Konfounder aufweisen, ist geradezu als eine Domäne der tierexperimentellen Hypothesenprüfung anzusehen.

Als Tiermodell zur Untersuchung des 'small-baby-syndrome' wird vornehmlich eine mütterliche Mangelernährung während Gestation und Laktation praktiziert, die zu ausgeprägter intrauteriner und neonataler Wachstumsretardierung der betroffenen Nachkommen führt (Dahri et al. 1991, Petry et al. 1997). Untersuchungsergebnisse in diesem und ähnlichen Experimentalmodellen ergaben jedoch, daß keine Übereinstimmung der Langzeitfolgen mit den Beobachtungen nach intrauteriner Wachstumsretardierung beim Menschen vorliegt (Garofano et al. 1999).

So zeigen beispielsweise tierexperimentelle Befunde der Arbeitsgruppe um C.N. Hales selbst, daß es bei den Nachkommen von während Gestation und Laktation mangelernährten Rattenmüttern nicht zur Übergewichtsentwicklung, sondern stattdessen zur lebenslangen Persistenz eines Untergewichtes kommt (Ozanne et al. 1999). Dies ist mit einer permanent verringerten Nahrungsaufnahme assoziiert (Petry et al. 1997). Die Tiere zeigen überwiegend eine erhöhte Glukosetoleranz. Dabei liegt auch nicht, wie beim Metabolischen Syndrom X des Menschen, eine Hyperinsulinämie und Insulinresistenz vor, sondern eine verminderte Insulinsekretion (Petry et al. 1997, Moura et al. 1997). Alle genannten Befunde bleiben selbst nach diätetischer Provokation bestehen (Moura et al. 1997).

Bereits in einer früheren Arbeit wurde dagegen die Vermutung formuliert, daß in der Ätiopathogenese des 'small-baby-syndrome' dem Übergang von fetaler Unterernährung zu einer frühpostnatalen Überernährung eine pathophysiologische Schlüsselrolle zukommen könnte (Dörner u. Plagemann 1994), zumal eine forcierte Fütterung untergewichtiger Neugeborener durchaus denkbar scheint, gerade angesichts des überwiegend historischen Charakters der epidemiologischen Studien. Ähnliche Hypothesen zur möglichen Bedeutung der frühpostnatalen Ernährung für das Langzeitoutcome von untergewichtigen Neugeborenen wurden mittlerweile auch von anderen Autoren formuliert, einschließlich C. N. Hales und D. J. P. Barker selbst (Eriksson et al. 1999, Fewtrell et al. 2000).

Der Einfluss eben dieser frühpostnatalen nutritiven Situation auf die spätere Stoffwechsel- und Körpergewichtsentwicklung wurde insbesondere im Tiermodell der 'kleinen Nester/Würfe' vielfach untersucht. Dabei zeigen frühpostnatal überernährte Ratten bis in das adulte Alter mit Übergewicht, Hyperphagie, Glukoseintoleranz, Hyperinsulinämie, Dyslipidämie und erhöhtem Blutdruck phänotypische Alterationen, welche jenen beim Metabolischen Syndrom X des Menschen in den maßgeblichen Aspekten entsprechen (Plagemann et al. 1999c; Abb. 1). Dies erscheint umso bemerkenswerter, als klinische Befunde dafür sprechen, daß auch beim Menschen eine frühpostnatale Überernährung zu erhöhter Syndrom X-Gefährdung im späteren Leben prädisponieren dürfte (siehe oben). Auch hierfür sind jedoch die Ursachen unklar.

An der Regulation von Nahrungsaufnahme, Körpergewicht und Stoffwechsel sind hypothalamische Kerngebiete und in diesen exprimierte Neuropeptide maßgeblich beteiligt. Unter jenen hypothalamischen Peptiden, welche stimulierend auf Nahrungsaufnahme, Körpergewichtszunahme und Insulinsekretion wirken, wurden insbesondere Neuropeptid Y (NPY) und Galanin (GAL) intensiv untersucht (Kalra u. Kalra 1996), auch vor dem Hintergrund pharmakologischer Intentionen. Erhöhte Konzentrationen bzw. eine vermehrte Expression sowohl von NPY als auch von GAL innerhalb von Kerngebieten des mediobasalen Hypothalamus (Nucleus arcuatus – Nucleus paraventricularis) führen zu einer vermehrten Nahrungsaufnahme, Körpergewichtszunahme und mittelfristig zur Insulinresistenz (Kalra u. Kalra 1996, Leibowitz et al. 1998).

Eben diese neuropeptidergen Regulationssysteme scheinen in Abhängigkeit von der intrauterinen und perinatalen Ernährungssituation epigenetisch vorprogrammiert zu werden. Dies führt bei intrauteriner Wachstumsretardierung und perinataler Mangelernährung zu einer dauerhaft reduzierten NPY-Expression (Plagemann et al. 2000, Huizinga et al. 2001), womit die lebenslang verminderte Nahrungsaufnahme, Fettdeposition und Insulinsekretion erklärbar scheinen. Dagegen findet sich bei frühpostnataler Überernährung, übrigens ebenso wie bei Nachkommen gestationsdiabetischer Mütter, eine dauerhafte Erhöhung von NPY und Galanin im Hypothalamus, und zwar in positiver Korrelation zur Hyperphagie und dem Übergewicht (Plagemann et al. 1999a-c). Wie Nachkommen gestationsdiabetischer Mutterratten weisen auch frühpostnatal überernährte Tiere eine neonatale Hyperinsulinämie und intrahypothalamische Insulinerhöhung während der kritischen peri- und neonatalen Entwicklungsphase auf (Plagemann et al. 1999c). In der Folge ist die neuronale Responsivität gegenüber Leptin und Insulin permanent vermindert, als Indiz einer neonatal erworbenen hypothalamischen Leptin- und Insulinresistenz mit den oben skizzierten Konsequenzen (Davidowa u. Plagemann 2000).

3. Synopsis

Zusammenfassend ist also aus epidemiologischer Sicht zu konstatieren, dass ein phänomenologischer Zusammenhang zwischen vermindertem Geburtsgewicht und später erhöhtem Syndrom X-Risiko besteht. Unter kritischer Integration epidemiologischer, klinischer und experimenteller Beobachtungen muß ein kausaler Zusammenhang jedoch bezweifelt werden. Dagegen dürfte eine Überernährung und ein forciertes oder gar überschießendes 'catch-up growth' (Aufholwachstum) mit erhöhter Fettdeposition bei untergewichtigen Neugeborenen von pathophysiologischer Langzeitbedeutung sein.

Als lebens- und leistungslimitierende Erkrankungen globalen Charakters stellen Diabetes mellitus, Adipositas und Metabolisches Syndrom X mit kontinuierlichen, dramatischen Prävalenzanstiegen gesundheitspolitische Probleme höchster Relevanz dar, woraus sich die dringende Forderung begründet, Präventionsmöglichkeiten zu erschließen.

Angesichts des enormen Erkenntnisgewinnes molekularbiologischer und molekulargenetischer Forschung wächst zugleich das Verständnis für die entscheidende Bedeutung epigenetischer Faktoren im Rahmen von Ätiopathogeneseprozessen. Generell basiert die Entstehung

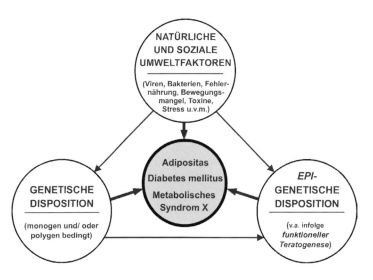

Abbildung 3: Grundsätzliche Erweiterung der multifaktoriellen Ätiopathologie von Adipositas, Diabetes mellitus und Metabolischem Syndrom X.

und somit auch die präventive Beeinflußbarkeit komplexer Pathogeneseprozesse, wohl insbesondere die sogenannten Zivilisationskrankheiten betreffend, auf einer gestörten Interaktion bzw. Imbalance zwischen Umweltfaktoren und genetischer Matrix. Unter praxisrelevanten, klinischen Aspekten kommt daher der Charakterisierung epigenetischer, bereits während kritischer Entwicklungsphasen präventiv beeinflußbarer Risikofaktoren mit fehlprogrammierender Langzeitwirkung immense Bedeutung zu.

Vor allem Hormone, Neurotransmitter und Zytokine kodeterminieren, in Interaktion mit der genetischen Matrix, als Ontogene während kritischer Entwicklungsphasen des Organismus konzentrationsabhängig die Differenzierung und Reifung ihrer eigenen zentralen Regler und Regelungssysteme und können daher in anormalen Konzentrationen auch als endogene, funktionelle Teratogene zur lebenslangen Fehlorganisation und Fehlprogrammierung ihrer eigenen neuroendokrinen Regelungssysteme führen, was wiederum mit permanenten Fehlfunktionen der zu regelnden Lebensprozesse einhergehen kann.

Eine solche hormonabhängige funktionelle Teratogenese (Fehlprogrammierung) kann durch Alterationen der fetalen (intrauterinen) und/oder frühpostnatalen Umweltbedingungen induziert werden, z.B. nutritiv und metabolisch, da Hormone als endogene Effektoren die entscheidende Mediatorfunktion zwischen der Umwelt und dem genetischen Material wahrnehmen.

Für die Manifestation von Adipositas, Diabetes mellitus und Metabolischem Syndrom X werden genetische Basisdefekte und deren Triggerung durch Umweltfaktoren verantwortlich gemacht. Zusätzlich sollte künftig jedoch eine epigenetische Disposition Berücksichtigung finden (Abb. 3), welche infolge funktioneller Teratogenese wie folgt induziert wird:

Ein infolge mütterlicher Gestationshyperglykämie und/oder einer frühpostnatalen Überernährung induzierter fetaler oder frühpostnataler Hyperinsulinismus (mglw. auch Hyperleptinismus) wirkt funktionell-teratogen während kritischer Differenzierungs- und Rei-

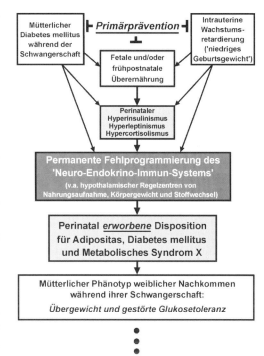

Abbildung 4: Konzept zur funktionellen Teratogenese und möglichen Primärprävention nicht-hereditärer, materno-fetaler Transmission erhöhter Adipositas-, Diabetes- und Syndrom X-Disposition über mehrere Generationen der mütterlichen Deszendenz.

fungsphasen. Dadurch kommt es zur permanenten, lebenslangen Fehlorganisation bzw. Fehlprogrammierung fundamentaler Regelsysteme und hypothalamischer Regelzentren von Stoffwechsel, Nahrungsaufnahme und Körpergewicht, so bspw. zu einer permanenten Erhöhung orexigener/adipogener hypothalamischer Neuropeptide, wie NPY und Galanin, bzw. zu einer perinatal erworbenen, anhaltenden Resistenz zentralnervöser Regelzentren gegenüber Sättigungssignalen, wie Insulin und Leptin. Es resultiert eine Disposition zur Entwicklung von Übergewicht, Adipositas und assoziierten Stoffwechselstörungen wie Hyperinsulinämie, Insulinresistenz, gestörter Glukosetoleranz (IGT), Typ 2-Diabetes und Metabolischem Syndrom X, inklusive der als klinische Endpunkte gefürchteten kardiovaskulären Erkrankungen (Abb. 3 u. 4).

Eine frühe postnatale Überernährung kann vermutlich besonders bei unreif bzw. untergewichtig Geborenen von pathophysiologischer, funktionell-teratogenetischer Bedeutung sein und mindestens partiell deren erhöhte Disposition für das Metabolische Syndrom X erklären (Dörner u. Plagemann 1994), wie dies jüngst auch von anderen Autoren vermutet und beschrieben wird (Eriksson et al. 1999, Fewtrell et al. 2000). Darüber hinaus ist aber auch unabhängig von der Quantität und Qualität der neonatalen Ernährung untergewichtiger Neugeborener eine hormonabhängige Fehlprogrammierung bei den Betroffenen wahrscheinlich. So dürften diese in hohem Maße perinatale Alterationen der Glukokortikoidspiegel im Sinne eines zumindest temporären Hyperkortisolismus aufweisen, mit der potentiellen Folge glukokortikoidinduzierter Fehlprogrammierung der Hypothalamus-Hypophysen-Nebennieren-Achse, aber auch einer hieraus resultierenden Hyperinsulinämie, wie tatsächlich jüngst gezeigt werden konnte (Gray et al. 2002). Gezielte Untersuchungen hierzu könnten in Zukunft Aufschluß hinsichtlich konkreter Kausalfaktoren innerhalb des bislang eher phänomenologisch charakterisierten Zusammenhangs zwischen vermindertem Geburtsgewicht und erhöhter Syndrom X-Disposition im späteren Leben erbringen.

Die genannten Befunde, deren Erklärung auf herkömmlicher genetischer Grundlage nicht möglich ist, legen also nahe, daß die Exposition gegenüber einem hyperglykämischen bzw. hyperkalorischen Intrauterin- und Perinatalmilieu über epigenetische Mechanismen zur erhöhten Diabetes- und Adipositasdisposition im späteren Leben der betroffenen Nachkommen führen kann. Dies trifft sowohl für die Ausprägung prädiabetischer Zustände, als auch für die Manifestation des Typ 2-Diabetes und des Gestationsdiabetes zu.

Während einer Schwangerschaft, die per se als diabetogene Situation aufzufassen ist, kann nun aber der oben geschilderte, komplexe Status perinatal erworbener, erhöhter Diabetes- und Adipositasdisposition wiederum zu den beschriebenen Folgeerscheinungen bei den dann betroffenen Nachkommen führen (Abb. 4). Eine derartig erhöhte Diabetes- und Adipositasdisposition würde folglich auf einer intrauterin oder perinatal erworbenen, funktionellen Dauermodifikation beruhen, deren epigenetische, materno-fetale Transmission über mehrere Generationen der mütterlichen Familienseite erfolgen kann (epigenetische Transmissionsregel; Dörner et al. 1987). Somit bestünde in der Tat auch die Möglichkeit einer nicht-hereditären, intergenerativen Transmission dieses 'erworbenen Merkmals' (Lamarck 1809) über mehrere Generationen der mütterlichen Deszendenz (Abb. 4), womit zugleich die geburtsmedizinische und neonatologische Chance und Verantwortung für präventivmedizinische Maßnahmen eindrucksvoll untersetzt und erweitert wird.

Unter klinischen Aspekten spricht all dies in seiner Gesamtheit für die Möglichkeit einer perinatalen Primärprävention erhöhter Disposition für Übergewicht, Diabetes mellitus und konsekutive Herz-Kreislauf-Erkrankungen mittels Verhinderung eines fetalen und/oder frühpostnatalen Hyperinsulinismus (mglw. auch Hyperleptinismus und Hypercortisolismus) während kritischer Entwicklungsphasen. Tragendes Konzept sollte hierbei die konsequente Verhinderung jedweder Glukoseintoleranzen während der Gravidität sein. Darüber hinaus sollte im Vordergrund klinischer, präventionsorientierter Empfehlungen vor allen Dingen die Erkennung, Vermeidung und konsequente Behandlung von Ursachen einer intrauterinen Wachstumsretardierung stehen (Nikotin, Alkohol, Stress, Gestose, Diabetes mellitus etc.) sowie die Vermeidung einer neonatalen und frühkindlichen Überernährung, auch und gerade bei untergewichtigen Neugeborenen.

Literatur

Aerts L, Holemans K, Van Assche FA (1990) Maternal diabetes during pregnancy: Consequences for the offspring. Diabetes Metab Rev 6:147-167

Barker DJP (1998) In utero programming of chronic disease. Clinical Science 95:115-128

Bergmann KE, Mensink GBM (1999) Körpermaße und Übergewicht. Gesundheitswesen 61:S115-S120

Crowther NJ, Trusler J, Cameron N, Toman M, Gray IP (2000) Relation between weight gain and beta-cell secretory activity and non-esterified fatty acid production in 7-year-old african children: results from the birth to ten study. Diabetologia 43:978-985

Csaba G (1984) The present state in the phylogeny and ontogeny of hormone receptors. Horm metabol Res 16:329-335

Dabelea D, Knowler WC, Pettitt DJ (2000) Effect of diabetes in pregnancy on offspring: Follow-up research in the Pima Indians. J Matern-Fetal Med 9:83-88

Dabelea D, Hanson RL, Lindsay RS, Pettitt DJ, Imperatore G, Gabir MM, Roumain J, Bennett PH, Knowler WC (2000) Intrauterine exposure to diabetes conveys risks for Type II diabetes and obesity: A study of discordant sibships. Diabetes 49:2208-2211

Dahri S, Snoeck A, Reusens-Billen B, Remacle C, Hoet JJ (1991) Islet function in offspring of mothers on low protein diet during gestation. Diabetes 40:115-120

Davidowa H, Plagemann A (2000) Decreased inhibition by leptin of hypothalamic arcuate neurons in neonatally overfed young rats. NeuroReport 11:2795-2798

Deutsche Diabetes-Gesellschaft (2000) Evidenzbasierte Diabetes-Leitlinien.

Dörner G (1975a) Perinatal hormone levels and brain organization. Anatomical Neuroendocrinology:245-252

Dörner G (1975b) Problems and terminology of functional teratology. Acta biol med germ 34:1093-1095.

Dörner G (1976) Hormones and brain differentiation. Elsevier, Amsterdam-Oxford-New York

Dörner G (1989) Hormone-dependent brain development and neuroendocrine prophylaxis. Exp Clin Endocrinol 94:4-22

Dörner G, Mohnike A (1977) Zur Bedeutung der perinatalen Überernährung für die Pathogenese der Fettsucht und des Diabetes mellitus. Dt GesundhWes 32:2325-2327

Dörner G, Plagemann A (1994) Perinatal hyperinsulinism as possible predisposing factor for diabetes mellitus, obesity and enhanced cardiovascular risk in later life. Horm Metab Res 26:213-221

Dörner G, Thoelke H, Mohnike A, Schneider H (1985) High food supply in perinatal life appears to favour the development of insulin-treated diabetes mellitus (ITDM) in later life. Exp Clin Endocrinol 85:1-6

Dörner G, Plagemann A, Reinagel H (1987) Familial diabetes aggregation in type I diabetics: gestational diabetes an apparent risk factor for increased diabetes susceptibility in the offspring. Exp. Clin. Endocrinol. 89:84-90

Dubos R, Savage D, Schaedler R (1966) Biological Freudianism: Lasting effects of early environmental influences. Pediatrics 38:789-800

Eid EE (1970) Follow-up study of physical growth of children who had excessive weight gain in first six months of life. BMJ 2:74-76

Eriksson JG, Forsén T, Winter PD, Osmond C, Barker DJP (1999) Catch-up growth in childhood and death from coronary heart disease: longitudinal study. BMJ 318:427-431

Fewtrell MS, Doherty C, Cole TJ, Stafford M, Hales CN, Lucas A (2000) Effects of size at birth, gestational age and early growth in preterm infants on glucose and insulin concentrations at 9-12 years. Diabetologia 43:714-717

Forsén T, Eriksson JG, Tuomilhto J, Osmond C, Barker DJP (1999) Growth in utero and during childhood among women who develop coronary heart disease: longitudinal study. BMJ 319:1403-1407

Francis DD, Meaney MJ (1999) Maternal care and the development of stress response. Current Opinion in Neurobiology 9:128-134

Freinkel N (1980) Of pregnancy and progeny. Banting lecture 1980. Diabetes 29:1023-1035

Garofano A, Czernichow P, Bréant B (1999) Effect of aging on beta-cell mass and function in rats malnourished during the perinatal period. Diabetologia 42:711-718

Gray IP, Cooper PA, Cory BJ, Toman M, Crowther NJ (2002) The intrauterine environment is a strong determinant of glucose tolerance during the neonatal period, even in prematurity. J Clin Endocrinol Metab 87:4252-4256.

Hales CN, Barker DJP (1992) Type 2 (non-insulin-dependent) diabetes mellitus: the thrifty phenotype hypothesis. Diabetologia 35:595-601

Hales CN, Desai M, Ozanne SE (1997) The thrifty phenotype hypothesis: How does it look after 5 years? Diabetic Medicine 14:189-195

Hanefeld M, Leonhardt W (1980) Das metabolische Syndrom. Dtsch Gesundh Wes 36:545-551

Hoet JJ, Ozanne S, Reusens B (2000) Influences of pre- and postnatal nutritional exposures on vascular/endocrine systems in animals. Environ Health Perspect 108, Suppl 3:563-568

Huizinga CT, Oudejans CBM, Delemarre-van de Waal HA (2001) Persistent changes in somatostatin and neuropeptide Y mRNA levels but not in growth hormone-releasing hormone mRNA levels in adult rats after intrauterine growth retardation. J Endocrinol 168:273-281

Kalra SP, Kalra PS (1996) Nutritional infertility: the role of the interconnected hypothalamic neuropeptide Y-galanin-opioid network. Front Neuroendocrinol 17:371-401

Kramer MS, Barr RG, Leduc DG, Boisjoly C, Pless IB (1985) Infant determinants of childhood weight and adiposity. J Pediatr 107:104-107

Lamarck JB (1809) Philosophie zoologiques. Paris

Leibowitz SF, Akabayashi A, Wang J (1998) Obesity on a high-fat diet: role of hypothalamic galanin in neurons of the anterior paraventricular nucleus projecting to the median eminence. J Neurosci 18:2709-2719

Levin BE (2000) The obesity epidemic: Metabolic imprinting on genetically susceptible neural circuits. Obes Res 8:342-347

Lorenz K (1935) Der Kumpan in der Umwelt des Vogels: Der Artgenosse als auslösendes Moment sozialer Verhaltensweisen. Journal für Ornithologie, 83.

Lucas A (1991) Programming by early nutrition in man. In: The childhood environment and adult disease. Ciba Foundation Symposium 156. Chichester, Wiley, 1991, pp.38-55

Lucas A, Fewtrell MS, Cole TJ (1999) Fetal origins of adult disease – the hypothesis revisited. BMJ 319:245-249

Martorell R, Stein AD, Schroeder DG (2001) Early nutrition and later adiposity. J Nutr 131:874S-880S

McCance DR, Pettitt DJ, Hanson RL, Jacobsson LTH, Knowler WC, Bennett PH (1994) Birth weight and non-insulin dependent diabetes: thrifty genotype, thrifty phenotype, or surviving small baby genotype? BMJ 308:942-945

Meaney MJ, Diorio J, Francis D, Widdowson J, LaPlante P,

Caldji CH, Sharma S, Seckl JR, Plotsky PM (1996) Early environmental regulation of forebrain glucocorticoid receptor gene expression: Implications for adrenocortical responses to stress. Dev Neurosci 18:49-72

Moura AS, De Souza Caldeira Filho J, De Freitas MPC, De Sa CCNF (1997) Insulin secretion impairment and insulin sensitivity improvement in adult rats undernourished during early lactation. Res Comm Mol Pathol Pharmacol 96:179-192

Ozanne SE, Wang CL, Dorling MW, Petry CJ (1999) Dissection of the metabolic actions of insulin in adipocytes from early growth-retarded male rats. J Endocrinol 162:313-319

Petry CJ, Hales CN (1999) Intrauterine development and its relationship to Type II diabetes mellitus. In: Hitman GA (ed): Type II Diabetes: Prediction and Prevention. John Wiley & Sons Ltd., pp. 153-168

Petry CJ, Ozanne SE, Wang CL, Hales CN (1997) Early protein restriction and obesity independently induce hypertension in 1-year-old rats. Clinical Science 93:147-152

Phillipps DIW (1998) Birth weight and the future development of diabetes. Diabetes Care 21, Suppl 2:B150-B155

Plagemann A, Harder T, Kohlhoff R, Rohde W, Dörner G (1997a) Overweight and obesity in infants of mothers with long-term insulin-dependent diabetes or gestational diabetes. Int J Obesity 21:451-456

Plagemann A, Harder T, Kohlhoff R, Rohde W, Dörner G (1997b) Glucose tolerance and insulin secretion in infants of mothers with pregestational insulin-dependent diabetes mellitus or gestational diabetes. Diabetologia 40:1094-1100

Plagemann A, Staudt A, Götz F, Malz U, Rohde W, Rake A, Dörner G (1998) Long-term effects of early postnatally administered interleukin-1ß on the hypothalamic-pituitary-adrenal (HPA) axis in rats. Endocrine Regulations 32:77-85

Plagemann A, Harder T, Melchior K, Rake A, Rohde W, Dörner G (1999a) Elevation of hypothalamic neuropeptide Y-neurons in adult offspring of diabetic mother rats. NeuroReport 10:3211-3216

Plagemann A, Harder T, Rake A, Voits M, Fink H, Rohde W, Dörner G (1999b) Perinatal elevation of hypothalamic insulin, acquired malformation of hypothalamic galaninergic neurons, and syndrome X-like alterations in adulthood of neonatally overfed rats. Brain Res 836:146-155

Plagemann A, Harder T, Rake A, Waas T, Melchior K, Ziska T, Rohde W, Dörner G (1999c) Observations on the orexigenic hypothalamic neuropeptide Y-system in neonatally overfed weanling rats. J Neuroendocrinol 11:541-546

Plagemann A, Rake A, Harder T, Melchior K, Rohde W, Dörner G (2000) Hypothalamic nuclei are malformed in weanling offspring of low-protein malnourished rat dams. J Nutr 130:2582-2590

Plagemann A, Harder T, Franke K, Kohlhoff R (2002) Long-term impact of neonatal breast feeding on body weight and glucose tolerance in children of diabetic mothers. Diabetes Care 25:16-22

Ravelli GP, Stein ZA, Susser MW (1976) Obesity in young men after famine exposure in utero and early infancy. NEJM 295:349-353

Reaven GM (1988) Role of insulin resistance in human disease. Banting lecture 1988. Diabetes 37:1595-1607

Silverman BL, Metzger BE, Cho NH, Loeb CA (1995) Impaired glucose tolerance in adolescent offspring of diabetic mothers. Diabetes Care 18:611-617

Silverman BL, Purdy LP, Metzger BE (1996) The intrauterine environment: Implications for the offspring of diabetic mothers. Diab Rev 4:21-35

Stettler NS, Zemel BS, Kumanyika S, Stallings VA (2002) Infant weight gain in a multicenter, cohort study. Pediatrics 109:194-199

Strauss RS (1997) Effects of the intrauterine environment on childhood growth. Br Med Bull 53:81-95

Swaab DF, Boer GJ, Feenstra MGP (1988) Concept of functional neuroteratology and the importance of neurochemistry. Progress in Brain Research 73:3-13

Vanhala MJ, Vanhala PT, Keinänen-Kiukaanniemi SM, Kumpusalo EA, Takala JK (1999) Relative weight gain and obesity as a child predict metabolic syndrome as an adult. Int J Obesity 23:656-659

Waterland RA, Garza C (1999) Potential mechanisms of metabolic imprinting that lead to chronic disease. Am J Clin Nutr 69:179-197

Werboff J, Gottlieb JS (1963) Drugs in pregnancy: behavioral teratology. Obstet Gynecol Surv 18:420-423

WHO (1994) Prevention of diabetes mellitus.

WHO (1998) Obesity.

Whitaker RC, Dietz WH (1998) Role of the prenatal environment in the development of obesity. J Pediatr 132:768-776

8. Die pathophysiologischen Grundlagen der Insulinresistenz und des metabolischen Syndroms

Hans Böhles

1. Historische Aspekte

Das Konzept der Insulinresistenz begann sich bereits wenige Jahre nach der Entdeckung des Insulins von 1922 zu entwickeln, da frühzeitig Diabetiker gefunden wurden, die nicht ausreichend auf die Insulintherapie ansprachen. Himsworth schlug 1936 vor, Diabetiker in eine auf Insulin empfindliche und eine auf Insulin nicht empfindliche Gruppe einzuteilen (1). Yalow und Berson entwickelten 1960 einen Radioimmunoassay zur Messung von Insulin und ermöglichten dadurch erstmalig tiefere Einblicke in den Insulinstoffwechsel (2). Mit der Entdeckung der Insulinrezeptoren auf Zelloberflächen in den frühen 70er Jahren konnte deren Regulation nachgewiesen werden. Die Insulinresistenz adipöser Ratten durch den genetischen Mangel an Insulinrezeptoren war der erste Hinweis auf den Zusammenhang zwischen Insulinrezeptor, Hyperinsulinämie und Erkrankung (3). In den vergangenen Jahren wuchs die Kenntnis der Bedeutung der Insulinresistenz in der Pathophysiologie unterschiedlicher Störungen von Organsystemen (4).

Es ist zwischenzeitlich bekannt, dass eine Insulinresistenz mit unterschiedlichen klinischen Phänotypen verbunden sein kann. Die häufigen sind Adipositas, Diabetes mellitus Typ II, Dyslipidämie und Bluthochdruck (5) sowie die seltenen, die Insulinresistenzsyndrome A und B (6).

Das metabolische Syndrom wurde 1988 von Reaven als Syndrom X bezeichnet (7). Es disponiert zur Atherosklerose und vaskulären Komplikationen (8, 9). Die Insulinresistenz ist ein unabhängiger Prädiktor der Entwicklung eines metabolischen Profils für die Entwicklung kardiovaskulärer Probleme (10). Darüberhinaus bestehen zwischen Insulinresistenz und Organsystemen, wie z.B. der Haut oder den Ovarien Verbindungen, die vorher noch nicht als Zielorgane der Insulinwirkung wahrgenommen wurden. Zunehmend zeigt es sich, dass weitere Faktoren zu den Prädiktoren eines metabolischen Syndroms gezählt werden sollten. Dazu gehören eine erhöhte „waist/hip-ratio", eine Mikroalbuminurie, ein starker Natrium-Lithium-Gegentransport, eine Hyperurikämie sowie Auffälligkeiten der Blutgerinnung, im Sinne einer erhöhten Fibrinogen- bzw. PAI-1-Konzentration, die eine erhöhte Gerinnbarkeit verursachen.

2. Definition

Insulinresistenz ist der Zustand, in dem eine höhere Insulinmenge notwendig ist, um eine quantitativ normale Folgereaktion auszulösen. Ursprünglich bezog sich diese Aussage auf die klassische Wirkung von Insulin auf die Glukosehomöostase. Da jedoch unterschiedliche Insulinwirkungen bestehen sind selektive Insulinresistenzmuster zu definieren und abzugrenzen. Durch die zum Erreichen einer Glukosehomöostase angehobenen Insulinkonzentrationen werden andere, nicht auf Glukose bezogene Stoffwechselwege aktiviert.

Es bestehen mehrere Methoden eine Insulinresistenz nachzuweisen. Erhöhte zirkulierende Insulinmengen und ein erhöhter Insulin/Glukose-Quotient sind allgemeine Hinweise auf eine Insulinresistenz. Bei regelrechter Insulinsekretionskapazität korrelieren diese Werte mit der aufwendiger zu messenden Insulinsensitivität

(11). Quantitative in vivo Messungen der Insulinsensitivität, wie Clamp-Techniken oder computergestützte Analysen der Glukoseantwort auf exogenes Insulin erlauben das Erstellen von Dosis-Response-Kurven der in vivo Insulinwirkung (11).

3. Insulinsignal

Insulin vermittelt seine Wirkung durch Bindung an einen heterotetramerischen Plasmamembranrezeptor, dessen Gen auf Chromosom 19 kodiert ist und aus 22 Exons besteht (12). In dem α2ß2-Rezeptor bedingt die extrazelluläre α-Untereinheit die hochaffine Insulinbindung, während durch die transmembrane ß-Untereinheit das Signal der Insulinbindung ins Zellinnere übermittelt wird. Der zytoplasmatische Anteil der ß-Untereinheit hat eine starke Homologie mit anderen transmembranösen Rezeptoren mit Tyrosinkinaseaktivität (13). Durch die Insulinbindung wird die mit der ß-Untereinheit verbundene Tyrosinkinase aktiviert (14). Diese wiederum katalysiert die Autophosphorylierung von mindestens 6 von 13 Tyrosinresten der ß Untereinheit. Diese Phosphorylierungen sind zur Aktivierung der Tyrosinkinaseaktivität des Rezeptors bezüglich anderer Proteine notwendig. Das erste identifizierte Substrat für den Insulin- wie auch den IGF1-Rezeptor wurde als „insulin receptor substrate 1 (IRS-1)" bezeichnet. Dieses hydrophile Protein enthält multiple Tyrosin-, Threonin- und Serinphosphorylierungsstellen. Es wurde 1991 gereinigt, kloniert und sequenziert (15). IRS-1 kommt keine definierte intrinsische katalytische Funktion zu. Downstream Intermediate der Insulinsignaltransduktion schließen die Phosphatidylinositol-3-Kinase (PI-3-Kinase), den Growth Faktor Receptor bound 2 (GRB-2), die Src-Homology Protein Tyrosine Phosphatase 2 (SHPTP-2) und das Adaptor Molekül Nck (16) ein. Durch diese Moleküle wird das Signal des Insulinrezeptors diversifiziert.

Letztendlich wird durch Insulin die Translokation des Glukosetransporters GLUT4 vom Zellinneren an die Zelloberfläche stimuliert. Die Translokation des GLUT4-Rezeptors wird auch durch Muskeltraining induziert. Glut4 wird nur in Herz- und Skelettmuskelzellen sowie in Adipozyten exprimiert.

4. Auffälligkeiten der Insulin-Signaltransduktion bei Insulinresistenz

Das Insulinsignal beginnt mit der Bindung von Insulin an den Zelloberflächenrezeptor und initiiert hierdurch eine Serie von Phosphorylierungs- und Dephosphorylierungsreaktionen, die Bildung von „second messenger" Substanzen und von Protein-Protein Interaktionen. Die Insulinrezeptor ß-Untereinheit wird auch an Serin und Threonin phosphoryliert, wodurch die Fähigkeit des Rezeptors zur Autophosphorylierung herabgesetzt wird. Die Aktivitäten einer Reihe von Proteinkinase C Isoformen, welche die Serin- und Threoninphosphorylierung katalysieren, wurden bei Insulinresistenz erhöht gefunden. Eine durch Intervention bedingte Verminderung der Serinphosphorylierung des Insulinrezeptors führt zu einer Verstärkung des Insulinsignals. Die Beendigung des Insulinsignals erfolgt durch die Internalisierung und Dephosphorylierung des Rezeptors durch Tyrosinphosphatasen. Eine erhöhte Phosphataseaktivität schwächt das Insulinsignal ab. Zwei Tyrosinphosphatasen, welche das Insulinsignal abschwächen (PTP1B und LAR) sind bei Insulinresistenz erhöht.

5. Insulinresistenzdefekte

5.1 Primäre Defekte der Insulinempfindlichkeit

Mutationen der Signaltransduktionsproteine des Insulinrezeptors sind Kandidaten für eine primäre Insulinresistenz. Zwischenzeitlich wurden zusätzlich zu zwei großen Gendeletionen (17, 18) über 26 Einzelnukleotidsubstitutionen beschrieben (4, 19). Funktionelle Folgen dieser Mutationen beinhalten verminderte mRNA-Konzentrationen, eine gestörte Verarbeitung des Prorezeptors, einen gestörten Rezeptortransport, einen beschleunigten Rezeptorabbau, eine abnorme Insulinbindung und eine gestörte Tyrosinkinaseaktivität (4, 19, 20). 1993 wurden Polymorphismen des IRS-1 Gens bei einzelnen Patienten mit Diabetes Typ 2 beschrieben (21), deren Bedeutungen jedoch noch nicht beurteilt werden können. Zusätzlich wird ein Inhibitorprotein der Insulinrezeptorkinase in Zellen insulinresistenter Patienten diskutiert (22).

5.2 Sekundäre Beeinflussung der Insulinempfindlichkeit

Insulinrezeptorantikörper sind als Ursache einer sekundären Beeinträchtigung der Insulinempfindlichkeit am besten untersucht. Diese Antikörper verursachen eine sterische Hemmung der Insulinbindung (23) und beschleunigen den Insulinrezeptorabbau (24). Dem Insulin entgegengerichtete Hormone, wie Glukokortikoide, Katecholamine, Glukagon and Wachstumshormon können wie bei Infektionen oder in Stresssituationen ebenfalls eine Insulinresistenz verursachen. Darüber hinaus kann Glukose selbst die Insulinempfindlichkeit vermindern (25) da eine Hyperinsulinämie per se zur Downregulation der Insulinrezeptoren führt (26). Vor allem aber schwächen freie Fettsäuren die Insulinwirkung ab (27). Einige komplexe Situationen, wie diabetische Ketoazidose, Hungerzustand, Schwangerschaft, Alter, zentrale Adipositas, Urämie und Leberzirrhose können mit Insulinresistenz vergesellschaftet sein (4). Die bekannte Assoziation von Insulinresistenz, Sepsis und Tumorerkrankungen wird auf eine Erhöhung der Tumornekrosefaktor (TNF)-Konzentration zurückgeführt (28). TNFα führt zu einer verminderten Aktivität der ersten Schritte der Insulinsignaltransduktion, die durch eine Verminderung der Zahl und der Kinaseaktivität der Insulinrezeptoren sowie durch eine Hemmung der Aktivierung von IRS1, PI 3-Kinase und der Proteinkinase B charakterisiert sind. TNFα aus Adipozyten ist bei Adipositas vermehrt. Die Kinaseaktivität des Insulinrezeptors, wird durch TNFα wahrscheinlich infolge einer verstärkten Serinphosphorylierung vermindert. Durch die genetische Ausschaltung der TNFα-Produktion konnte die Kinaseaktivität des Insulinrezeptors und damit die Insulinempfindlichkeit erhöht werden. TNFα verursacht sowohl eine periphere als auch eine hepatische Insulinresistenz (29).

6. Syndrome mit schwerer Insulinresistenz

6.1 Insulinresistenzsyndrom Typ A

Der Begriff Insulinresistenz Typ A wurde 1976 von Kahn et al. geprägt und beschreibt Mutationen des Insulinrezeptors (30). Sie beschrieben drei weibliche Jugendliche mit schwerer Insulinresistenz, Acanthosis nigricans, Virilisierung und einer auffällig verminderten Insulinrezeptorbindung auf zirkulierenden Leukozyten. Diese Patienten wurden von einer anderen Gruppe mit schwerer Insulinresistenz und Acanthosis nigricans unterschieden, die durch Autoantikörper gegen den Insulinrezeptor bedingt war und als Insulinresistenzsyndrom Typ B bezeichnet wurde. Als Resistenz Typ A werden alle angeborenen schweren Insulinresistenzformen mit gleichzeitiger Acanthosis nigricans bezeichnet. Wegen des bestehenden ovariellen Hyperandrogenismus sind Patientinnen besonders auffällig (31). Betroffene Frauen sind bis zum Eintritt der Pubertät häufig unauffällig, bis sich dann zunehmend die Zeichen des Hyperandrogenismus im Sinne von Zyklusstörungen, Anovulation, Hirsutismus, Akne und gelegentlich Vermännlichung bemerkbar machen. Die Serumtestosteronkonzentrationen können bis zu bei Tumoren gefundenen Werten angehoben sein. Es wurden Patienten mit zusätzlichen Symptomen wie Muskelkrämpfe (31), Retinitis pigmentosa (32), Kleinwuchs (31) oder auch beschleunigtem Längenwachstum (33) sowie Hypertrophie der Akren (32) beschrieben. Die Insulinresistenz geht dabei mit unterschiedlichen Nüchterninsulinkonzentrationen einher, die von leicht erhöht bis zu über 600 μU/ml reichen (34). Leichtere Formen der Insulinresistenz sind häufig durch eine ausgeprägte Adipositas charakterisiert.

Bei der Insulinresistenz besteht eine Störung der Glukoseverwertung bei gleichzeitiger Steigerung der hepatischen Glukoseneubildung (35). Das Vererbungsmuster der familiären Insulinresistenz Typ A ist autosomal dominant wie auch rezessiv mit unterschiedlicher Penetranz, wobei offensichtlich Mutationen des Insulinrezeptorgens selten sind (19).

6.2 Insulinresistenz Typ B

Dieser Insulinresistenztyp wird durch Autoantikörper gegen den Insulinrezeptor verursacht (36). Die Insulinresistenz ist direkt proportional zum Autoantikörpertiter. Bei einer akuten Exposition wirken Insulinrezeptorautoantikörper insulinomimetisch; bei einer längeren Exposition dagegen kommt es zu einer Desensitisierung und damit zu einem Zustand der Insulinunempfindlichkeit.

Durch die Bindung von Autoantikörpern an die α-Untereinheit des Insulinrezeptors wird die Insulinbindung gehemmt und die Resistenz verursacht (37). Die meisten Patienten sind weiblich und schwarz, wobei das Alter bei Erkrankungsbeginn etwas höher liegt als beim Resistenztyp A. Klinisch sind Typ B Patienten ebenfalls durch Acanthosis nigricans, Amenorrhoe, polyzystische Ovarien, Hirsutismus und durch Hyperandrogenismus bedingte Virilisierungszeichen gekennzeichnet. Gehäuft treten gleichzeitig Autoimmunerkrankungen mit ihren typischen klinischen Merkmalen wie Arthritis, Nephritis mit Proteinurie, Vitiligo, Alopezie, primäre biliäre Leberzirrhose, Ataxie und Teleangiektasien auf (38). Diese klinischen Merkmale werden durch positive laborchemische Befunde wie Leukopenie, Thrombozytopenie, antinukleäre Antikörper, Proteinurie und erhöhte Serum IgG-Konzentrationen untermauert. Bei Patienten, die durch eine postprandiale Hyperglykämie auffallen, können im Wechsel auch Hypoglykämien auftreten. Obwohl die Plasmainsulinkonzentrationen unangemessen erhöht sein können, liegen die Proinsulin- und die C-Peptidkonzentrationen im Normbereich. Dies unterscheidet diese Hypoglykämiepatienten von jenen mit z.B. einem Insulinom.

6.3 Insulinresistenz mit Akromegalie

Einige Patienten mit einer schweren Insulinresistenz weisen die klinischen Merkmale einer Akromegalie mit vor allem einer Vergrößerung der Gesichtszüge, Makroglossie und evtl. gesteigertem Längenwachstum auf, ohne dass die Konzentrationen von Wachstumshormon oder IGF-1 angehoben wären. Es wird von einer Interaktion der erhöhten Insulinkonzentrationen mit dem IGF-1 Rezeptor ausgegangen. Der Zustand wird als „insulinvermittelte Pseudoakromegalie" bezeichnet (39).

6.4 Leprechaunismus

Dieser Ausdruck wurde 1954 durch Donohue und Uchida geprägt (40). Sie beschrieben zwei Geschwister mit ausgeprägter intrauteriner und postnataler Wachstumsretardierung, vermindertem Unterhautfettgewebe, Acanthosis nigricans, Clitoromegalie, Gesichtsdysmorphien und Hautauffälligkeiten (Hypertrichose, Pachydermie, Faltenbildungen um Körperöffnungen) (41). Eine massive ß-Zellhypertrophie bei ausgeprägtem Hyperinsulinismus, die mit Diabetes mellitus, wie auch mit Nüchternhypoglykämien einhergeht ist charakteristisch. Die wenigsten Patienten werden älter als ein Jahr. Von vereinzelten Patienten, die ins Jugendalter gekommen sind, ist eine normale intelektuelle Entwicklung bekannt. Alle untersuchten Patienten mit Leprechaunismus wiesen einen vollständigen Funktionsverlust beider Allele des Insulinrezeptorgens oder des Peroxisome Preoliferator-Activated Receptor γ (PPARγ) auf.

Auch Störungen des Rezeptortransportes zur Plasmamembran oder ein beschleunigter Rezeptorenabbau kann der Resistenzproblematik zugrunde liegen (42). Wie auch bei anderen Insulinresistenzsyndromen können sehr hohe Insulinkonzentrationen den IGF-1 Rezeptor stimulieren und zur Entwicklung einer Acanthosis nigricans, einer Ovarialvergrößerung, einem Hyperandrogenismus und zur myocardialen Hypertrophie führen (43).

6.5 Rabson-Mendenhall Syndrom

In diesem seltenen Insulinresistenzsyndrom sind ein schwerer insulinresistenter Diabetes mellitus und die Hyperplasie der Glandula pinealis zusammengefasst (44, 45). Ein Diabetes mellitus, der auch mit großen Insulinmengen nur ungenügend kontrolliert werden kann, entwickelt sich meistens im Schulalter. Eine Normalisierung des Blutzuckers ist jedoch offensichtlich durch IGF-1 möglich (46). Unter klinischen Gesichtspunkten kann eine Unterscheidung dieser Patienten von jenen mit Leprechaunismus schwierig sein. Als molekulare Grundlage der Erkrankung wurde vor allem eine gestörte Insulinbindung festgestellt. Im Gegensatz zum Leprechaunismus besteht noch eine geringe residuale Insulinrezeptor-Funktion. Molekulargenetisch wurden bei Patienten hauptsächlich nachgewiesen: ein Splicingdefekt am Intron 4, der zu einer abnormen Insulinrezeptor mRNA führt; eine compoundheterozygote Insulinrezeptormutation, die zu einer verminderten mRNA Transskription führt und eine homozygote Mutation der α-Untereinheit, welche das postrezeptor Processing beeinflusst. Heterozygote Träger von Nonsense- oder Missense-Mutationen in der extrazellulären Domäne des Insulinrezeptors sind klinisch meist unauffällig und weisen keine größeren Beeinträchtigungen der Insulinsensitivität auf. Dagegen leiden heterozygote Personen mit Missense-Mutationen in der Tyrosinkinase-Domäne häufig an einer dominant erblichen Insulinresistenz, deren Ausprägung auch intrafamiliär stark schwanken kann.

7. Glukotoxizität, Glukosamin

Eine Hyperglykämie führt per se zu einer Insulinresistenz. Bei Pima Indianern stellte sich die Nüchternglukosekonzentration als Hauptdeterminante der Insulinempfindlichkeit heraus. Der hauptsächlich im Skelettmuskel lokalisierte Defekt steht in Beziehung zum Ausmaß der Hyperglykämie. Das Enzym Glutamin-Fruktose-6-P-Amido transferase (GFAT) repräsentiert den geschwindigkeitsbestimmenden Schritt der Hexosaminsynthese. Die Aktivierung der Hexosaminsynthese ist die Grundlage der Glukoseverwertungsstörung bei Hyperglykämie. Hexosamine, wie z.B. Glukosamin induzieren eine Insulinresistenz in Fett- und Muskelzellen. Transgene Mäuse für eine Überexpression von GFAT in der Skelettmuskulatur entwickeln eine schwere Insulinresistenz. Glukosamin führt zu einer fehlenden GLUT4 Translokation an die Zelloberfläche.

8. Insulinresistenz und Vitamin D-Rezeptor-Genpolymorphismen

Störungen des Vitamin D-Stoffwechsels sind sowohl für experimentelle Diabetesmodelle als auch für den humanen Diabetes mellitus gut belegt. Es ist bekannt, dass niedrige Vitamin D-Konzentrationen bzw. ein Vitamin D-Mangel die Insulinsekretion beeinträchtigen können. Gleichfalls konnten Polymorphismen des Vitamin D-Rezeptorgens mit Diabetes mellitus Typ 1 assoziiert werden. Der Zusammenhang dieser Polymorphismen mit Diabetes mellitus Typ 2 bleibt noch zu klären. Bislang bestehen Hinweise auf eine Assoziation zwischen Apal-Polymorphismus und Insulinsekretion sowie zwischen Fokl-Polymorphismus und Insulinsensitivität. Es gibt jedoch deutliche Hinweise auf eine physiologische Interaktion zwischen Glukose und dem Vitamin D-Rezeptor.

9. Lipodystrophie

Das vollständige oder auch nur teilweise Fehlen von Unterhautfettgewebe wurde seit langem bei einigen Patienten mit schwerer Insulinresistenz beobachtet. Auf Grundlage der anatomischen Verteilung der Lipodystrophie wird eine teilweise von einer generalisierten Form und durch das Alter bei Auftreten der klinischen Symptome eine angeborene von einer erworbenen Form unterschieden. Patienten unterscheiden sich von anderen Formen der Insulinresistenz durch die Hyperlipidämie und die durch Fetteinlagerung bedingte Leberfunktionsstörung (47). Das Syndrom der angeborenen totalen Lipodystrophie (Berardinelli-Seip Syndrom) beinhaltet einen ausgeprägten Hyperinsulinismus, eine diabetische Stoffwechsellage und eine Hepatomegalie. Eine Muskelhypertrophie, ein gesteigertes Längenwachstum, eine beschleunigte genitale Reifung und eine Hypertriglyzeridämie sind wesentliche zusätzliche Merkmale des Syndroms (48). Bei diesen Patienten wurde auch eine Resistenz gegenüber der antilipolytischen Wirkung von Insulin nachgewiesen. Sie wird entweder auf eine Störung der Insulinbindung oder der Rezeptortyrosinkinaseaktivität zurückgeführt (50). Patienten mit einer erworbenen totalen Lipodystrophie haben zum Zeitpunkt der Geburt noch eine normale Fettverteilung. Zu einem späteren Zeitpunkt, häufig im Rahmen von Infektionen, entwickelt sich die Lipodystrophie innerhalb von Tagen oder Wochen. Bei der partiellen Lipodystrophie ist die Atrophie des Fettgewebes auf spezifische Körperregionen beschränkt. Das Gesicht ist typischerweise ausgespart. Patienten haben eine plethorische Facies zusätzlich zu anderen Merkmalen einer schweren Insulinresistenz.

10. Insulinresistenz, Adipositas und freie Fettsäuren

Diese Verbindung zwischen Insulinresistenz und Adipositas wurde erstmals kurz nach der Einführung des Insulinassays beschrieben (50). Zusätzlich wurde vor allem die Bedeutung der Verbindung zwischen abdomineller Adipositas und dem Risiko von Herz-Kreislauf-Erkrankungen hervorgehoben (51). Die Taillen-Hüft-Relation („waist-hip ratio") beträgt bei einer viszeralen Adipositas bei Männern mehr als 1,0, bei Frauen mehr als 0,85.

Auch die alleinige Messung des Bauchumfanges erlaubt bereits die Verdachtsdiagnose des metabolischen Syndroms, dann, wenn der Umfang über 100 cm beträgt.

Mit der Insulinresistenz ist vor allem die zentrale, intraabdominelle Adipositas und gleichzeitig verminderte HDL-Cholesterin- und erhöhte Serumtriglyzeridkonzentrationen verbunden.

Die mechanistische Verbindung zwischen Insulinresistenz und Adipositas ist noch nicht geklärt. Erklärungsansätze sind freie Fettsäuren wie auch eine Downregulierung des Insulinsignaltransduktionsweges.

Abdominelles Fett unterliegt leichter der Lipolyse als subkutanes Fett, möglicherweise wegen der höheren adrenergen Rezeptorenbesetzung. Außerdem ist das abdominelle Fettgewebe resistent gegen die antilipolytische Wirkung von Insulin einschließlich der insulinbedingten Veränderungen der Lipoproteinlipase (100).

Die verstärkte Lipaseaktivität führt zu einer verstärkten Fettsäurefreisetzung mit einer besonderen Anhebung der Fettsäurekonzentration in der portalen Zirkulation. Gleichfalls wurde eine vermehrte Expression von TNF-α in Fettgewebe von Patienten mit Insulinresistenz und Adipositas nachgewiesen (52). In in vivo Studien konnte eine verminderte glukoregulatorische Wirkung von Insulin nachgewiesen werden (53). In in vitro Untersuchungen wurde eine verminderte Expression von Insulinrezeptoren in Leber, Muskulatur und Fettgewebe, sowie eine verminderte Fähigkeit von Insulin, die Rezeptortyrosinkinase in der Skelettmuskulatur zu aktivieren nachgewiesen (54). Im Unterhautfettgewebe dieser Patienten ist der insulinsensitive Glukosetransport vermindert (55), während die Empfindlichkeit gegenüber der antilipolytischen Wirkung von Insulin entweder normal oder eingeschränkt gefunden wurde (56). Die relativ gesteigerte lipolytische Aktivität der intraabdominellen Adipozyten Adipöser führt zu einer gesteigerten Glycerol- und Freie Fettsäurenkonzentration in der Pfortaderzirkulation, die wiederum zu einer erhöhten Glukoneogenese und zum Hyperinsulinismus führt (57). Ursache des Hyperinsulinismus ist eine verminderte hepatische Aufnahme und ein verminderter hepatischer Abbau bei gleichzeitig verminderter hepatischer Insulinempfindlichkeit (58). Erhöhte Konzentrationen freier Fettsäuren führen zu einer peripheren Insulinresistenz (59). Sowohl die Insulinresistenz, wie auch die Körperfettverteilung haben eine starke genetische Komponente (60).

Der Energiestoffwechsel ist stark reguliert. Die Hauptsubstrate sind Glukose, Laktat und Fettsäuren. Der Pyruvatdehydrogenase Komplex (PDK) hat dabei eine Schlüsselstellung im Zusammenspiel der Energiesubstrate. Durch Fettsäureoxidation wird die Aktivität des PDK gehemmt. Die PDK Inaktivierung durch Phosphorylierung wird durch die Pyruvatdehydrogenasekinasen 1-4 katalysiert. Die PD Kinase 4 ist eine „Lipidstatus" responsive PD Kinase Isoform, welche die Fettsäureoxidation erleichtert.

Eine Konzentrationserhöhung freier Fettsäuren begleitet die Progression einer eingeschränkten Glukosetoleranz zum Diabetes mellitus. Dabei ist die periphere Konzentration freier Fettsäuren nicht notwendigerweise erhöht. Es ist jedoch der Fettsäureflux von der viszeralen Lipolyse zur Skeletmuskulatur erhöht und in der Folge die Glukoseaufnahme gehemmt.

Der Randle-Mechanismus (Glukose-Fettsäure-Zyklus) wurde ursprünglich zur Beschreibung der Wirkung von Fettsäuren auf die Hemmung der Glukoseutilisation entwickelt. Er beschreibt, dass Fettsäuren mit Glukose um die Oxidation in der Muskulatur konkurrieren .

Im Experiment wurde nachgewiesen, dass eine hohe Fettzufuhr mit der Nahrung zu einer 40-60%igen Einschränkung der GLUT4-Expression in der Muskulatur führt. Die Fütterung hoher Fettmengen führte zu einer Absenkung der Insulinrezeptorsubstrat (IRS)-1-assoziierten Phosphatidylinositol-3-Kinaseaktivität, also dem ersten Schritt in der Insulin-signaltransduktion. Die Einschränkung der PI3-Kinase ging einher mit einer Akt/ Proteinkinase B Kinaseaktivität um ca. 40%, obwohl das Enzym regelrecht phosphoryliert war.

Die durch Wachstumshormon ausgelöste Insulinresistenz wird ebenfalls auf eine Entkopplung des Downstream-Signals nach Aktivierung der PI 3-Kinase zurückgeführt.

Arbeiten an CD36, einem 88 kD Membranglykoprotein, welches die Funktion einer Fettsäuretranslokase hat (61), haben das Verständnis der Insulinresistenz erweitert. CD36 war als Thrombozytenoberflächenprotein entdeckt worden. Sein Mangel, der 1990 beschrieben wurde (62), ist die Grundlage einer Posttransfusionspurpura. Das Protein gehört zur Familie der Scavenger-Rezeptoren und wird vor allem in Adipozyten, Herzmuskelzellen, Monozyten, Makrophagen, dentritischen Zellen und im Gefäßendothel exprimiert. CD36 ist auch ein Rezeptor für oxidiertes LDL (61). Das CD36-Gen wird transskriptionell durch den nukleären Rezeptor PPAR γ, die Zielsubstanz für die Gruppe der die Insulinempfindlichkeit steigernden Thiazolidindione (Glitazone) induziert. Neuere Untersuchungen lassen vermuten, dass CD36 eine physiologische Wirkung bei der Insulinwirkung besitzt. Miyaoka et al. (63) fanden in einer Studiengruppe von 26 Patienten mit CD36-Mangel höhere Plasmatriglyzerid-, Glukose- und niedrigere HDL-Konzentrationen, sowie einen erhöhten Blutdruck und eine Insulinresistenz. Beim CD36-Mangel ist das Signal durch PPAR γ, wie auch die Aufnahme langkettiger Fettsäuren gestört.

11. Intramuskuläre Triglyzeridkonzentration und Insulinresistenz

Die insulinvermittelte Glukoseaufnahme ist invers mit der intramuskulären Triglyzeridkonzentration korreliert. Als Ursache der muskulären Triglyzeridakkumulation bei Insulinresistenten wird eine Unausgewogenheit zwischen Fettsäureaufnahme und Fettsäureoxidation gesehen. In der postabsorptiven Phase werden ca. 30% des Fettsäurefluxes oxidiert und 70% werden zu Triglyzeriden rückverestert. Die Fettsäurespeicherung ist weitgehend durch ein ausgeglichenes Verhältnis zwischen Oxidation und Rückveresterung determiniert. Die bei Adipositas verstärkte Lipolyse ist die Grundlage eines vermehrten Fettsäurefluxes zur Muskulatur.

12. Der Fettsäurestoffwechsel der Skelettmuskulatur und die Beziehung zur Insulinemfindlichkeit

Die Aufnahme von Fettsäuren in die Zelle wird durch drei Proteine beeinflusst:

1. Fettsäuretranslokase,
2. Plasmamembranfettsäurebindungsprotein (FABP-pm), und
3. Fettsäuretransportprotein.

Die Konzentration der Transportproteine wird stark durch Bewegung, Körpergewicht und die Insulinkonzentration beeinflusst. Es besteht eine direkte Korrelation zwischen dem FABP Gehalt im Herzen und der oxidativen Kapazität. Bei insulinresistenten Personen ist das FABP des Herzens vermindert.

Carnitinpalmitoyltransferase-I (CPT I) hat eine zentrale Rolle in der Regulation der Fettsäureoxidation. Die spezifische CPT-I Muskelisoform macht 97% der CPT-Aktivität in der Muskulatur aus und die Hemmung durch Malonyl-CoA ist 100fach geringer. Wie alle an der Fettsäureoxidation beteiligten Proteine erfolgt die Regulation durch PPARα. Der Fettsäuretransfer über die innere Mitochondrienmembran erfolgt in der Form eines Carnitinesters. Die Rückführung zu Fettsäure-CoA, dem Substrat der ß-Oxidation, erfolgt durch die Carnitinpalmitoyltransferase II (CPT II).

Entkoppelungsprotein-1 (UCP1) hat einen klaren Bezug zur Entkoppelung der oxidativen Phosphorylierung in braunem Fettgewebe. UCP2 und UCP3 haben eine strukturelle Ähnlichkeit mit UCP1, aber es ist nicht geklärt, ob sie auf die oxidative Phosphorylierung entkoppelnd wirken. Die UCP2 und 3 Expression wird vor allem durch Schilddrüsenhormone und durch hohe Fettsäurekonzentrationen stimuliert. Das „Brain mitochondrial carrier protein 1" (BMCP 1) und UCP4 werden im Gehirn exprimiert. Beim Menschen werden die mRNA-Konzentrationen von UCP2 und UCP3 durch eine hohe Fettzufuhr hochreguliert. Dies gilt vor allem für Personen mit einem hohen Anteil von Typ IIA Fasern in der Muskulatur. Durch Ausdauertraining wird die mitochondriale oxidative Kapazität der Muskulatur gesteigert; die UCP2 und UCP3 Konzentrationen jedoch bleiben unverändert. Adipositas war positiv mit einer Splice-Isoform von UCP3 korreliert und ein Polymorphismus in der Promoterregion von UCP3 korrelierte mit der UCP3-Expression in Skelettmuskulatur.

13. Insulinresistenz und nicht insulinabhängiger Diabetes mellitus (NIDDM)

Die Insulinresistenz beinhaltet eine Unempfindlichkeit gegenüber Insulin, die hepatische Glukoseabgabe zu hemmen, den Glukosetransport, die Glukoseoxidation und die nicht-oxidative Glukosespeicherung in peripheren Geweben anzuheben, sowie die Muskeldurchblutung zu steigern (64). Grundlage der Insulinresistenz ist vordergründig eine Verminderung der Insulinrezeptoren in den einzelnen Zielgeweben. Gleichzeitig ist die Fähigkeit von Insulin herabgesetzt, die Autophosphorylierung und die Tyrosinkinaseaktivität zu stimulieren (65). Direkte Messungen legen nahe, dass die aktivierende Wirkung von Insulin auf Schlüsselenzyme des Kohlenhydratstoffwechsels, wie die Pyruvatdehydrogenase, die Muskelglykogensynthase und die Muskelglykogensynthasephosphorylase vermindert ist (66, 67, 68).

Beim Typ II-Diabetiker lassen sich in drei Geweben Defekte ausmachen, die eine Hyperglykämie bedingen: in der Leber, im Pankreas und an der Muskelzelle.

In der Leber ist die Glukoseproduktion erhöht, im Pankreas bestehen Defizite bei der Insulinsekretion und die Muskelzelle hat infolge einer Insulinresistenz verringerte Möglichkeiten der Glukoseaufnahme. Zunächst kann die Insulinresistenz noch durch eine Hyperinsulinämie kompensiert werden. Jedes Jahr entwickeln etwa 7% der Patienten mit metabolischem Syndrom einen manifesten Diabetes mellitus. Bei klinisch manifestem NIDDM besteht somit sowohl eine Störung der Insulinsekretion als auch der Insulinwirkung im Sinne einer Insulinresistenz. Die Insulinresistenz geht dabei offensichtlich der verminderten Insulinsekretion um Jahre voraus (69). Dies wurde auch bei Pima Indianern, einer ethnischen Gruppe mit gesteigertem Auftreten eines NIDDM nachgewiesen (70). In Adipozyten und Skelettmuskulatur ist der Glukosetransport vermindert während die hepatische Glukoseproduktion vermehrt ist. Die Insulinresistenz gilt zwischenzeitlich als unabhängiger Prädiktor für das Risiko der Entwicklung eines NIDDM (71). Für die Entwicklung einer Insulinresistenz besteht eine starke genetische Disposition.

Es bestehen Hinweise, dass bei Typ II Diabetikern die Wanderung der Glut4-Transportermoleküle aus den intrazellulären Vesikeln zur Zellmembran beeinträchtigt ist. Der primäre Defekt muss also in der Signalkette hinter dem Insulinrezeptor liegen. Eines der wichtigsten bekannten Glieder in der Kette ist IRS-1 (Insulinrezeptor-Substrat 1). Es wird vom Insulinrezeptor phosphoryliert und damit aktiviert und aktiviert selbst wiederum das Enzym Phosphoinositol-3-Kinase (PI-3-Kinase), das eine Schlüsselrolle in dem Prozess hat der für die Glut4-Translokation notwendig ist, über weitere Zwischenstufen mündet die Reaktionskette schließlich an der Glut4-Translokation. Trotz der IRS-Blockade im Experiment fand trotzdem die Glut4-Translokation statt. Es wird vermutet, dass zusätzliche komplementäre Stoffwechselwege aktiv sind. Dies bedeutet gleichzeitig, dass der primäre Defekt beim Typ 2 Diabetes nicht am IRS-1 liegen kann.

14. Insulinresistenz und ovarielle Dysfunktion

Zusätzlich zur Assoziation von schwerer Insulinresistenz, ovarieller Thekazellhyperplasie und Hyperandrogenismus ist bekannt, dass Frauen mit polyzystischem Ovar (PCO) eine Insulinresistenz mit Hyperinsulinismus aufweisen (72). In der klinischen Symptomatik ist die klassische Beschreibung von Frauen mit polyzystischem Ovar von Stein und Leventhal aus dem Jahre 1935 enthalten (73). Die Prävalenz einer Insulinresistenz bei jungen Frauen mit polyzystischem Ovar wird mit 30–63% angegeben (74). Bei ausgeprägtem PCO-Syndrom besteht eine positive Korrelation zwischen Hyperandrogenämie und Hyperinsulinismus (75). Insulin ist offensichtlich in der Lage, die ovarielle Androgensynthese zu stimulieren. Entweder über die Bindung an IGF-1 Rezeptoren („Spillover Phänomen") oder über Insulinrezeptoren mit spezieller Kompetenz im Ovarialgewebe (76) Bei 5-10% der Frauen mit PCO besteht gleichzeitig eine Acanthosis nigricans (77).

15. Insulinresistenz und Bluthochdruck

Es bestehen Hinweise auf einen Zusammenhang zwischen Insulinresistenz und essentieller Hypertension (75). Nicht diabetische Patienten mit essentieller Hypertonie haben höhere Nüchterninsulinkonzentrationen als nicht hypertensive Personen (78). Tierversuche weisen darauf hin, dass die Insulinresistenz der Hypertension vorausgeht (79), da durch einen reinen Hyperinsulinismus experimentell kein Hochdruck ausgelöst werden kann (80). Als ein wesentlicher Wachstumsfaktor für die glatte Muskulatur der Gefäßwand ist Insulin jedoch in der Lage den Blutdruck zu beeinflussen (81).

16. Insulinresistenz und Hyperlipidämie

Bei Patienten mit NIDDM besteht häufig gleichzeitig eine Hyperlipidämie. Bei Störungen des Kohlenhydratstoffwechsels tritt am häufigsten eine Hypertriglyzeridämie auf, die auf eine hepatische VLDL-Überproduktion und einen langsameren Lipoproteinabbau zurückzuführen ist (82). Die VLDL-Überproduktion ist vor allem post-translational bedingt und wird durch Insulin und die erhöhte Fettsäureverfügbarkeit im Portalkreislauf verstärkt. Ein Teil der posttranslationalen Regulation ist durch die Wirkung von Insulin und freien Fettsäuren auf eine Steigerung des mikrosomalen Triglyzeridtransferproteins bedingt, welches den Lipidtransfer auf

Apo-Protein B katalysiert und gleichzeitig den Apo B-Abbau vermindert. Gleichzeitig ist die VLDL-Zusammensetzung verändert. Die Partikel sind groß und triglyzeridreich; gleichzeitig ist ihr Apo E-Anteil und das Verhältnis von Apo CI bzw. Apo CII zu Apo CIII vermindert; hierdurch wird es zu einem schlechteren Substrat für die Lipoproteinlipase (83).

Diese Lipoproteinveränderungen sprechen gut auf Bewegungstherapie an (84). Die Hypertriglyzeridämie bei Insulinresistenz geht in den meisten Fällen mit niedrigen HDL-Cholesterinkonzentrationen einher (85). Die VLDL-Triglyzerid-Überproduktion mündet in einen verstärkten VLDL-Triglyzerid-Transfer auf HDL im Austausch mit HDL-Cholesterinestern, der durch das Cholesterolestertransferprotein vermittelt wird. Triglyzeridreiches HDL wird durch die hepatische Lipase hydrolysiert. Daraus resultiert die Bildung von kleinen HDL-Partikeln, die vor allem in der Niere schnell abgebaut werden. In der Folge werden die Serum HDL-Konzentrationen abgesenkt. Außerdem sind die LDL-Partikel von Patienten mit NIDDM kleiner und dichter (LDL Subklassenphänotyp B) als jene von normoglykämischen Personen (86). Der Cholesterinestertransferprotein vermittelte Austausch von VLDL-Triglyzeriden gegen LDL-Cholesterinester und eine nachfolgende Triglyzeridhydrolyse durch die hepatische Lipase resultiert in der Bildung von kleinen, atherogenen LDL-Partikeln, die bei insulinresistenten Personen vermehrt sind. Dieser Phänotyp geht mit höheren Triglyzerid- und niedrigeren HDL-Konzentrationen und mit einem gesteigerten atherogenen Potential einher (83, 84). Zusätzlich zu den angesprochenen Veränderungen werden bei Insulinresistenz weitere, subtilere Lipoproteinveränderungen, wie eine Apo B-Erhöhung und eine Apo A-I- und eine HDL2-Erniedrigung gesehen.

Der LDL-Phänotyp B ist unabhängig mit den Einzelmerkmalen des metabolischen Syndroms, also der abdominellen Fettbetonung, der Hyperinsulinämie, der Hypertonie, der Hypertriglyzeridämie und den erniedrigten HDL-Cholesterinkonzentrationen verbunden. Seine Prävalenz steigt von 6% bei Gesunden auf 100% bei Personen mit allen Einzelmerkmalen (87). Zwischen der mit Clamp-Technik gemessenen Insulinresistenz und den Serumtriglyzeridkonzentrationen besteht eine Korrelation (88). Da Interventionen, die zu einer Besserung der Insulinresistenz führen (z.B. Metformin, Bewegungstraining, Diät) auch zu einer Absenkung der Triglyzeridkonzentrationen führen wird angenommen, dass die Insulinresistenz kausal mit der Hypertriglyzeridämie verbunden ist. In der Pathogenese der Hypertriglyzeridämie wird die Rolle von Apo C-III betont, welche miteinander korreliert sind. Im Experiment führt eine Überexpression von Apo C-III bei der transgenen Maus zu einer Hypertriglyzeridämie, die durch eine verminderte Klärung aus der Blutbahn bedingt ist (89). Die Apo C-III Expression wird wesentlich durch Insulin beeinflusst.

Eine Hyperlipidämie kann die Ursache einer Insulinresistenz sein. Erhöhte freie Fettsäurekonzentrationen stimulieren die hepatische Glukoneogenese (90). Darüber hinaus führt eine Erhöhung der Konzentration freier Fettsäuren im Portalkreislauf zu einer Steigerung der hepatischen VLDL- und Apo B-100 Synthese und gleichzeitig zu einer Hemmung der hepatischen Insulin-Clearance (91). Erhöhte zirkulierende freie Fettsäurekonzentrationen können die insulinvermittelte Glukoseaufnahme wie auch die Insulinbindung hemmen (92).

17. Isolierte organbezogene Insulinresistenz

Die Ergebnisse wurden in isolierten Organ-Knock out-Modellen der Maus erarbeitet. Mäuse mit einer isolierten Deletion des Insulinrezeptors der Muskulatur haben eine normale Glukosehomöostase, jedoch entwickeln sie eine leichte Adipositas und Hyperlipidämie als Folge einer kompensatorischen Hochregulation der Insulinempfindlichkeit in Fettgewebe. Die Deletion des Leberinsulinrezeptors führt zu einer gestörten Glukosetoleranz bei ausgeprägter Hyperinsulinämie als Folge einer gesteigerten Insulinsekretion bei verminderter Insulin-

Clearance. Patienten mit einer nichtalkoholinduzierten Fettleber werden diskutiert, eine Spielform des metabolischen Syndroms mit einer isolierten Insulinresistenz der Leber darzustellen. Die isolierte Deletion des Insulinrezeptors in Fettgewebe führt zu einer Hemmung der Adipositasentwicklung trotz Hyperphagie.

18. Syndrom X und die Neigung zur Arterioskleroseentwicklung

Syndrom X ist ein Synonym der Bezeichnung: „metabolisches Syndrom" und beschreibt das Zusammentreffen klinischer Merkmale wie Glukoseintoleranz, Hypertension, Adipositas, Dyslipidämie und Insulinresistenz. Bedingt durch hohe Fibrinogen- und Plasminogen Aktivator Inhibitor 1 (PAI 1)-Konzentrationen ist die Fibrinolyse eingeschränkt. Bei adipösen Personen treffen die Einzelsymptome in über 50% und bei nicht Adipösen in ca. 10% zusammen (93). Lipoprotein(a) (Lpa) ist ein unabhängiger Faktor der Arterioskleroseentwicklung. Die Konzentrationen von Lp(a) wurden in der zweiten Lebensdekade bei ehemaligen SGA-Neugeborenen höher gemessen als bei einer Kontrollgruppe.

19. Fötale Programmierung, die Barker Hypothese, SGA-Kinder und das Risiko eines metabolischen Syndroms

In den vergangenen Jahren ergab sich die zunehmende Gewissheit, dass bereits kleinere Einschränkungen des fötalen Wachstums schwerwiegende Folgen für Gesundheitsprobleme im späteren Leben haben können.

Fötale Programmierung beschreibt das Konzept, dass verschiedene Perioden einer schnellen Teilung fötaler Zellen existieren. Störungen zu dieser Zeit resultieren in permanenten metabolischen oder strukturellen Veränderungen.

Es betrifft vor allem kardiovaskuläre Erkrankungen, Hochdruck und Diabetes mellitus Typ II.

Die Zusammenhänge wurden durch David Barker und Mitarbeiter postuliert. Sie gehen davon aus, dass ein kritisches Zeitfenster in der Fötalzeit existiert, während dem eine unzureichende Ernährung zu definierten Störungen im Erwachsenenleben führt. Während dieser Phasen schnellen Zellwachstums treten „shortterm" gegenregulatorische fötale Anpassungsmechanismen in Kraft, welche die Grundlage von „long-term" Gesundheitsstörungen sind.

Es ist die Barker'sche Hypothese, dass im fötalen Leben bereits eine Programmierung der metabolischen Abläufe des späteren Lebens erfolgt. Dabei spielt der „set point" des IGF-Systems eine besondere Rolle. IGF-1 hat eine duale Wirkung auf Wachstum und Metabolismus.

IGF ist ein essentieller Regulator der Zellteilung und damit des fötalen Wachstums. Die endokrine Kontrolle des fötalen Wachstums basiert auf zwei Systemen, dem Insulin- und dem IGF-System, die über den IGF-1-Rezeptor wirksam werden und das fötale Wachstum regulieren. Die IGF-1-Freisetzung vor allem im letzten Schwangerschaftsdrittel ist weitgehend von der Glukoseverfügbarkeit über die Plazenta abhängig. Eine IGF-1-Infusion in den fötalen Kreislauf führt zu einer verminderten plazentaren Laktatproduktion und einer verminderten fötalen Laktataufnahme. Diese Effekte werden offensichtlich über den IGF-I-Rezeptor vermittelt. Wachstumsretardierte Föten haben eine reduzierte Empfindlichkeit gegenüber den fötalen Wachstumshormonen Insulin und IGF-1 bei gleichzeitig erhöhten zirkulierenden Cortisolmengen. Intrauterine Unterernährung ist mit einer Erhöhung der Plasma-GH-Konzentration, wie auch mit einer Hyperreagibilität auf GHRH verbunden. Langsamer wachsende Föten zeigen in der Spätschwangerschaft höhere Insulinkonzentrationen als regelrecht wachsende Föten. Die Insulinempfindlichkeit war bei SGA-Kindern nur ca. ein Drittel der bei AGA-Kindern. IGFBP-1 ist für das fötale Wachstum von besonderem Interesse, da es die Trophoblasten in der Dezidua reguliert. In einer Untersuchung an 258 Patientinnen mit Präklampsie wurde gezeigt, dass Neugeborene je nach Schweregrad der Wachstumsbeeinträchtigung erniedrigte IGF-1 und angehobene IGFBP-1 Konzentrationen aufwiesen. Beim Foeten dient IGFBP-

3 wegen des Fehlens der säurelabilen Untereinheit (ALS) und der ternären Komplexbildung nicht als Bindungsprotein für IGF-I. Im Vergleich zu IGFBP-3 hat IGFBP-1 eine um das Zehnfache geringere Affinität zu IGF-1. IGFBP-1 ist ein wichtiger Inhibitor der IGF-1 Aktivität. Hohe IGFBP-1 Konzentrationen führen zu einer flachen Plazentaimplantation. Die post-i.v.-Glukose Ghrelinkonzentrationen, jedoch nicht die Nüchternkonzentrationen waren positiv mit Länge und Gewicht von Kindern korreliert.

Eine Plazentainsuffizienz ist häufiger Ursache einer intrauterinen Wachstumsverzögerung (IUGR) als eine Mangelernährung der Mutter. Mit der Mangelernährung ist der Fötus an schlechte Ernährungsverhältnisse adaptiert, d.h. er geht sparsam mit den verfügbaren Nährsubstraten um („thrifty phenotype hypothesis"). Wenn die Nährstoffzufuhr in den Kinderjahren wieder zunimmt entwickelt sich eine ausgeprägte Adipositas, da die fötale Adaptation nicht mehr notwendig ist.

Literatur

1. Himsworth HP (1936) Diabetes mellitus: Its differentiation into insulin-sensitive and insulin-insensitive types. Lancet 1: 127-130

2. Yalow RS, Berson SA (1960) Plasma insulin concentrations in nondiabetic and early diabetic subjects: Determinations by a new sensitive immunoassay technique. Diabetes 9: 254-260

3. Kahn CR, Neville DM, Roth J (1973) Insulin-receptor interactions in the obese-hyperglycemic mouse: A model for insulin resistance. J Biol Chem 248: 244-250

4. Moller DE, Flier JS (1991) Insulin resistance-mechanisms, syndromes and implications. New Engl J Med 325: 938-948

5. DeFronzo RA, Ferrannini E (1991) Insulin resistence: A multifacetet syndrome responsible for NIDDM, obesity, hypertension, dyslipidemia and atherosclerotic vascular disease. Diabetes Care 14:173-194

6. Flier JS (1983) Insulin receptors and insulin resistance. Ann Rev Med 34: 145-160

7. Karam JH (1992) Type II diabetes and the syndrome X. Pathogenesis and glycemic management. Endocrinol Metab Clin North Am 21: 329-335

8. Flack JM, Sowers JR ( ) Epidemiologic and clinical aspects of insulin resistance and hyperinsulinemia. Am J Med 91 (Suppl. 1A): 11-21

9. Manson JE, Tosteson H, Ridker PM (1992) The primary prevention of myocardial infarction. New Engl J Med 326: 1406-1416

10. Ferranini E, Hafner SM, Mitchell BD (1991) Hyperinsulinemia: The key feature of a cardiovascular and metabolic syndrome. Diabetologia 34: 416-422.

11. Bergman RN, Finegood DT, Ader M (1985) Assessment of insulin sensitgivity in vivo. Endocr Rev 6: 45-86

12. Seino S, Seino M, Nishi S (1989) Structure of the human insulin receptor gene and characterization of its promoter. Proc Natl Acad Sci USA 86: 114-118

13. Ulrich A, Schlessinger J (1990) Signal transduction by receptors with tyrosin kinase activity. Cell 61: 203-212

14. Kahn CR, White MF (1988) The insulin receptor and the molecular mechanism of insulin action. J Clin Invest 82: 1151-1156

15. Sun XJ, Rothenberg P, Khan CR (1991) Structure of the insulin receptor substrate IRS-1 defines a unique signal transduction protein. Nature 352: 73-77

16. Myers MG, White MF (1993) The new elements of insulin signalling. Insulin receptor substrate-1 and proteins with SH2 domains. Diabetes 42: 643-650

17. Taira M, Taira M, Hashimoto N (1989) Human diabetes associated with a deletion of the tyrosine kinase domain of the insulin receptor. Science 245: 63-66

18. Shimada F, Taira M, Suzuki Y (1990) Insulin-resistant diabetes associated with partial deletion of the insulin receptor gene. Lancet 335:1179-1181

19. Moller DE, Cohen O, Yamaguchi Y (1994) Prevalence of mutations in the insulin receptor gene in subjects with features of the type A syndrome of insulin resistance. Diabetes 43: 247-255

20. Taylor SI, Cama A, Accili D (1992) Mutations in the insulin receptor gene. Endocrine Rev 13: 566-595

21. Almind K, Bjorback C, Vestergaard H (1993) Ami-

noacid polymorphisms of insulin receptor substrate 1 in non insulin dependent diabetes. Lancet 342: 828-832

22. Sbraccia P, Goodman PA, Maddux BA (1991) Production of inhibitor of insulin-receptor tyrosine kinase in fibroblasts from patients with insulin resistance and NIDDM. Diabetes 40: 295-299

23. Flier JS, Kahn RC, Roth J (1979) Receptors, antireceptor antibodies and mechanisms of insulin resistance. New Engl J Med 300: 413-419

24. Taylor SI, Barbetti F, Accili D (1989) Syndromes of autoimmunity and hypoglycaemia: Autoantibodies directed against insulin and its receptor. Endocrinol Metab Clin North Am 18: 123-143

25. Yki-Jarvinen H (1992) Glucose toxicity. Endocr Rev 13: 415-413

26. Bar RS, Harrison LC, Muggeo M (1979) Regulation of insulin receptors in normal and abnormal physiology in humans. Adv Intern Med 24: 23-52

27. Kissebach AH (1991) Insulin resistance in visceral obesity. Int J Obes 15: 109-115

28. Lang CH, Dobrescu C, Bagby GJ (1992) Tumor necrosis factor impairs insulin action on peripheral glucose disposal and hepatic glucose output. Endocrinology 130: 43-45

29. Virkamaki A, Puhakainen I, Koivisto VA (1992) Mechanisms of hepatic and peripheral insulin resistance during acute infections in humans. J Endocrinol Metab 74: 673-679

30. Kahn CR, Flier JS, Bar RS (1976) The syndromes of insulin resistance and acanthosis nigricans: Insulin receptor disorders in man. New Engl J Med 294: 739-745

31. Barbieri RL, Bryan KJ (1983) Hyperandrogenism, insulin resistence, and acanthosis nigricans syndrome: A common endocrinopathy with distinct pathophysiologic features. Amer J Obstet Gynecol 147: 90-101

32. Moller DE, Cohen O, Yamaguchi Y (1994) Prevalence of mutations in the insulin receptor gene in subjects with features of the type A syndrome of insulin resistance. Diabetes 43: 247-255

33. Grigorescu F, Herzberg V, King G (1987) Defects in insulin binding and autophosphorylation of erythrocyte insulin receptors of patients with syndromes of severe insulin resistance and their parents. J Clin Endocrinol Metab 64: 549-556

34. Bar RS, Muggeo M, Roth J (1978) Insulin resistance, acanthosis nigricans and normal insulin receptors in a young woman: Evidence for a postreceptor defect. J Clin Endocrinol Metab 47: 620-625

35. Cohen P, Barzilai N, Lerman A (1991) Insulin effects on glucose and potassium metabolism in vivo: Evidence for selective insulin resistance in humans. J Clin Endocrinol Metab 73: 564-568

36. Flier JS, Khan CR, Roth J (1975) Autoantibodies that impari insulin receptor binding in an unusual diabetic sindrome with severe insulin resistance. Science 190: 63-65

37. Wilken TJ (1990) Receptor autoimmunity in endocrine disorders. New Engl J Med 323: 1318-1324

38. Selinger S, Tsai J, Pulini M (1987) Autoimmune thrombocytopenia and primary biliary cirrhosis with hypoglycaemia and insulin receptor autoantibodies. Ann Intern Med 107: 686-688

39. Flier JS, Moller DE, Moses AC (1993) Insulin-mediated pseudoacromegaly: Clinical and biochemical characterizing of a syndrome of severe insulin resistance. J Clin Endocrinol Metab 76: 1533-1541

40. Donohue WL, Uchida I (1954) Leprechaunism: A euphemism for a rare familial disorder. J Pediatr 45: 505-519 (1954)

41. Ioan D, Dumutriu L, Belengeanu V (1988) Leprechaunism: Report of two cases and review. Endocrinologie 26: 205-209

42. Taylor SI (1992) Molecular mechanisms of insulin resistance. Lessons from patients with mutations in the insulin-receptor gene. Diabetes 41: 1473-1490

43. Geffner ME, Golde DW (1988) Selective insulin resistance on skin, ovary and heart in insulin-resistant states. Diabetes Care 11: 500-505

44. Mendenhall EN (1950) Tumor of the pineal gland with high insulin resistance. J Indiana Med Assoc 43: 32-36

45. Rabson SM, Mendenhall EN (1956) Familial hypertrophy of pineal body, hyperplasia of adrenal cortex and diabetes mellitus: Report of three cases. Amer J Clin Pathol 26: 283-290

46. Quin JD, Fisher BM, Peterson KR (1990) Acute response to recombinant insulin-like growth factor I in a patient with Mendenhall's syndrome. New Engl J Med 323: 1425-1426

47. Köbberling J, Willms B, Kattermann R (1975) Lipodystrophy of the extremities. A dominantly inherited syndrome associated with lipoatrophic diabetes. Humangenetik 29: 111-120

48. Senior B (1961) Lipodystrophic muscular hypertrophy. Arch Dis Child 36: 426-431

49. Beylot M, Sautot G, Laville M (1988) Metabolic studies on lipoatrophic diabetes: Mechanism of hyperglycemia and evidence of resistance to insulin of lipid metabolism. Diabet Metab 14: 20-24

50. Yalow RJ, Glick IM, Roth J (1965) Plasma insulin and growth hormone in obesity and diabetes. Ann NYAcad Sci 131: 357-373

51. Vague P, Juan-Vague I, Chabert V (1989) Fat distribution and plasminogen activator inhibitor activity in non-diabetic obese women. Metabolism 9: 913-915

52. Hotamisgili GS, Shargill NS, Spiegelman BM (1993) Adipose expression of tumor necrosis factor alpha: Direct role in obesity linked insulin resistance. Science 259: 87-91

53. Frayn KN, Coppack SW (1992) Insulin resistance, adipose tissue and coronary heart disease. Clin Sci 82: 1-8

54. Reaven GM (1988) Role of insulin resistance in human disease. Diabetes 37: 1595-1607

55. Caro JF, Dohm GL, Porries WJ (1989) Cellular alteration in liver, skeletal muscle and adipose tissue responsible for insulin resistance in obesity and type II diabetes. Diabetes Metab Rev 5: 665-689

56. Arner P, Bolinder J, Engfeldt P (1984) Influence of obesity on the antilipolytic effect of insulin in isolated human fat cells obtained before and after glucose ingestion. J Clin Invest 73: 673-680

57. Björntrop P (1990) Portal adipose tissue as a generator of risk factors for cardiovascular disease and diabetes. Arteriosclerosis 10: 493-496

58. Rossell R, Gomis R, Gasamitjana R (1983) Reduced hepatic insulin extraction in obesity: Relationship with plasma insulin levels. J Clin Endocrinol Metab 56: 608-611

59. Kissebah AH, Peuris AN (1989) Biology of regional body fat distribution: relationship to non-insulin-dependent diabetes mellitus. Diabetes Metab Rev 5: 83-109

60. Bouchard C (1988) Genetique et obésité chez l'homme. Diab Metab 14 : 407-413

61. Abumrad N, Harmon C, Ibrahimi A (1998) Membrane transport of longchain fatty acids: evidence for a facilitated process. J Lipid Res 39: 2309-2318

62. Yamamoto N, Ikeda H, Tandon NN (1990) A platelet membrane glycoprotein (GP) deficiency in healthy blood donors: Naka-platelets lak detectable GPIV (CD36). Blood 76: 1698-1703

63. Miyaoka K, Kuwasako T, Hirano K, Nozaki S, Yamashita S, Matsuzawa Y (2001) CD36 deficiency associated with insulin resistance. The Lancet 357: 686-687

64. Yki-Jarvinen H (1994) Pathogenesis of non-insulin-dependent diabetes mellitus.

65. Lancet 343: 91-95

66. Haring H, Obermaier-Kusser B (1989) Insulin receptor kinase defect in insulin resistant tissues and their role in the pathogenesis of NIDDM. Diab Metab Rev 5: 431-441

67. Mandarino LJ, Madar Z, Kolterman OG (1986) Adipocyte-glycogen synthase and pyruvate dehydrogenase in obese and type II diabetic subjects. Amer J Physiol 251: E489-E496

68. Thornburn AW, Gumbiner B, Bulacan F (1991) Multiple defects in muscle glycogen synthase activity contribute to reduced glycogen synthesis in non-insulin-dependent diabetes mellitus. J Clin Invest 87: 489-495

69. Kida Y, Esposito-DelPuente A, Bogardus C (1990) Insulin resistance is associated with reduced fasting and insulin-stimulated glycogen synthase phosphatase activity in human skeletal muscle. J Clin Invest 85: 476-481

70. Bennett PH (1990) Epidemiology of diabetes mellitus. In : Rfifkin H, Porte D Jr : Ellenberg and Rifkin's Diabetes mellitus. New York, Elsevier 363-377

71. Lillioja S, Mott DM, Zawadski JK (1987) In vivo insulin action is a familial characteristic in non-diabetic Pima Indians. Diabetes 36: 1329-1335

72. Lillioja S, Mott DM, Spraul M (1993) Insulin resistance and insulin secretory dysfunction as precursors of non-insulin-dependent diabetes mellitus. New Engl J Med 329: 1988-1992

73. Nobels F, Dewailly D (1992) Puberty and polycystic avarian syndrome: The insulin/insulin like growth factor I hypothesis. Fertil Steril 58: 655-666

74. Stein IF, Leventhal ML (1935) Amenorrhea associated with bilateral polycystic ovaries. Amer J Obstet Gynecol 29: 181-191

75. Dunaif A (1993) Insulin resistance in polycystic ovarian syndrome. Ann NY Acad Sci 687: 60-64

76. Poretsky L (1991) On the paradox of insulin induced hyperandrogenism in insulin-resistant states. Endocr Rev 12: 3-13

77. Fradkin JE, Eastman RC, Lesniak MA (1989) Specificity spillover at the hormone receptor-exploring its role in humans. New Engl J Med 320: 640-645

78. Flier JS, Edastman RC, Minaker KL (1985) Acanthosis nigricans in women with hyperandrogenism: Characterization of an insulin resistant state distinct from type A und B syndromes. Diabetes 34: 101-107

79. Ferrannini E, Buziggoli G, Bonadonna R (1987) Insulin resistance in essential hypertension. New Engl J Med 317: 350-357

80. Berglund G, Larsson B, Larsson O (1976) Body

composition and glucose metabolism in hypertensive middle-aged men. Acta Med Scand 200: 163-169

81. Hwang IS, Ho H, Hoffman BB (1987) Fructose induced insulin resistance and hypertension in rats. Hypertension 10: 512-516

82. Sawicki PT, Baba T, Berger M (1992) Normal blood pressure in patients with insulinoma despite hyperinsulinemia and insulin resistance. J Amer Soc Nephrol 3 (suppl): 64-68

83. Sowers JR, Standley PR, Ram JL (1993) Hyperinsulinemia, insulin resistance and hyperglycemia: Contributing factors in the pathogenesis of hypertension and atherosclerosis. Amer J Hypertens 6 (suppl): 260-270

84. Jones PH (1992) A clinical overview of dyslipidemias: treatment strategies. Amer J Med 93: 187-819

85. Pan XR, Cheung MC, Walden CE (1986) Abnormal composition of apoproteins C-I, C-II and C-III in plasma and very-low-density lipoproteins of non-insulin-dependent diabetic Chinese. Clin Chem 32: 1914-1920

86. Miller TD, Radam TE, O'Brien T (1992) Acute physical exercise alters apolipoprotein E and C-III concentrations of apo E-rich very low density lipoprotein fraction. Atherosclerosis 97: 37-51

87. Laws A, Reaven GM (1992) Evidence for an independent relationship between insulin resistance and fasting plasma HDL cholesterol, triglycerides and insulin concentra-tions. J Intern Med 231: 25-30

88. Feingold KR, Grunfeld C, Pang M (1992) LDL subclass phenotypes and triglyceride metabolism in non-insulin-dependent diabetes. Arterioscler Thromb 12: 1496-1502

89. Reaven GM, Chen YDI Jeppesen J (1993) Insulin resistance and hyperinsulinemia in individuals with small, dense, low density lipoprotein particles. J Clin Invest 92: 141-146

90. Berthezene F (1992) Hypertriglyceridemia: Cause or consequence of insulin-resistance ? Horm Res 38: 39-40

91. de Silva HV, Lauer SJ, Wang J (1994) Overexpression of human apolipoprotein C-III in transgenic mice results in an accumulation of apolipoprotein B48 remnants that are corrected by excess apolipoprotein E. J Biol Chem 269: 2324-2335

92. Ruderman NB, Toews CJ, Shafir E (1969) Role of free fatty acids in glucose homeostasis. Arch Intern Med 123: 299-313

93. Bjorntorp P (1990) Portal adipose tissue as a generator of risk factors for cardiovascular disease and diabetes. Arteriosclerosis 10: 493-496

94. Svedberg J, Bjorntorp P, Smith U (1992) Effect of free fatty acids on insulin receptor binding and tyrosine kinase activity in hepatocytes isolated from lean and obese rats. Diabetes 41: 294-298

95. Reaven GM (1993) Role of insulin resistance in human disease (syndrome X): An expanded definition. Annu Rev Med 44: 121-131Patel SR, Xu Y, Koenig RJ, Hsu Ch (1997) Effect of glucose on the function of the calcitriol receptor and vitamin D metabolism. Kidney Int 52: 79-86

96. Chiu KC; Chuang LM, Yoon C (2001) The vitamin D receptor polymorphism in the translation initiation codon is a risk factor for insulin resistance in glucose tolerant Caucasians. BMC Med Genet 2: 2

9. Therapeutische Optionen der Insulinresistenz

Thomas Konrad

1. Insulinresistenz und kardiovaskuläre Erkrankungen

Übergewicht und Bewegungsmangel sind die Hauptursachen für die Entwicklung einer länger andauernden, „chronischen" Insulinwirkungsverminderung, mit der Folge einer komplexen Störung im gesamten Stoffwechsel, der Gerinnung und der Gefäße (Ferrannini, 1997). Neben erhöhten Blutzuckerspiegeln und Störungen des Lipidstoffwechsels kommt hierbei vaskulären und hämorheologischen Störungen eine wesentliche Bedeutung zu. Störungen der Fibrinolyse, endotheliale Funktionsstörungen und die Entwicklung einer arteriellen Hypertonie belegen eine hohe Assoziation zur Insulinresistenz und können als Parameter einer vaskulären Beteiligung im Rahmen dieser Stoffwechselstörung herangezogen werden (Ginsberg, 2000). Die Anwendung neuer therapeutischer Verfahren zur Therapie der Insulinresistenz darf deshalb nicht nur unter dem Aspekt einer Verbesserung der Stoffwechselparameter eingesetzt werden, vielmehr muss die Gefäßprotektion als wichtigstes Effizienzmerkmal im Mittelpunkt der Therapie stehen.

1.1 Metabolische Komponente der Insulinresistenz

Eine verminderte Insulinwirkung am Lebergewebe führt zu einer gesteigerten hepatischen endogenen Glucoseproduktion (EGP). Diese hepatische Insulinresistenz korreliert mit einer erhöhten intrahepatozellulären Akkumulation von Lipiden (IHCL), den Nüchtern – Glucose- und erhöhten freien Fettsäurekonzentrationen (FFA) im Plasma. Die intramyozelluäre Anhäufung von Fettsäuren erhöht die Lipide (IMCL) im Skelettmuskel mit nachfolgender Inhibition der Glucoseaufnahme, -speicherung und -oxidation, die Verminderung der Insulin induzierten Translokation der Glucosetransporter GLUT4 zur Membran hin behindern die Energiegewinnung im primären Energieverbraucher. Mit zunehmender Insulinresistenz nimmt die Dichte der GLUT4 an den langsamen Fasern ab (Gaster et al, 2001, Abb. 1). Die verminderte Insulinwirkung wird durch erhöhte Insulinkonzentrationen „kompensiert", sodass die Glucosekonzentrationen sich im Normbereich bewegen.

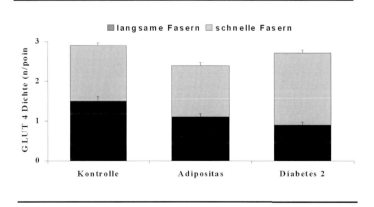

Abbildung 1: Die langsamen Fasern (oxidative Energiegewinnung, Insulin empfindsam, FFA-Oxidation) in den gestreiften Muskeln verfügen über eine sehr hohe Dichte an GLUT4-Transportern. Mit zunehmender Insulinresistenz verschiebt sich das Verhältnis zu den weniger GLUT4-haltigen schnellen Fasern (nicht oxidative Energiegewinnung; Gaster et al. 2001)

Beim Diabetes mellitus 2 allerdings nehmen die Insulinkonzentrationen wegen der Störung der Insulinsekretion deutlich ab, so dass die Insulinresistenz zunimmt. Eine Insulinbehandlung verringert zwar die Glucose- und Fettsäurekonzentrationen, andererseits steigen die intrazellulären Lipide durch eine gesteigerte intrazelluläre Triglyzeridsynthese, durch eine Inhibition der Insulin vermittelten der Lipolyse und Lipidoxidation sowie durch eine vermehrte Aufnahme von FFA in Leber und Muskel sogar an. Trotz einer Normoglykämie durch eine verringerte hepatische EGP unter Insulintherapie bleibt die Insulinresistenz unverändert: Insulin „durchbricht" die Insulinresistenz nicht (Anderwald et al. 2002, Abb. 2).

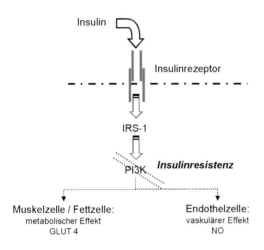

Abbildung 2: Die Signaltransduktion des Insulins ist im Rahmen der Insulinresistenz auf dem Niveau der Phosphatidylinositol 3-kinase (PI3K) vermindert, mit der Folge metabolischer und vaskulärer Störungen (Kim et al. 2002).

1.2 Vaskuläre Komponente der Insulinresistenz: Endotheliale Dysfunktion

Eine Störung der Insulinwirkung verursacht nicht nur eine verminderte Bereitstellung und Translokation der Glucose transportierenden Transporter (GLUT), sondern auch eine reduzierte Stickoxydfreisetzung (NO) in den Endothelzellen (Hsueh 2001). Endotheliale Dysfunktion, d.h. die Abnahme der Bioverfügbarkeit von Endothel-eigenem NO, ist der Schlüsselmechanismus in der Entstehung von Atherosklerose, das lange vor strukturellen Veränderungen auftritt. Erhaltung des niedrigen arteriellen Tonus in Ruhe, Hemmung der Leukozyten-Endothel Interaktion, der Plättchenaggregation sowie die Hemmung der glatten Muskelzellproliferation und Aktivierung der Fibrinolyse sind die wesentlichen Aufgaben des NO. Unter endothelialer Dysfunktion versteht man die Unfähigkeit des Gefäßes auf äußere oder interne Stimuli mit einer Gefäßerweiterung zu reagieren (Verma 2002). Eine reduzierte Endothelzellen abhängige Vasodilatation kann bereits Jahre vor Manifestation einer Arteriellen Hypertonie oder Diabetes mellitus nachgewiesen werden (Balletshofer et al. 2000).

Langfristig verursacht die eingeschränkte Elastizität der Arterien reaktive Veränderungen in der glatten Muskelschicht der Gefäßwand, die an den großen Arterien, wie z.B. der A. carotis communis als erhöhte Intima-Media-Dikke (IMD) nachweisbar ist. Hypertriglyzeridämie und Hypertonie scheinen von den bekannten Komponenten des Metabolischen Syndroms den größten Einfluss auf die IMD zu haben (Golden 2002). Eine Zunahme der IMD ist mit einem höheren Risiko für Herzkreislauferkrankungen assoziiert (O'Leary et al. 1998). Bereits 15 Jahre vor der Diagnose des Diabetes mellitus 2 ist das Risiko für Herz-Kreislauferkrankungen um fast das Dreifache höher als bei Insulin sensiblen Personen (Hu F. B. 2002). Bei langer Insulinresistenz nehmen auch die Kalkeinlagerungen in den Koronargefäßen zu (Meigs et al. 2002).

2. Therapeutische Optionen

2.1 Lifestyleänderung

Änderung des Ernährungsverhaltens und mehr Bewegung verringern die Insulinresistenz und verringern dadurch das Risiko, einen Diabetes mellitus zu entwickeln. Ernährungsgewohnheiten lassen sich nur schwer verändern. Das Bewegungsverhalten scheint deshalb der einzige

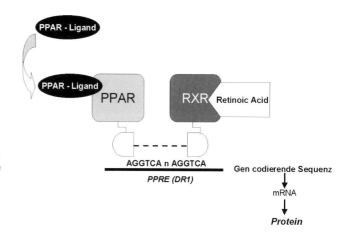

Abbildung 3: Schematische Darstellung der PPARs auf die Genexpression. TZD, Liganden des PPAR γ, bilden nach Bindung an den PPAR mir dem Retinoic X Rezeptor, ein weiterer nukleärer Transkriptionsfaktor ein Heterodimer. Dies bindet sich an PPAR response elements (PPREs) in der Promoterregion ihrer Zielgene, deren Transkription sie regulieren. PPREs sind Direct Repeat 1 (DR-1) – Sequenzen, die aus zwei sich wiederholenden Nukleotidsequenzen bestehen, die durch ein einzelnes Nukleotid (n) getrennt sind (modifiziert nach Mudaliar and Henry 2002).

nicht medikamentöse Ansatz zu sein, die Insulinempfindsamkeit zu erhöhen (Tuomilehto et al. 2001).

2.2 Metformin, Thiazolidindione (TZD)

2.2.1 Metabolische Veränderungen unter Metformin und/oder TDZ-Therapie

Während Metformin fast ausschließlich die endogene Glucoseproduktion verringert, zeigen TZD multiple Wirkungen an den Insulin sensitiven Geweben, wie Fett- und Muskelgewebe (O'Moore-Sullivan 2002). TZD sind Liganden des Peroxisome proliferator Activated receptor (PPAR) γ, der an fast allen Geweben vorhanden ist, vor allem in den Adipocyten, aber auch im Muskel und im Gefäßsystem. Diese nukleäre Rezeptorenfamilie, die auch die auch die Steroid- und Thyroxin-Hormonrezeptoren umfasst, „übersetzen" die durch endogene und exogene Liganden initiierten Stimuli via Genexpression in eine metabolische Antwort (Mudaliar and Henry 2002, Abb. 3).

Im Vergleich zu Metformin ist die periphere Glucoseaufnahme unter TZD circa 2.5-fach höher, die EGP hingegen wird durch TZD kaum beeinflusst. Eine additive Wirkung zu Metformin verbessert die Glucoseaufnahme deutlich, eine zusätzliche Gabe von Metformin zu einer bereits bestehenden TZD-Therapie hat jedoch

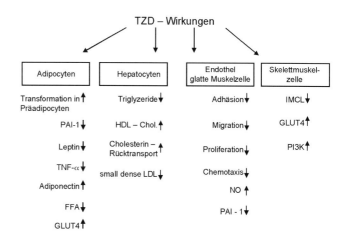

Abbildung 4: Schematische Darstellung der TZD – Wirkung auf die einzelnen Zielzellen.

kaum einen Einfluss auf die periphere Glucoseaufnahme (Inzucchi et al. 1998). Gegenwärtig ist immer noch unklar, ob TDZ direkte Effekte auf den Skelettmuskel, Leber und Pankreas haben oder indirekt über eine veränderte Cytokinproduktion (z.B. Adiponectin, Tumor necrosis factor-α oder erniedrigte FFA-Freisetzung aus den Adipocyten (Mudaliar and Henry 2002). Im Mittelpunkt scheint die Verringerung der FFA-Konzentrationen im Plasma zu sein, die vermehrt in die Adipocyten aufgenommen werden bzw. durch eine Inhibition der Lipolyse vermindert sezerniert werden, so dass die Lipidkonzentrationen in Muskel und Leber abnehmen. Während also der intramyozelluläre Anteil der Fettsäuren abnimmt, erhöhen sich der extramyozelluären Konzentrationen (Mayerson et al. 2002).

Unter Therapie der derzeit auf dem Markt befindlichen TZD, Pioglitazon (PIO) und Rosiglitazon (ROSI) verringert sich der Nüchtern-Blutzucker um ca. 60-80 mg/dl, der HbA1c sinkt um ca. 1–1.5% ab. Beide Substanzen verringern die FFA-Konzentration (ca. 22%) und erhöhen das HDL-Cholesterin (4–19%). Allerdings scheint bei PIO durch eine geringe Affinität zu dem PPAR-(zusätzlich die Triglyzeride zu senken (5–25%), ROSI hingegen nicht (Mudaliar and Henry 2002). Unter ROSI steigen in den ersten 3–4 Monaten die LDL-Cholesterinkonzentrationen an, dann aber sinken sie wieder auf die Ausgangswerte zurück (O'Moore-Sullivan und Prins 2002). Der Anstieg ist allerdings verbunden mit einer Zunahme der größeren LDL-Faktionen, nicht aber der atherogenen small-dense LDL-Partikel (Khan et al. 2002, Sutton et al. 2002). Durch direkte nukleäre Wirkung der TZD wird anscheinend vermehrt GLUT4 gebildet, die dann durch Insulin vermittelte Signale vermehrt zur Zellmembran transloziert werden. Der Defekt in der Insulinsignaltransduktion auf dem Niveau der Phosphoinositol-3-Kinase (PI3K) wird wahrscheinlich direkt durch TZD behoben, so dass die Signalübertragung wiederhergestellt wird (Kim et al. 2002). Durch diese direkte Wirkung in der Signalkette des Insulins als auch durch die vermehrte Bereitstellung der Glucosetransporter wird vor allem durch vermehrte körperliche Betätigung die Glucosestoffwechselrate verdoppelt, eine Wirkung, die unter Metformin nicht eintritt (Reynolds et al. 2002, Hällsten et l. 2002).

2.2.2 Vaskuläre Veränderungen unter Metformin und/oder TDZ – Therapie

PPARγ werden an glatten Muskelzellen, Endothelzellen, Monocyten und Makrophagen exprimiert. Experimentelle Arbeiten an diesen Zellen konnten überwiegend anti-atherogene und anti-inflammatorische Effekte der TZD (Inhibition der Chemotaxis, Migration und Proliferation) als atherogene Wirkung (z.B. vermehrte C36 Expression, Erhöhung der Plasminogen – Aktivator I–Spiegel) an diesen Zellen nachweisen (Hsueh und Law 2002). In klinischen Studien konnten bisher zahlreiche vasoprotektive Eigenschaften dieser PPARγ-Agonisten nachgewiesen werden: unter ROSI nahm der proinflammatorische Marker CRP bei Diabetes mellitus 2 Patienten, darüber hinaus verringerten sich die Konzentrationen der Matrix Metalloproteinasen, also jener Enzyme, die innerhalb der Plaque zur Ausdünnung der schützenden fibrösen Kappe beiträgt und somit die Plaqueruptur und konsekutive Thrombusbildung fördert (Haffner et al. 2002). Ähnliche Eigenschaften werden auch von PIO berichtet (Ishibashi et al. 2002). Eine Abnahme der IMD bei Patienten mit Diabetes mellitus 2 ist ein weitere Beleg für vasoprotektive Eigenschaften der TZD (Koshiyama et al. 2001). Wahrscheinlich wird durch direkte Wirkungen der TZD auf das Fettgewebe indirekt auch die Gefäßfunktion beeinflusst: so nahmen bei nicht-diabetischen Patienten mit arterieller Hypertonie (Prädiabetes) die FFA-, PAI-I- als auch die atherogenen small dense LDL-Konzentrationen ab. Eine verbesserte Gefäßfunktion war durch einen niedrigeren diastolischen Blutdruck messbar (Füllert et al. 2002, Winkler et al. 2003).

2.2.3 Nebenwirkungen

Troglitazon, das erste TZD musste wegen hepatotoxischer Nebenwirkungen vom Markt genommen werden. Für PIO und ROSI sind bisher keine diese Nebenwirkungen beschrieben worden, vielmehr wurde ein Zusammenhang diskutiert, als Leberschäden bei einzelnen Patienten mit zahlreichen weiteren Medikamenten auftraten (O'Moore-Sullivan 2002). Eine verstärkte Insulinwirkung ist verbunden mit einer vermehrten Natriumrückresorption in der Niere mit Zunahme des intravasalen Volumens. Deshalb können auch Beinödeme auftreten. Zusätzlich scheint eine verbesserte Insulinempfindsamkeit der Widerstandsgefäße mit einer Gefäßerweiterung verbunden zu sein, was die Ödemneigung verstärken kann. Die Gewichtzunahme ist Folge der anabolen Insulinwirkung unter Therapie; inwieweit eine Erniedrigung des Leptins eine Rolle spielt, wird noch untersucht (Sutton et al. 2002).

Literatur

1. Anderwald C, Bernroider E, Krssák M, Stingl H, Brehm A, Bischof MG, Nowotny P, Roden M, Waldhäusl W (2002) Effect of insulin treatment in type 2 diabetes patients on intracellular lipid content in liver and skeletal muscle. Diabetes 51:3025-3032

2. Balletshofer BM, Rittig K, Enderle MD, Volk A, Maerker E, Jacob S, Matthaei S, Rett K, Häring HU (2000) Endothelial dysfunction in young normotensive first – degree relatives of subjects with type 2 diabetes in association with insulin resistance. Circulation 101:1780-1784

3. Ferrannini E (1997) Insulin resistance is central to the burden of diabetes. Diabetes/Metab Rev 13:81-86

4. Füllert S, Schneider F, Haak E, Rau H, Badenhoop K, Lübben G, Usadel K-H, Konrad T (2002) Effects of pioglitazone in non-diabetic patients with arterial hypertension: a double-blind, placebo – controlled study. J Clin Endocrinol Metab 87:5503-5506

5. Gaster M, Staehr P, Beck-Nielsen H, Schrøder HD, Handberg A (2001) GLUT4 is reduced in slow muscle fibers of type 2 diabetic patients Diabetes 50:1324-1329

6. Ginsberg HN Insulin resistance and cardiovascular disease. (2000) J Clin Invest 106:453-458

7. Golden SH, Folsom AR, Coresh J, Sharrett AR, Szklo M, Brabcati F (2002) Risk factors groupings related to insulin resistance and their synergistic effects on subclinical atherosclerosis. Diabetes 51:3069-3076

8. Haffner SM, Greenberg AS, Westeon WM, Chen H, Williams K, Freed MI (2002) Effect of Rosiglitazone treatment on nontraditional markers of cardiovascular disease in patients with type 2 diabetes mellitus. Circulation 106:676-684

9. Hällsten K, Virtanen KA, Lönnqvist F, Sipilä H, Oksanen A, Viljanen T, Rönnemaa T, Viikari J, Knuuti J, Nuutila P (2002) Rosiglitazone but not metformin enhances insulin- and exercise-stimulated skeletal muscle glucose uptake in patients with newly diagnosed type 2 diabetes. Diabetes 51:3479-3485

10. HU FB, Solomon CG, Stampfer MJ, Willlett WC, Haffner SM, Manson JE Elevated risk of cardiovaskular disease prior to clinical diagnosis of type 2 diabetes. Diabetes Care 25:1129-1134

11. Hsueh WA, Law RE (2001) PPAR(an atherosclerosis. Arterioscl Thromb Vasc Biol 21:1891-1895

12. Inzucchi SE, Maggs DG, Spollett GR, Page SL, Rife FS, Walton V, Shulman GI (1998) Efficacy and metabolic effects of metformin and troglitazone in type II diabetes mellitus. N Engl J Med 338:867-872

13. Ishibashi M, Egashira K, Hiasa K, Inoue S, Ni W, Zhao Q, Usui M, Kitamoto S, Ichiki T, Takeshita A (2002) Antiinflammatory and antiarteriosclerotic effects of pioglitazone. Hypertension 40:687-693

14. Khan MA, Peter JV, Xue JL (2002) A prospective, randomized comparison of the metabolic effects of pioglitazone ore rosiglitazone in patients with type 2 diabetes mellitus who were previously treated with troglitazone. Diabetes Care 25,708-711

15. Kim YB, Ciaraldi TP, Kong A, Kim D, Chu N, Mohideen P, Muldaliar S, Henry RR, Kahn BB (2002) Troglitazone but not metformin restores insulin-stimulated phophoinositide 3-kinase activity and increases p110(protein levels in skeletal muscle of type 2 diabetic subjects. Diabetes 51: 51: 443-448

16. Koshiyama H, Shimono D, Kuwaruma N, Minamikawa J, Nakamura Y (2001) Inhibitory effect of pioglitazone on carotid arterial wall thickness in type 2 diabetes. J Clin Endocrinol Metab 86:3452-3456

17. Mayerson AB, Hundal RS, Dufour S, Lebon V, Befroy D, Cline GW, Enocksson, Inzucchi SE, Shulman GI, Petersen KF (2002) The effects of rosiglitazone on insulin sensitivity, lipolysis, and hepatic and skeletal mauscle troglyzeride content in patients with type 2 daibetes. Diabetes 51:797-802

18. Meigs JB, Clouse ME, Larson MG, Nathan DM, Dágostino RB, Wilson PWF, Levy D, O'Donnell CJ (2002) Coronary artery calcification in type 2 diabetes and insulin resistance. Diabetes Care 25:1313-1319

19. Mudaliar S, Henry RR (2002) PPAR agonists in health and disease: a pathophysiologic and clinical overview. Opin Endocrinol Diabetes 9:285-302

20. O'Leary DH, Polak JF, KronmalRA,Manolio TA, Burke GL, Wolfson SK for the cardiovascular health study collaborative research group (1998) Carotid – artery intima and media thickness as a risk factor for myocardial infarction and stroke in older adults. N Engl J Med 340:14-22

21. O'Moore-Sullivan TM, Prins JB (2002) Thiazolidindiones and type 2 diabetes: new drugs for an old disease. MJA 176:381-386

22. Reynolds LR, Konz EC, Frederich RC, Anderson JW (2002) Rosiglitazone amplifies the benefits of life style intervention measures in long – standing type 2 diabetes mellitus. Diabet Obes Metab 4:270-275

23. Sutton MSJ, Patwardhan R, Rendell M, Patel J, Dandona P, Freed M, Dole JF, Murphy K, Freed M for the rosigliatzone clnical trials study group (2002) A comparison of the effect of rosiglitazone and glyburide on cardiovascular function and glycemic control in patients with type 2 diabetes. Diabetes Care 25:2058-2064

24. Tuomilehto J, Lindstrom J, Eriksson JG, Valle TT, Hamalainen H, Ilanne-Parikka P, Keinanen-Kiukaanniemi S, Laakso M, Louheranta A, Rastas M, Salminen V, Aunola S, Cepaitis Z, Moltchanov V, Hakumaki M, Mannelin M, Martikkala V, Sundvall J, Uusitupa M,for the Finnish Diabetes Prevention Study Group (2001) Prevention of Type 2 Diabetes Mellitus by Changes in Lifestyle among Subjects with Impaired Glucose Tolerance. N Engl J Med 344:1643-1350

25. Verma S, Anderson TJ (2002) Fundamentals of endothelial function for the clinical cardiologist. Circulation 105:546-549

26. Winkler K, Konrad T, Füllert S, Friedrich I, Destani R, Baumstark MW, Krebs K, Wieland H, März W (2003) Increased prevalence of dense low density lipoproteins in normolipidemic hypertension: reduction of dense LDL by pioglitazone independent of triglycerides and HDL cholesterol. Diabetes Care in press

10. Lipide und weitere Parameter des metabolischen Syndroms bei ehemals hypotrophen Kindern und Jugendlichen mit und ohne pränatale Glukoseinfusionstherapie

F. Pulzer, A. Keller, E. Keller, W. Kiess

1. Einleitung

Schon der englische Forscher William Wordsworth (1780–1850) fasste eine Hauptthese unserer wissenschaftlichen Studie zusammen: Faktoren, die die frühkindliche, insbesondere die fetale Entwicklung beeinflussen, können einen anhaltenden Effekt haben und Prädiktoren für die Entstehung von Erkrankungen im späteren Leben sein. Gemäß der „thrifty phenotype hypothesis" von Barker und Hales (1993)[1] führt eine intrauterine Malnutrition zu anatomischen und funktionellen Veränderungen des fetalen Pankreas. Bei einem späteren Nahrungsüberangebot bzw. falscher Ernährung kann die alterierte Bauchspeicheldrüse eine nicht mehr ausreichend hohe Insulinmenge produzieren, woraus eine gestörte Glukosetoleranz (IGT) oder die Manifestation eines Diabetes Typ 2 (NIDDM) resultieren können. Ravelli et al. (1998)[2] fanden einen Zusammenhang zwischen ungenügender mütterlicher Ernährung während einer kriegsbedingten Hungersnot und einer erhöhten IGT-Rate bei den in dieser Zeit ausgetragenen Kindern. Maternale Hyperglykämien während der Spätschwangerschaft verursachen eine Hyperplasie der fetalen B-Zellen und damit einen fetalen Hyperinsulinismus, der zu einem erhöhten Geburtsgewicht führt, wie es für „large for geststational age" (LGA)-Kinder diabetischer Mütter charakteristisch ist (Fukui et al. 1995)[3]. Der gegenteilige Einfluß liegt bei fetaler Mangelernährung (IUGR) in der Spätschwangerschaft vor und führt schließlich zu einem verringerten Geburtsgewicht. Die B-Zellentwicklung und auch die Insulin-like growth factor I (IGF I)-Konzentration sind vermindert (Lassarre et al. 1991)[4], siehe Abbildung 1.

Unter der Vorstellung eines verbesserten Nahrungsangebotes an den heranwachsenden, von Plazentainsuffizienz und Frühgeburt bedrohten Feten wurde Mitte der siebziger Jahre erstmals die Glukoseinfusionstherapie von Sabata (1973)[5] eingeführt, welche auch Anfang der achtziger Jahre an der Universitäts-Frauenklinik Leipzig angewendet wurde (Schlegel et al. 1976)[6]. In der Leipziger Arbeitsgruppe von Keller et al. (1976)[7] konnte im Tiermodell ein günstiger Effekt der pränatalen Glukoseinfusionen (insbesondere auf den Leberglykogengehalt) nachgewiesen werden. Da aber durch die Infusionstherapie die Hypotrophenrate am Leipziger Perinatalzentrum nicht entscheidend gesenkt (Viehweg et al. 1987)[8] und eine metabolische Gefährdung des Feten durch den permanent hohen maternalen Blutglukosespiegel nicht sicher ausgeschlossen werden konnte, wurde diese Therapieform wieder verlassen.

Herz-Kreislauferkrankungen werden für die meisten Todesfälle in der westlichen Welt verantwortlich gemacht. Vor allem die koronare Herzkrankheit (KHK) und der Myokardinfarkt stehen dabei an vorderster Stelle (Beaglehole et al. 1990)[9]. Eine erste integrative Betrachtung des Krankheitsbündels „Metabolisches Syndrom" (MS) geht auf Vague (1956)[10] und

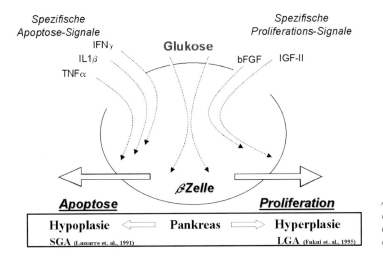

Abbildung 1: Metabolische Modulation von Apoptose und Proliferation der ß-Zellen des Pankreas

Albrink (1964)11 zurück, die eine Verbindung von androider Fettsucht, Diabetes, Hyperlipidämie und Arteriosklerose als Entität erkannten. In den folgenden Jahren erlebte die Forschung zu diesem Syndrom eine Hochkonjunktur (Reaven et al. 1994)12, wobei es aber durchaus nicht allgemein anerkannt ist, daß es sich bei dem MS um eine Entität handelt und nicht einfach um ein Cluster, eine Koinzidenz oder Multimorbidität alternder Populationen unter den Bedingungen einer Wohlstandsgesellschaft. Vieles spricht für ein polygenetisches Krankheitsbild. Nago et al. (1995)13 beschrieben Lipoprotein(a) als einen weiteren, von den anderen bekannten Faktoren unabhängigen Risikofaktor für Gefäßkrankheiten, der intraindividuell einem zirkadianen Rhythmus folgt, schon im Kindesalter deutlich ausgeprägt und feststellbar ist (Genzel-Boroviczény et al. 1997)14, aber mit zunehmendem Lebensalter noch ansteigt (Schumacher et al. 1994)15. Im Zusammenhang mit anderen Faktoren spielt es eine wichtige Rolle bei der Ermittlung des koronaren Risikos eines jeden einzelnen Individuums (Gaw et al. 2000)16 und ist bei ehemaligen IUGR-Kindern häufiger erhöht (Pulzer et al. 1999)17.

Epidemiologische Daten zeigen, daß Kinder aus Ländern, in denen mehr gesättigte Fettsäuren und Cholesterin mit der Nahrung aufgenommen werden, durchschnittlich höhere Serumcholesterinwerte aufweisen (Knuiman et al. 1987)18. In der Studie „Pathobiologic Determinants of Atherosclerosis in the Youth (PDAY)" fand man bei verunglückten jungen Menschen, daß zwischen den post mortem gemessenen Gesamt- und HDL-Cholesterinspiegeln sowie dem Zigarettenrauchen und frühzeitigen atherosklerotischen Läsionen der Koronarien ein signifikanter Zusammenhang bestand (PDAY Research Group 1990)19. Mehrere Arbeitsgruppen haben sich in den letzten Jahren der Analyse fetaler Ursachen in der Pathogenese von kardiovaskulären Erkrankungen, Hypertonie, Diabetes mellitus Typ II und gestörter Glukosetoleranz zugewandt. Jaquet et al. (2000)20 fanden bei einer kleinen Gruppe ehemals intrauterin wachstumsretardierte Jugendlicher einen höheren Körperfettanteil, erhöhte Body mass index (BMI) und Nüchterninsulinwerte sowie eine erniedrigte insulinvermittelte Glukosaufnahme (Clamp-Untersuchungen). Bei zwölfjährigen ehemaligen IUGR-Kindern konnten Tenhola et al. (2000)21 erhöhte Gesamtcholesterinspiegel in Abhängigkeit vom postnatalen Aufholwachstum nachweisen. Murtaugh et al. (2003)22 untersuchten eine relativ große Population von IUGR und LGA (n=296) Kindern im jugendlichen Alter und konnten für den Körperfettanteil sowie den BMI eine U-förmige Verteilungskurve finden. Ferner hatten ehemalige IUGR-Kinder erhöhte Nüchterninsulinwerte sowie eine tendenziell erniedrigte Insulinsensitivität (Clamp-Technik). Bei dem in humanen Adipozyten gebildeten Hormon Leptin (Zhang et al. 1994)23 sind in Abhängigkeit vom intrauterinen Wachstum unterschiedliche Konzentrationen beschrieben worden (Cetin et al. 2000/24, Pulzer et al. 2001/25), wobei die Leptinwerte besonders während der Phase des Aufholwachstums erhöht waren (Jaquet et al. 2000)26.

2. Eigene Untersuchungen

2.1 Patientengut, Methoden

Um den Einfluss einer pränatalen Glukoseinfusionstherapie und Hypotrophie zum Geburtszeitpunkt auf das Lipidprofil, die Leptinwerte und Glukosetoleranz sowie das mögliche Risiko für die Konversion zum NIDDM im späteren Leben zu untersuchen, wurden drei Probandengruppen miteinander verglichen. Der Gruppe G wurden 50 Kinder zugeordnet, deren Mütter am Perinatalzentrum Leipzig während der Schwangerschaft aufgrund der Verdachtsdiagnose „Plazentainsuffizienz" Glukoseinfusionen erhielten. Die Kinder der Gruppe H wiesen zum Geburtszeitpunkt das Kriterium der Hypotrophie auf. Ferner hatten deren Mütter wegen fehlendem Verdacht auf intrauterine Wachstumsretardierung keine Glukoseinfusionen erhalten. Bei den Kindern der dritten Gruppe handelt es sich um eutrophe Neugeborene (Gruppe E), deren Mütter ebenfalls keine Glukoseinfusionen erhalten hatten. Um eine größtmögliche Vergleichbarkeit zwischen den Gruppen zu erreichen, wurde jedem Kind der Gruppe G ein Kind der Gruppe H nach den Kriterien Geschlecht, Alter, Gestationsalter, Geburtsgewicht und Geburtslänge zugeordnet. Die Kinder der Gruppe E wurden ebenso ausgewählt (Übersicht der Perinatalparameter siehe Tabelle 1).

Nach Erhebung anamnestischer Daten und verschiedener anthropometrischer Parameter erhielten alle Probanden eine basale Blutentnahme und nahmen an einem oralen Glukosetoleranztest (OGTT) teil. Die Blutglukosebestimmungen erfolgten im venösen Vollblut. Für alle anderen Parameter [Lipide (Gesamtcholesterin, Triglyzeride, HDL-Cholesterin, Apolipoproteine) Insulin, Leptin und Basisparameter] wurde Serum genutzt.

2.2.1 Ergebnisse

Anthropometrie
Bezüglich des Körperlängenwachstums war bei den 121 Kindern und Jugendlichen aller Gruppen eine physiologische Entwicklung zu verzeichnen. Die Körpermaße lagen in dem von

	Gruppe G	Gruppe H	Gruppe E
Probandenzahl (weibl./männl.)	50 (33/17)	50 (33/17)	21 (12/9)
Mittleres Geburtsgewicht (kg)	2,43 (1,08-3,27)	2,27 (1,36-2,68)	2,19 (1,29-3,25)
Mittlere Geburtsgewichtsperzentile	31.5 (<5-90)[1]	5.0 (<5-5)[2]	25.0 (10-50)[3]
Mittlere Geburtslänge (cm)	46.1 (36-52)	46.0 (42-49)	45.3 (40-50)
Mittlere Geburtslängenperzentile	24.2 (5-75)	8.0 (5-25)[2]	29.8 (10-75)[3]
Mittlerer Kopfumfang (cm)	33.0 (29-39)	32.5 (27-36)	32.3 (31-34)
Mittlere Schwangerschaftsdauer (Wo)	37.7 (29-42)[1]	38.9 (36-42)[2]	35.9 (32-40)[3]
Mittlere Glukoseinfusionsmenge (g)	2453 (800-8140)	-	-

[1] $p<0.05$ für Gruppe G vs. Gruppe H, [2] $p<0.05$ für Gruppe H vs. Gruppe E und [3] $p<0.05$ für Gruppe E vs. Gruppe G

Tabelle 1: Perinatalparameter [Mittelwert (Minimal-Maximalwert)]

	Gruppe G	Gruppe H	Gruppe E
Mittleres Alter (Jahre)	14.8 (9.5 - 20.5)	15.2 (9.8 - 20.4)	14.4 (8.6 - 17.6)
Mittlere Körperlänge (SDS)	0.08 (-3.4 - 2.1)	0.14 (-2.1 - 3.0)	0.44 (-1.1 - 2.2)
Mittlerer Kopfumfang (cm)	54.0 (46.5 - 60)	54.1 (48.0 - 59.0)	55.1 (51.5 - 58.0)
Mittlerer Body mass index (kg/m^2)	19.6 (13.2 - 27.6)[1]	19.8 (13.4 - 29.1)[2]	18.0 (14.5 - 22.4)
Mittlerer Body mass index (SDS)	0.19 (-2.1 - 3.9)[1]	0.26 (-2.1 - 3.2)[2]	-0.46 (-1.6 - 1.6)
Mittlere Tannerstadien (1-5)	4 (1-5)	4 (1-5)	4 (1-5)
Mittlerer systol. Blutdruck (mmHg)	119.3 (98 - 160)	121.6 (87 – 158)	118.8 (93 - 150)
Körperfett (%) mittels BIA	20.8 (8.0 - 33.4)	22.9 (10.4 - 36.9)[2]	18.9 (7.9 - 26.3)

[1]$p < 0.05$ für Gruppe G vs. Gruppe E und [2]$p < 0.05$ für Gruppe H vs. Gruppe E

Tabelle 2: Anthropometrische Parameter [Mittelwert (Minimal-Maximalwert)]

Prader et al. (1989)27 publizierten Normalverteilungsbereich der Züricher Longitudinalstudie. Wir konnten in der Gruppe G zwei Kinder (4%) und in der Gruppe H ein Kind (2%) mit einer Körperlänge <2 SDS finden. In allen drei Gruppen gab es jeweils 2 Probanden mit einer Körperlänge >2 SDS. Eine Übersicht der weiteren anthropometrischen Daten findet sich in Tabelle 2. Die hohe Rate (22%) an BMI-Werten >2 SDS in der Gesamtgruppe, mit tendenzieller Häufung in der Gruppe H (28%) lag in dem für Erwachsene gefundenen Bereich. Ehemals präterm SGA-Geborene zeigten die höchsten BMI-Werte, welche dann auch mit signifikant erhöhten Blutdruckwerten ($r = 0.74$; $p < 0.001$) assoziiert waren.

Glukosestoffwechsel
Im OGTT ermittelten wir eine jeweils deutlich erhöhte IGT-Rate in der Gruppe G (16%) und der Gruppe H (22%), wobei letztere sich signifikant von der Gruppe E (5%) unterschied. Die gefundene Prävalenz an vermehrt gestörter Glukosetoleranz befand sich auf dem Niveau von Risikokollektiven. Die Probanden der Gruppe G zeigten eine positive Korrelation der Glukoseinfusionsmenge mit den basalen Insulinwerten ($r = 0.42$; $p < 0.002$), hatten aber gleichzeitig im Vergleich zur Gruppe H eine geringere IGT-Rate.

Lipidstoffwechsel
Bei der Auswertung der einzelnen Lipidparameter konnten keine signifikanten Unterschiede zwischen den Gruppen G, H und E gefunden werden (Tabelle 3). Insgesamt zeigten jedoch 12% aller Probanden erhöhte Gesamtcholesterinwerte und 15% erniedrigte HDL-Cholesterinwerte. Betrachtet man nun die Lipidparameter bei den Probanden mit einer IGT und besonders mit erhöhten BMI SDS-Werten, dann fanden sich bei unserem doch relativ jungen Kollektiv bereits typische, mit einem erhöhten kardiovaskulären Risiko verbundene Veränderungen der Lipidprofils mit: jeweils erniedrigten Werten für HDL-Cholesterin und Apolipoprotein A1 sowie erhöhten Triglyzeriden (Tabelle 4).

Leptin
Die Mädchen hatten insgesamt signifikant höhere Leptinwerte als Jungen (9.45 ± 6.77 µg/l, Median 8.48 µg/l vs. 3.09 ± 3.43 µg/l, Median 5.02 µg/l; $p < 0.001$). Diese Beobachtung konnte auch innerhalb der einzelnen Gruppen bestätigt werden. Aufgrund der nicht normalverteilten Leptinkonzentrationen wurden diese für die Berechnungen logarithmiert, ferner wurde eine Adjustierung in Bezug auf Geschlecht, BMI und Tannerstadien vorgenommen und als SDS ausgedrückt. Der mittlere Leptin SDS-Wert für die Gesamtgruppe lag somit bei $1.10 \pm$

	Gruppe G	Gruppe H	Gruppe E
Cholesterin (mmol/l)	4.22 (1.01)	4.08 (0.66)	4.05 (0.80)
Cholesterin/HDL-Cholesterin	3.62 (1.09)	3.56 (1.14)	3.49 (0.72)
HDL-Cholesterin (mmol/l)	1.21 (0.24)	1.22 (0.33)	1.19 (0.26)
LDL-Cholesterin (mmol/l)	2.65 (0.94)	2.49 (0.63)	2.51 (0.66)
LDL-/HDL-Cholesterin	2.11 (1.01)	2.05 (1.05)	2.01 (0.69)
Triglyzeride (mmol/l)	0.81 (0.44)	0.81 (0.52)	0.77 (0.30)
Apolipoprotein A-I (g/l)	1.44 (0.22)	1.45 (0.26)	1.43 (0.25)
Apolipoprotein B (g/l)	0.85 (0.23)	0.86 (0.20)	0.81 (0.18)
Apo B/Apo A-I	0.60 (0.18)	0.61 (0.20)	0.58 (0.15)

Tabelle 3: Lipidparameter (Mittelwert ±SD)

	BMI < 2 SDS (n = 106)	BMI ≥ 2 SDS (n = 15)	NGT (n = 101)	IGT (n = 20)
Cholesterin (mmol/l)	4.13 (0.78)	4.12 (1.24)	4.12 (0.85)	4.18 (0.83)
Cholesterin/HDL-Chol.	3.47 (0.87)	**4.29 (1.78)** [1]	3.48 (0.85)	**4.06 (1.69)** [2]
HDL-Chol. (mmol/l)	1.24 (0.28)	**1.01 (0.19)** [1]	1.22 (0.27)	1.13 (0.33)
LDL-Chol. (mmol/l)	2.32 (0.76)	2.52 (1.27)	2.54 (0.77)	2.64 (0.83)
LDL-/HDL-Chol.	1.99 (0.83)	**2.68 (1.72)** [1]	1.99 (0.82)	**2.49 (1.59)** [2]
Triglyzeride (mmol/l)	0.76 (0.40)	**1.06 (0.68)** [1]	0.78 (0.44)	0.90 (0.62)
Apolipoprotein A-1 (g/l)	1.47 (0.19)	**1.26 (0.16)** [1]	1.46 (0.24)	1.51 (0.24)
Apolipoprotein B (g/l)	0.84 (0.19)	0.91 (0.29)	0.84 (0.21)	0.89 (0.21)
Apo B / Apo A-1	0.58 (0.15)	**0.75 (0.30)** [1]	0.59 (0.16)	**0.68 (0.25)** [2]

[1] $p < 0.05$ für BMI < 2 SDS vs. BMI ≥ 2 SDS und [2] $p < 0.05$ für NGT vs. IGT

Tabelle 4: Lipidparameter in Abhängigkeit von BMI und Glukosetoleranz (Mittelwert ±SD)

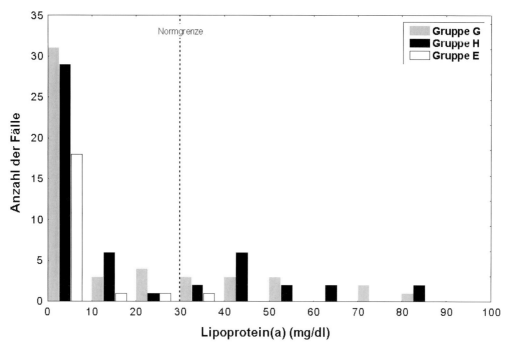

Abbildung 2: Lipoprotein(a)-Häufigkeitsverteilung der Gruppen G, H und E

1.18 SDS, das 1. Quartil lag bei 0.31 SDS der Median bei 1.12 SDS und das 3. Quartil befand sich bei 1.77 SDS. 31 (26%) Probanden hatten Leptin SDS-Werte oberhalb der 3. Quartile. Für die Leptin- und Leptin SDS-Werte innerhalb der einzelnen Quartilgruppen gab es keinen Unterschied für die Altersmittelwerte und das Verhältnis von Mädchen zu Jungen.

Probanden der Gruppe H hatten im Vergleich zur Gruppe E (8.36 ± 7.47 µg/l vs. 4.15 ±3.42 µg/l; $p < 0.05$) signifikant höhere Leptinwerte sowie verglichen mit der Gruppe G häufiger erhöhte Leptin SDS-Werte (29% vs. 12%; $p < 0.05$). Interessanterweise fanden sich in der Gesamtgruppe bei 19% aller Kinder und Jugendlichen Leptinwerte >2 SDS. Die von uns ermittelten Daten der multiplen Regressionsanalyse unterstützen die These, daß die unterschiedlichen Leptinspiegel bei Männern und Frauen hauptsächlich in dem höheren Anteil von subkutanem Fettgewebe bei Frauen begründet sind.

Lipoprotein(a)

Die Häufigkeitsverteilung der Lp(a)-Konzentrationen aller Probanden getrennt nach den einzelnen Gruppen ist in Abbildung 2 dargestellt. Sowohl die Kinder der Gruppe G (24%) als auch die der Gruppe H (28%) wiesen signifikant häufiger erhöhte Lp(a)-Werte im Vergleich zur Gruppe E auf (5%). Aufgrund dieser Konstellation und der inversen Korrelation des Lp(a) mit der Geburtsgewichtsperzentile ($r = -0.47$, $p < 0.05$) sowie dem Plazentagewicht ($r = -0.68$, $p < 0.01$) bei den Probanden der Gruppe E und der Assoziation der Lipoprotein(a)-Werte mit der Schwangerschaftsdauer ($r = 0.36$, $p < 0.01$) und dem Quotienten Plazentagewicht/Geburtsgewicht ($r = -0.35$, $p < 0.05$) in der Gesamtgruppe, ist ein Zusammenhang zwischen intrauterinem Wachstum und den Lp(a)-Spiegeln zu vermuten.

3. Zusammenfassung und Schlußfolgerungen

Wir haben in Übereinstimmung mit anderen Studien herausgefunden, daß ein relativ großer Prozentsatz der kindlichen Bevölkerung abnormal hohe Werte im Lipidprofil aufweist. Bei vielen dieser Kinder wird die Hyperlipidämie bis in das Erwachsenenalter anhalten. Das eigentlich bedeutsame Ergebnis unserer Studie ist der mit 22% doch relativ große Anteil von Kindern mit erhöhten Lp(a)-Werten. Dies weist auf eine hohe Prävalenz in der gesunden Bevölkerung hin, die in diesem Ausmaß bislang noch nicht bekannt ist. Zugleich haben die betroffenen Kinder signifikant häufiger erhöhte Gesamt- und LDL-Cholesterinwerte, Triglyzeride sowie Apolipoprotein B-Werte, zusätzlich wiesen 5% dieser Probanden gleichzeitig zu niedrige HDL-Cholesterinspiegel auf. Aus diesem Grund ist das Risiko dieser Kinder und Jugendlichen, im Laufe ihres Lebens an einer Atherosklerose zu erkranken, stark erhöht.

Zusammenfassend kann festgestellt werden, dass sowohl ehemals glukoseinfundierte als auch nichtinfundierte hypotrophe Neugeborene eine normale auxologische Entwicklung aufwiesen. Die Glukoseinfusionstherapie hatte keinen negativen Einfluss. Sie hat den Hypotrophiegrad zum Zeitpunkt der Geburt eindeutig vermindert. Hingegen scheint die intrauterine Wachstumsretardierung zu einer höheren Rate an gestörter Glukosetoleranz, vermehrter Stammfettakkumulation und dem Auftreten von Lipidstoffwechselstörungen sowie höheren Leptinwerten zu prädispositionieren.

Literatur

Barker, D.J., Hales, C.N., Fall, C.H., Osmond, C., Philipps, K. und Clark, P.M, (1993): Type 2 (non-insulin-dependent) diabetes mellitus, hypertension and hyperlipidaemia (syndrom X): Relation to reduced fetal growth. Diabetologia 36, 62-67.

Ravelli, A.C.J., van der Meulen, J.H.P., Michels, R.P.J., Osmond, C., Hales, C.N.,

Barker, D.J. und Blaker, O.P. (1998): Glucose tolerance in adults after prenatal exposure to famine. The Lancet 351, 173-177.

Fukui, R., Matsuzaki, N., Fujita, T., Kidoguchi, K., Suehara, N. und Aono, T. (1995): Analysis of carbohydrate-intolerant profiles of mothers with normal glucose tolerance tests and their large for gestational age neonates. Obstetr & Gynecol 85, 242-249.

Lassarre, C., Hardouin, S., Daffos, F., Forestier, F., Frankenne, F. und Binoux, M. (1991): Serum insulin-like growth factors and insulin-like growth factor binding proteins in the human fetus. Relationship with the growth in normal subjects and in subjects with intrauterine growth retardation. Pediatr Res 29, 219-225.

Sabata, V., Znamenacek, K., Pribylova, H. und Melichar, V. (1973): The effect of glucose in the prenatal treatment of small-for-date fetuses. Biol Neonate 22, 78-86.

Schlegel L., Weissbach, R. und Beyreiss, K. (1976): Glukoseinfusion bei Verdacht auf chronische Plazentainsuffizienz. Wissenschaftl Z KMU Leipzig, Mathemat Naturw Reihe 2, 137-143.

Keller, E., Bührdel, P. und Willgerodt, H. (1976): Körpergewicht, Leberglykogen und Blutzucker bei Kaninchen- und Rattenföten unter hormoninduzierter Übertragung. Wissenschaftl Z KMU Leipzig, Mathemat Naturw Reihe 25, 171-175.

Viehweg, B., Ruckhäberle, K.-E. und Zimmermann, G. (1987): Zur Therapie bei Verdacht auf intrauterine fetale Retardierung. Zbl Gynäkol 109, 818-829.

Beaglehole, R. (1990): International Trends in coronary heart disease mortality, morbidity, and risk factors. Epidemiol. Rev. 12, 1.

Vague, J. (1956): The degree of masculine differentiation of obesities. A factor determining predisposition to diabetes, atherosclerosis, gout, and uric calculous disease. Am J Clin Nutr 4, 20-34.

Albrink, M. J. und Meigs, J.W. (1964): Am J Clin Nutr 15, 255-261.

Reaven, G.M. und Laws, A. (1994): Insulin resistance, compensatory hyperinsulinaemia, and coronary heart disease. Diabetologia 37, 948-952.

Nago, N., Kayaba, K., Hiraoka, J., Matsuo, H., Goto, T., Kario, K., Tsutsumi, A., Nakamura, Y. und Igarashi, M. (1995): Lipoprotein(a) levels in the Japanese population: Influence of age and sex, and relation to atherosclerotic risk factors. Am J Epidemiol 141, 815-821.

Genzel-Boroviczény, O., Philipp, E., Kuhnle-Krahl, U. und Cremer, P. (1997): Lipoprotein(a) in children. Monatsschr Kinderheilkd 145, 911-917.

Schumacher, M., Keßler, A., Meier, A., Weigert, S. und Wood, W.G. (1994): Lipoprotein(a) concentrations in cord blood and capillary blood from newborns and in serum from inpatient children, adolescents and adults. Eur J Clin Chem Clin Biochem 32, 341-347.

Gaw, A., Brown, E.A., Docherty, G. und Ford, I. (2000): Is lipoprotein(a)-cholesterol a better predictor of vascular disease events than total lipoprotein(a) mass? A nested case control study from the west of scotland coronary prevention study. Atherosclerosis 148(1), 95-100.

Pulzer F., Haase U., Kratzsch J., Richter V., Rassoul F., Kiess W., Keller E. (1999): Lipoprotein(a) levels in formerly small-for-gestational-age children. Horm Res., 52(5):241-6.

Knuiman, J.T., West, C.E., Katan, M.B. und Hautvast, J. (1987): Total cholesterol and high density lipoprotein cholesterol levels in populations differing in fat and carbohydrate intake. Arteriosclerosis 7, 612-619.

PDAY Research Group (1990): Relationship of atherosclerosis in young men to serum lipoprotein cholesterol concentrations and smoking. A preliminary report from the Pathobiological Determinants of Atherosclerosis in Youth. J Amer med Ass 264, 3018-3024.

Jaquet, D., Gaboriau A., Czernichow P. und Levy-Marchal C. (2000): Insulin Resistance Early in Adulthood in Subjects Born with Intrauterine Growth Retardation. JCEM

Tenhola, A., Martikainen A., Ruhiulu E., Herregard E., Halonen P. und Voutilainen R. (2000): Children Born Small for Gestational Age. Pediatric research.

Murtaugh, M. A., Jacobs Jr. D. R., Moran A., Steinberger J., und Sinaiko A. R. (2003): Relation of Birth Weight to Fasting Insulin, Insulin Resistance, and Body Size in Adolescence. Diabetes care.

Zhang, Y., Proenca, R., Maffei, M., Barone, M., Leopold, J. und Friedman, M. (1994): Positional cloning of the mouse ob gene and its human homologue. Nature 372, 425-432.

Cetin I., Morpurgo P.S., Beck-Peccoz P. (2000): Fetal plasma leptin concentrations: Relationship with different intrauterine growth patterns from 19 week to term. Pediatric Research, 48:646-651.

Pulzer F., Haase U., Knüpfer M., Kratzsch J., Richter V., Rassoul F., Kiess W., Keller E. (2001): Serum leptin in formerly small-for-gestational-age children during adolescence: relationship to gender, puberty, body composition, insulin sensitivity, creatinine, and serum uric acid. Metabolism, Oct;50(10):1141-6.

Jaquet, D., Leger J., Levy-Marchal C., et al. (2000): High serum leptin concentrations during catch-up growth of children born with intrauterine growth retardation. J Clin Endocrinol Metab, 84:1949-1953.

Prader, A., Largo, R.H., Molinari, L. und Issler, C. (1989): Physical growth of Swiss children from birth to 20 years of age – First Zurich longitudinal study of growth and development. Helv Paediatr Acta 52, 1-125.

11. Der Einfluss eines niedrigen Geburtsgewichtes auf die Entwicklung von Hypertonie und Nierenerkrankungen im späteren Leben

Jörg Dötsch, Chistian Plank, Wolfgang Rascher

1. Einleitung

Eine nicht unbedeutende Anzahl von häufigen renalen Erkrankungen im Kindes- und Erwachsenenalter ist hinsichtlich ihrer Ätiologie nicht abschließend geklärt. Hierzu gehören häufige glomeruläre Erkrankungen des Kindesalters wie die IgA-Nephritis und das idiopathische nephrotische Syndrom und im weitesten Sinne die primäre arterielle Hypertonie. Von großem Interesse waren daher die ersten epidemiologischen Daten über die Assoziation von niedrigem Geburtsgewicht mit der Ausbildung einer arteriellen Hypertonie und deren Folgeerkrankungen wie z.B. der koronaren Herzkrankheit (Barker et al., 1989).

Ziel der folgenden Darstellung ist daher, eine Übersicht über die vorliegenden Daten zur Bedeutung intrauteriner Wachstumsretardierung auf die Entwicklung von Hypertonie, glomerulären Nierenerkrankungen und chronischer Niereninsuffizienz zu geben.

2. SGA und Hypertonie

2.1 Tierexperimentelle Daten und potentielle Mechanismen

Im Tierexperiment führt eine intrauterine Wachstumsretardierung in vielen Fällen zur Entstehung einer arteriellen Hypertonie. Besonders gut ist dieses Phänomen im Rattenmodell untersucht. Eine Kochsalz reduzierte Diät der Muttertiere während der Schwangerschaft bewirkt beim Nachwuchs im Alter zwischen 1 Woche und 12 Wochen eine systolische arterielle Hypertonie und eine Nierenfunktionseinschränkung (Battista et al., 2002). Ähnliche klinische Folgen lassen sich durch eine Reduktion der Proteinzufuhr beim Muttertier in der zweiten Schwangerschaftshälfte erzeugen (Manning and Vehaskari, 2001; Bertram et al., 2001). Auch durch chirurgische Drosselung der plazentaren Perfusion wird im Kannichenmodell eine intrauterine Wachstumsretardierung erzeugt, die beim Nachwuchs zur Hypertonie führt (Bassan et al., 2000).

Der Mechanismus der Hypertonieentstehung beim wachstumsretardierten Nachwuchs ist noch nicht exakt geklärt. Wichtig erscheint die Beobachtung, dass intrauterin wachstumsretardierte Ratten und Kaninchen eine Reduktion der Anzahl funktioneller Glomeruli zeigen (Bassan et al., 2000; Vehaskari et al., 2001). Die Reduktion der Anzahl der Glomeruli ist sowohl absolut als auch in Bezug auf das Körpergewicht zu beobachten. Diese Ergebnisse decken sich mit der sogenannten Brenner-Hypothese (Brenner et al., 1988), die einen Zusammenhang zwischen verminderter Glomerulizahl und Hypertonieentstehung postuliert. Eine eindrucksvolle Bestätigung dieser Hypothese gelang kürzlich, indem bei humanen Unfallopfern mit arterieller Hypertonie im Vergleich zu normotensiven Vergleichspersonen eine Halbierung der Glomerulizahl bei gleichzeitig gesteigertem Volumen der einzelnen Glomeruli gezeigt werden konnte (Keller et al., 2003).

Neben diesen morphometrischen Daten wurden mittlerweile eine Reihe von funktionellen Daten zu potentiellen Pathomechanismen der

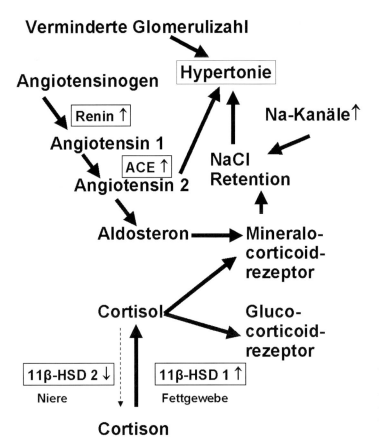

Abbildung 1: Potentielle Pathomechanismen bei der Prädisposition des SGA Syndroms für die Entwicklung von arterieller Hypertonie und Nierenfunktionsstörung

Hypertonienentstehung bei SGA erhoben. Besondere Aufmerksamkeit wurde verständlicherweise früh dem Renin-Angiotensin-Aldosteron-System (RAAS) zuteil (Langley-Evans et al., 1999). Jedoch findet sich nicht in allen Tiermodellen eine Aktivierung des RAAS (Manning et al., 2001). Für den Menschen ist die Beobachtung von Bedeutung, dass intrauterin wachstumsretardierte, totgeborene Feten eine persistierende juxtamedulläre Expression von Renin in der Niere zeigen (Kingdom et al., 1999).

Ein weiteres System, das in der Regulation mineralcorticoider und glucocorticoider Aktivität eine bedeutende Rolle spielt, ist der Cortisol/Cortison Shuttle durch die in der Niere vor allem tubulär aber auch glomerulär aktive 11β-Hydroxysteroid-dehydrogenase Typ 2 (11β-HSD 2). Dieses Enzym reguliert den Abbau von Cortisol, das eine hohe Affinität zum Mineralocorticoidrezeptor besitzt, zu inaktivem Cortison (Abbildung 1).

Bei intrauterin wachstumsretardierten Ratten zeigt sich nach Geburt und auch im adulten Tier ein signifikante Reduktion der Genexpression der 11β-HSD2 und eine vermehrte Expression des Mineralocorticoidrezeptors (Bertram et al., 2001). Die Bedeutung dieses Enzyms in der Hypertonieentstehung wurde auch beim Menschen z.B. beim Vorliegen eines Cushing-Syndroms belegt (Dötsch et al., 2001). Insbesondere im ersten Lebensjahr unterliegt die 11β-HSD-Aktivität beim Menschen einer engen Regulation (Dötsch et al., 2000). Bei Kindern mit intrauteriner Wachstumsretardierung und schlechter Wachstumsrate findet sich ein erhöhter Cortisol/Cortison-Quotient, so dass eine potentielle Bedeutung der 11β-HSD bei SGA-Kindern möglich erscheint.

In der Tat findet sich bei ca. 20% der ehemals intrauterin wachstumsretardierten Kinder ein erhöhter Cortisol/Cortison Quotient (Huang et al., 1999). Auch die tubuläre Funktion der Niere könnte für die Hypertoniegenese nach IUGR von Bedeutung sein.

Eine erhöhte Expression verschiedener Natriumkanäle auf Genebene läßt eine veränderte Natriumreabsorption in der Henleschen Schleife und im distalen Tubulusapparat in der Pathogenese der Hypertonie vermuten (Manning et al., 2002). Andererseits zeigt sich bei intrauterin wachstumsretardierten Ferkeln teilweise ein erhöhter Verlust an Kochsalz durch die Niere (Bauer et al., 2000; Bauer et al., 2002). Daher sind in diesem Zusammenhang funktionelle Untersuchungen zur Klärung der genauen Vorgänge bei der Natriumreabsorption der Niere abzuwarten.

Zu bedenken ist außerdem, dass die Genese der Hypertonie nicht ausschließlich primär nephrogener Genese sein muss, insbesondere bei Vorliegen eines metabolischen Syndroms. So ist bekannt, dass die Adipositas an sich die Entstehung einer Hypertonie begünstigt, beispielsweise über eine vermehrte parakrine Cortisolsynthese (11β-HSD 1) (Matasuki et al., 2002) oder über den Mechanismus Leptinsynthese-Sympatikusaktivierung (Haynes et al., 1997). Auch eine sekundäre renale Schädigung durch einen Diabetes mellitus Typ 2, der nach intrauteriner Wachstumsretardierung gehäuft auftritt, begünstigt die Hypertonieentstehung. Diese letztgenannten Faktoren erklären jedoch nicht, warum bereits in den ersten Lebenstagen eine Hypertonie bei Ratten mit SGA vorliegt. Daher muss der primären renalen Schädigung, zumindest im Tiermodell, eine nicht unbedeutende Rolle zufallen.

2.2 Klinische Daten

Erste Daten zur klinischen Bedeutung der Hypotrophie des Neugeborenen bei der Entstehung einer Hypertonie im Erwachsenenalter finden sich bereits in den frühen epidemiologischen Untersuchungen von Barker und Mitarbeitern (Barker et al., 1989) und konnten zwischenzeitlich mehrfach bestätigt werden (Law et al., 2002). Jedoch ist zu bedenken, dass die Hypertonieentstehung insbesondere im fortgeschrittenen Erwachsenenalter durchaus multifaktorieller Natur sein kann (vgl. 3.1).

Interessanter ist daher die Frage, ob bereits im Kindesalter eine erhöhte Inzidenz der arteriellen Hypertonie nach intrauteriner Wachstumsretardierung zu finden ist. Hier zeigen sich durchaus kontroverse Befunde: Zhang und Mitarbeiter (2001) finden beispielsweise keinen Zusammenhang zwischen Geburtsgewicht und Blutdruck bei Zwillingen. Dagegen zeigt sich bei 58 israelischen Kindern im Alter zwischen 4 und 6 Jahren ein gegenüber der Kontrollgruppe signifikant erhöhter systolischer und diastolischer Blutdruck (Fattal-Valevski et al., 2001). Allen Untersuchungen gemeinsam ist allerdings ihr retrospektiver Charakter hinsichtlich der Hypotrophie bei Geburt. Es ist daher in jedem Fall notwendig, Kinder mit SGA im Hinblick auf die Hypertonieentstehung und ihren potentiellen Mechanismus prospektiv zu untersuchen (vergl. 3.1).

3. SGA, IgA-Nephritis und Nephrotisches Syndrom

Beim idiopathischen nephrotischen Syndrom des Kindesalters finden sich histologisch meist Minimalläsionen (sog. Minimal Change Glomerulonephritis [MCGN]). In ca. 90% der Fälle ist diese Erkrankung sensibel auf Glucocorticoide. Ein ungünstiger Verlauf der Erkrankung ist durch häufige Rückfälle oder gar die Steroidabhängigkeit (Erhalt der Remission nur unter Dauergabe von Steroiden) charakterisiert.

In zwei retrospektiven klinischen Untersuchungen konnte gezeigt werden, dass ein zu niedriges Geburtsgewicht mit einer signifikant erhöhten Anzahl von Rezidiven und einer größeren Inzidenz von Steroidabhängigkeit assoziiert ist (Sheu und Chen, 2001; Zidar et al., 1998). Infolge dessen war auch der Einsatz von Alkylantien und Cyclosporin A bei diesen Patienten häufiger indiziert. Daten zum Mechanismus dieses Phänomens liegen bislang noch nicht vor.

Ein weiteres, relativ wichtiges renales Krankheitsbild im Kindesalter ist die IgA Nephritis, die bei bis zu 30% der Fälle in eine chronische Niereninsuffizienz münden kann (Goldstein et al., 1992). In einer retrospektiven Untersuchung an 62 Kindern zeigte sich, dass der Anteil an sklerosierten, d.h. in der Regel funktionslosen Glomeruli bei Kindern mit Zustand nach SGA fast 3 mal höher lag als bei Kindern, die bei Geburt normalgewichtig waren (Zidar et al., 1998). Damit war der Prozentsatz an Kindern bei denen von einer ungünstigeren Prognose auszugehen ist, größer in der Gruppe der ehemals wachstumsretardierten Kinder. Eine Bestätigung dieser Ergebnisse steht ebenso aus wie die Evaluierung potentieller zugrundeliegender Mechanismen.

4. SGA und chronische Niereninsuffizienz

Die potentielle Reduktion der Glomerulizahl nach Hypotrophie bei Geburt, die erhöhte Inzidenz von Hypertonie und der prognostisch ungünstigere Verlauf bei nephrotischen Syndrom und IgA Nephritis lassen auch ein erhöhtes Risiko für die Entwicklung einer chronischen Niereninsuffizienz nach SGA erwarten. In der Tat findet sich nach intrauteriner Wachstumsretardierung im Rattenmodell im Alter von 12 Wochen gehäuft eine chronische Niereninsuffizienz (Battista et al., 2002). Morphologisch findet sich bei intrauterin wachstumsretardierten Ratten bis zu 18. Lebensmonat eine progrediente Nephrosklerose und eine deutlich reduzierte Lebenserwartung der Versuchtiere (Vehaskari et al., 2001). Beim Menschen findet sich in klinisch-epidemiologischen Untersuchungen eine erhöhte Inzidenz von terminaler Niereninsuffizienz im Erwachsenenalter nach intrauteriner Wachstumsretardierung (Lackland et al., 2000; 2001). Problematisch in der Beurteilung ist allerdings, dass bei den meisten Patienten eine Hypertonie oder ein Diabetes mellitus Typ 2 als letztendliche Ursache der Niereninsuffizienz vorlag, für die die intrauterine Wachstumsretardierung auch als Risikofaktor angesehen werden muss.

5. Zusammenfassung und Ausblick

Zusammenfassend lässt sich festhalten, dass klinisch-epidemiologische und tierexperimentelle Untersuchungen die Hypotrophie des Neugeborenen als einen Risikofaktor für die Entwicklung einer arteriellen Hypertonie oder renalen Funktionsstörung erkennen lassen. Als Ursachen kommen sekundäre (metabolisches Syndrom, Diabetes mellitus Typ 2) und primäre Mechanismen (verminderte Glomerulizahl, endokrine Veränderungen, veränderte Ionenkanalaktivität) in Betracht. Langfristiges Ziel sollte die genaue Identifizierung von Pathomechanismen beim Menschen sein, um so eine frühzeitige Prävention gewährleisten zu können.

Literatur

1. Barker DJ, Osmond C, Golding J, Kuh D, Wadsworth ME. Growth in utero, blood pressure in childhood and adult life, and mortality from cardiovascular disease. BMJ. 1989;298:564-7.

2. Battista MC, Oligny LL, St-Louis J, Brochu M. Intrauterine growth restriction in rats is associated with hypertension and renal dysfunction in adulthood. Am J Physiol Endocrinol Metab. 2002;283:E124-31.

3. Manning J, Vehaskari VM. Low birth weight-associated adult hypertension in the rat. Pediatr Nephrol. 2001;16:417-22.

4. Bertram C, Trowern AR, Copin N, Jackson AA, Whorwood CB. The maternal diet during pregnancy programs altered expression of the glucocorticoid receptor and type 2 11beta-hydroxysteroid dehydrogenase: potential molecular mechanisms underlying the program-

ming of hypertension in utero. Endocrinology. 2001;142:2841-53.

5. Bassan H, Trejo LL, Kariv N, Bassan M, Berger E, Fattal A, Gozes I, Harel S. Experimental intrauterine growth retardation alters renal development. Pediatr Nephrol. 2000;15:192-5.

6. Brenner BM, Chertow GM. Congenital oligonephropathy and the etiology of adult hypertension and progressive renal injury. Am J Kidney Dis. 1994;23:171-5.

7. Vehaskari VM, Aviles DH, Manning J. Prenatal programming of adult hypertension in the rat. Kidney Int. 2001;59:238-45.

8. Keller G, Zimmer G, Mall G, Ritz E, Amann K. Nephron number in patients with primary hypertension. N Engl J Med. 2003;348:101-8.

9. Langley-Evans SC, Sherman RC, Welham SJ, Nwagwu MO, Gardner DS, Jackson AA. Intrauterine programming of hypertension: the role of the renin-angiotensin system. Biochem Soc Trans. 1999;27:88-93.

10. Kingdom JC, Hayes M, McQueen J, Howatson AG, Lindop GB. Intrauterine growth restriction is associated with persistent juxtamedullary expression of renin in the fetal kidney. Kidney Int. 1999;55:424-9.

11. Dötsch J, Dörr HG, Stalla GK, Sippell WG. Effect of glucocorticoid excess on the cortisol/cortisone ratio. Steroids. 2001;66:817-20.

12. Dötsch J, Hohenberger I, Peter M, Sippell W, Dörr HG. Evidence for change of 11beta-hydroxysteroid dehydrogenase activity during infancy and childhood. Pediatr Res. 2000;48:697-700.

13. Houang M, Morineau G, le Bouc Y, Fiet J, Gourmelen M. The cortisol-cortisone shuttle in children born with intrauterine growth retardation. Pediatr Res. 1999;46:189-93.

14. Manning J, Beutler K, Knepper MA, Vehaskari VM. Upregulation of renal BSC1 and TSC in prenatally programmed hypertension. Am J Physiol Renal Physiol. 2002;283:F202-6.

15. Bauer R, Walter B, Ihring W, Kluge H, Lampe V, Zwiener U. Altered renal function in growth-restricted newborn piglets. Pediatr Nephrol. 2000;14:735-9.

16. Bauer R, Walter B, Bauer K, Klupsch R, Patt S, Zwiener U. Intrauterine growth restriction reduces nephron number and renal excretory function in newborn piglets. Acta Physiol Scand. 2002;176:83-90.

17. Masuzaki H, Paterson J, Shinyama H, Morton NM, Mullins JJ, Seckl JR, Flier JS. A transgenic model of visceral obesity and the metabolic syndrome. Science. 2001 7;294:2166-70.

18. Haynes WG, Sivitz WI, Morgan DA, Walsh SA, Mark AL Sympathetic and cardiorenal actions of leptin Hypertension 1997; 30S : 619-623

19. Law CM, Shiell AW, Newsome CA, Syddall HE, Shinebourne EA, Fayers PM, Martyn CN, de Swiet M. Fetal, infant, and childhood growth and adult blood pressure: a longitudinal study from birth to 22 years of age. Circulation. 2002;105:1088-92.

20. Zhang J, Brenner RA, Klebanoff MA. Differences in birth weight and blood pressure at age 7 years among twins. Am J Epidemiol. 2001 15;153:779-82.

21. Fattal-Valevski A, Bernheim J, Leitner Y, Redianu B, Bassan H, Harel S. Blood pressure values in children with intrauterine growth retardation. Isr Med Assoc J. 2001;3:805-8.

22. Sheu JN, Chen JH. Minimal change nephrotic syndrome in children with intrauterine growth retardation. Am J Kidney Dis. 2001;37:909-14.

23. Zidar N, Avgustin Cavic M, Kenda RB, Ferluga D. Unfavorable course of minimal change nephrotic syndrome in children with intrauterine growth retardation. Kidney Int. 1998;54:1320-3.

24. Goldstein AR, White RH, Akuse R, Chantler C: Long-term follow-up of childhood Henoch-Schönlein nephritis. Lancet 1992;339:280-2,

25. Zidar N, Cavic MA, Kenda RB, Koselj M, Ferluga D. Effect of intrauterine growth retardation on the clinical course and prognosis of IgA glomerulonephritis in children. Nephron. 1998;79:28-32.

26. Lackland DT, Bendall HE, Osmond C, Egan BM, Barker DJ. Low birth weights contribute to high rates of early-onset chronic renal failure in the Southeastern United States. Arch Intern Med. 2000;160:1472-6.

27. Lackland DT, Egan BM, Fan ZJ, Syddall HE.Low birth weight contributes to the excess prevalence of end-stage renal disease in African Americans. J Clin Hypertens (Greenwich). 2001;3:29-31.

12. Spätfolgen bei SGA: Nebennierenrindenfunktion, prämature Pubarche

Hans Peter Schwarz

1. Regulation der fetalen Nebennierenrinde

Die fetale Nebennierenrinde (NNR) produziert bereits früh alle steroidogenen Enzyme. Unterschiede gibt es in quantitativer Hinsicht. Die fetale Zone hat eine relativ geringe Aktivität von 3ß-HSD und eine hohe Aktivität von Sulfotransferase. Entsprechend sind die hauptsächlichen Steroide DHEA, DHEAS und Pregnenolonsulfat. Hohe Spiegel von ACTH können beim Fetus nach der 14. Woche gemessen werden. Nach der 20. Woche reift auch der Feedback-Mechanismus. Die fetale Cortisolbildung steigt im Laufe der Schwangerschaft an, die Inaktivierung zu Cortison ist anfänglich sehr stark, nimmt aber gegen Ende der Schwangerschaft ab (Fisher, 1998). SGA-Kinder in der 25.-30. SS-Woche haben höhere Cortisol-Spiegel als vergleichbare AGA-Kinder (Heckmann et al. 1999). Interessanterweise atrophiert die fetale NNR bei SGA-Kindern jedoch beschleunigt, so dass diese nach der 35. SS-Woche deutlich niedrigere DHEAS-Spiegel haben als AGA-Kinder (Turnipseed et al. 1976).

2 Können pränatale Steroide Ursache für SGA sein?

Ein Modell bildet die pränatale Dexamethason-Behandlung von Risikoschwangerschaften bei einem weiblichen Fetus mit klassischen adrenogenitalen Syndrom (AGS). Lajic et al. (1998) berichteten über normales Geburtsgewicht bei 5 von 6 pränatal behandelten weiblichen Neugeborenen mit AGS, bei einem Kind mit SGA hatte eine mütterliche Präklampsie vorgelegen. Auch New et al. (2001) berichtete über normales Geburtsgewicht bei 49 pränatal behandelten Mädchen mit AGS. Auch hochdosierte plazentagängige Steroide während der Schwangerschaft scheinen das Gewicht beim menschlichen Feten nicht wesentlich zu beeinträchtigen. Möglicherweise haben jedoch Kinder von AGS-Müttern ein höheres Risiko für SGA, was aber nicht direkt mit der in diesem Falle substitutiven Steroid-Behandlung zusammenhängen muss. In einer Untersuchung von Krone et al. (2001) waren 5 von 31 Kindern bei 18 AGS-Müttern SGA.

3. NNR-Steroide bei SGA

Aufschlussreiche Beobachtungen wurden an 13 diskordanten Zwillingspaaren gemacht, bei denen der eine Zwilling SGA und der andere AGA war (François und de Zegher, 1997). Im mittleren Alter von 8,2 Jahren (5,8-16) wurden diese Kinder nachuntersucht. In 10 Fällen hatte der SGA-Zwilling zum Zeitpunkt der Nachuntersuchung gewichtsmässig aufgeholt. Auffallenderweise hatte jedoch der SGA-Zwilling mit Aufholwachstum DHEAS-Spiegel, die im Vergleich zum AGA-Geschwister im Median doppelt so hoch (1,1-7) waren. Bei 3 Paaren bestand nach wie vor eine Diskrepanz im Gewicht, das SGA-Geschwister hatte nicht aufgeholt. In diesen Fällen hatte das SGA-Geschwister gegenüber dem AGA-Geschwister eine deutlich niedrigere DHEAS-Konzentration im Serum. In einer Fall-Kontrollstudie wurde gefunden, dass SGA-Kinder im Alter von 12 Jahren im Vergleich zu AGA-Kindern weiterhin im Mittel erhöhte DHEAS-Spiegel und auch erhöhte Adrenalin-Spiegel aufweisen (Tenhola et al. 2002). In diesem Zusammenhang stellt sich die Frage, was beispielsweise bei SGA-Kindern geschieht, die wegen Kleinwuchs mit Wachstumshormon behandelt werden und ein Aufholwachstum zeigen. Kommt es hier ebenfalls zu einem frühen unverhältnismässig ausgeprägten Anstieg von DHEAS und was sind die langfristigen Konsequenzen?

4. Prämature Pubarche und SGA

Prämature Pubarche ist konventionellerweise definiert als Auftreten von Schamhaaren (P2) im Alter von unter 8 Jahren bei Mädchen und unter 9 Jahren bei Knaben. Dies passt gut zu den Beobachtungen in der Zürcher longitudinalen Wachstumsstudie (Largo und Prader, 1983). In dieser Untersuchung trat das Stadium P2 bei Mädchen bei $10,4 \pm 1,2$ Jahren und bei Knaben bei $12,2 \pm 1.5$ Jahren auf. Die normale Pubarche tritt als Folge der Reifung der NNR mit verstärkter Bildung von DHEAS (Adrenarche) auf. Die Adrenarche kommt nur beim Menschen und höheren Primaten, wie Schimpanse und Gorilla, vor. Als Mechanismus spielt ganz sicher die Aktivierung von CYP450C17 mit erhöhter 17,20-Lyase-Aktivität eine grosse Rolle (Ibáñes et al. 2000). Auch nutritive Faktoren mit Erhöhung des BMI scheinen wichtig (Remer und Marz 1999). Milde Defekte in Enzymen der adrenalen Steroidsynthese als Ursache der prämaturen Adrenarche werden in der Literatur mit 0-40% angegeben, was zeigt, wie heterogen die Ursachen sind. Letztlich ist der Mechanismus der Adrenarche bisher jedoch unklar.

Da es bei etwa 90% der SGA-Neugeborenen zu einem Aufholwachstum kommt, müssten viele dieser SGA-Kinder eine prämature Adrenarche und Pubarche haben, falls die obige Beobachtung von François und de Zegher (1999) typisch ist. Ibáñes et al. (2001) berichteten über Langzeitfolgen bei 25 Mädchen mit niedrigem Geburtsgewicht und prämaturer Pubarche. Diese waren im Alter von 7 Jahren (präpubertär), 10,4 Jahren (frühes Pubertätsstadium) und mit 14 Jahren (nach Menarche) untersucht und mit einer Gruppe von 26 Mädchen mit normalem Geburtsgewicht, aber prämaturer Pubarche verglichen worden. Im Alter von 7 Jahren waren die Werte für Insulinsensitivität, Triglyceride, LDL und HDL vergleichbar. Im Alter von 10.4 Jahren hatten die Mädchen mit niedrigem Geburtsgewicht bereits signifikant erhöhte Triglyceride und erhöhte LDL-Werte. Im Alter von 14 Jahren war bei den Mädchen mit niedrigem Geburtsgewicht zusätzlich die Insulinsensitivität erniedrigt und im GnRH-Test deuteten erhöhte 17-Hydroxyprogesteron-Werte auf eine beginnende ovarielle Dysfunktion. Die HDL-Werte waren zu keiner Zeit unterschiedlich. Auch im Gewicht unterschieden sich die beiden Gruppen zum Zeitpunkt der Untersuchung nicht. In einer anderen Untersuchung der gleichen Autoren wurde gezeigt, dass eine prämature Pubarche bei Mädchen mit niedrigem Geburtsgewicht häufiger auftrat als bei Mädchen mit normalem Geburtsgewicht. Je niedriger das Geburtsgewicht war, umso häufiger kam es zusätzlich nach der Menarche zum Auftreten eines ovariellen Hyperandrogenismus und eines Hyperinsulinismus (Ibáñes et al. 1998).

Die Folgen eines niedrigen Geburtsgewichtes scheinen sich demnach bei Mädchen wie folgt zu manifestieren: es kommt häufig zu einer prämaturen Pubarche bedingt durch einen adrenalen Hyperandrogenismus. In der Folge tritt ein ovarieller Hyperandrogenismus mit ovarieller Dysfunktion, Hyperinsulinismus bei Insulinresistenz und Dyslipidämie auf. Somit ist die prämature Pubarche offenbar nicht bei allen Mädchen eine Variante der Norm, sondern durchaus ein Vorläufer eines metabolischen Syndroms (Syndrom X). Interessant ist die Tatsache, dass die prämature Pubarche bei Knaben nicht mit endokrin-metabolischen Folgen assoziiert ist wie bei Mädchen, sondern eine Variante der Norm darstellt (Potau et al. 1999). Es fehlen allerdings grössere Fallbeschreibungen.

5. Schlussfolgerungen und kritische Anmerkungen

Auf der Suche nach einem einheitlichen Konzept sind 2 Hypothesen möglich:

1. Eine mangelhafte intrauterine Ernährung führt bereits intrauterin zu einer Insulinresistenz. Diese führt zu einem SGA-Kind, da Insulin ein wichtiger fetaler Wachstumsfaktor darstellt. Damit würde bereits intrauterin die Weiche für den späteren Hyperinsulinismus und die Insulinresistenz gestellt, welche sich dann in und nach der Pubertät zunehmend auswirkt. Es wurde gezeigt, dass Insulin und IGF-1 in der Kultur sowohl die Androgenproduktion in ovariellen Theca-Zellen als auch die Steroidogenese und die Stimulierbarkeit von adrenokortikalen Zellen durch ACTH steigern können (Lebrethon et al. 1994; L'Allemand et al. 1996; Barbieri et al. 1986; Cara und Rosenfield 1988).
2. Eine weitere Hypothese besteht darin, dass die Insulinresistenz genetisch determiniert ist. Eine genetisch bedingte exzessive Phosphorylierung des Insulinrezeptors könnte zu einer Insulinresistenz führen (Dunaif et al. 1995). Eine gleichzeitige Phosphorylierung der 17-Hydroxylase (CYP450C17) würde die 17,20-Lyase-Aktivität des Enzyms erhöhen und könnte so eine frühzeitige Adrenarche bewirken (Zhang et al. 1995).

Viele Fragen bleiben offen und unbeantwortet. Die Häufigkeit der prämaturen Pubarche ist nicht bekannt. Nicht jede prämature Pubarche ist durch eine prämature Adrenarche (adrenaler Hyperandrogenismus) bedingt. Bei welchen Patienten und unter welchen Bedingungen entwickelt sich nach einer prämaturen Pubarche ein ovarieller Hyperandrogenismus und ein metabolisches Syndrom? Gezielte prospektive Untersuchungen fehlen oder sind selten. Die meisten Untersuchungen stammen bisher von einigen wenigen Arbeitsgruppen und sind retrospektiver Art. Ethnische Faktoren, unabhängig von milden Defekten in der Stroidsynthese, könnten durchaus eine wichtige Rolle spielen. Die Klärung dieser Fragen ist auch deswegen sehr relevant, weil Wachstumshormon zunehmend zur Behandlung von kleinwüchsigen Kindern nach intrauterinem Kleinwuchs eingesetzt wird.

Literatur

1. Fisher DA (1998) Fetal Pituitary-Adrenal System. In: Wilson JD, Foster DW, Kronenberg HM, Larson PR (eds) Williams Textbook of Endocrinology. WB Saunders, p 1279-1281

2. Heckmann M, Wudy SA, Haack D, Pohlandt F (1999) Reference range for serum cortisol in well pretern infants. Arch Dis Child Fetal Neonatol 81:F171-F174

3. Turnipseed MR, Bentley K, Reynolds (1976) Serum dehydroepiandrosterone sulfate in premature infants and infants with intrauterine growth retardation. J Clin Endocrinol Metab 43:1219-1225

4. Lajic S, Wedell A, Bui T-H, Ritzén M, Holst M (1998) Long-term somatic follow-up of prenatally treated children with congenital adrenal hyperplasia. J Clin Endocrinol Metab 83:3872-3880

5. New MI, Carlson A, Obeid J, Marshall I, Cabrera MS, Goseco L, Liu-Su K, Putnam AS, Wei JQ, Wilson RC (2001) Prenatal diagnosis for congenital adrenal hyperplasia in 532 pregnancies. J Clin Endocrinol Metab 86:5651-5657

6. François I, de Zegher F (1999) Adrenarche and fetal growth. Pediatr Res 41:440-442

7. Tenhola S, Martikainen A, Rahiala E, Parviainen M, Halonen P, Voutilainen R (2002) Increased adrenocortical and adrenomedullary hormonal activity in 12-year-old children born small for gestational age. J Pediatr 141:477-482

8. Largo RH, Prader A (1983) Pubertal development in Swiss boys and girls. Helv paediatr Acta 38:211-228; 229-249

9. Ibáñes L, Dimartino-Nardi J, Potaus N, Saenger P (2000) Premature adrenarche – normal variant or forerunner of adult disease? Endocrine Rev 21:671-696

10. Potau N, Ibáñes L, Riqué S, Sanchez-Ufarte C, de Zegher F (1999) Pronounced adrenarche and precocious pubarche in boys. Horm Res 51:238-241

11. Remer T, Marz F 1999 Role of nutritional status in the regulation of adrenarche. J Clin Endocrinol Metab 84:3936-3944

12. Ibáñes L, Valls C, Potau N, Marcos V, de Zegher F (2001) Polycystic ovary syndrome after precocious pubarche: ontogeny of the low-birthweight effect. Clin Endocrinol 55:667-672

13. Ibáñes L, Potau N, François I, de Zegher F (1998) Precocious pubarche, hyperinsulinism and ovarian hyperandrogenism in girls: relation to reduced fetal growth. J Clin Endocrinol Metab 83:3558-3662

14. Lebrethon MC, Jaillard C, Naville D, Bergeot M, Saez JM (1994) Effects of transforming growth factor-1 on human adrenocortical fasciculata-reticularis cell differentiated functions. J Clin Endocrinol Metab 79:1033-1039

15. L'Allemand D, Penhoat A, Lebrethon MC, Ardevol R, Baehr V, Oelkers W, Saez JM (1996) Insulin-like growth factors enhance steroidogenic enzyme and corticotropin receptor messenger ribonucleic acid levels and corticotropin steroidogenic responsiveness in cultured human adrenocortical cells. J Clin Endocrinol Metab 81:3892-3897

16. Barbieri RL, Makris A, Randall RW, Daniels G, Kistner RW, Ryan KJ (1986) Insulin stimulates androgen accumulation in incubations of ovarian stroma obtained from women with hyperandrogenism. J Clin Endocrinol Metab 62:904-910

17. Cara JF, Rosenfield RL (1988) Insulin-like factor I and insulin potentiate luteinizing hormone-induced androgen synthesis by rat ovarian theca-interstitial cells. Endocrinology 123:733-739

18. Dunaif A, Xia J, Book CB, Schenker E, Tang Z (1995) Excessive insulin receptor serine phosphorylation in cultured fibroblasts and in skeletal muscle. A potential mechanism for insulin resistance in the polycystic ovary syndrome. J Clin Invest 96:801-810

19. Zhang LH, Rodriguez H, Ohno S, Miller WL (1995) Serine phosphorylation of human P450C17 increases 17,20 lyase activity: implications for adrenarche and the polycystic ovary syndrome. Proc Natl Acad Sci USA 92:10619-10623

13. Vergleichende Untersuchung zur Entwicklungsprognose Frühgeborener mit intrauteriner Wachstumsretardierung und eutrophen Frühgeborenen im Alter von 2 Jahren

L. Gortner, H. van Husen, E. Landmann

1. Einleitung

Störungen des intrauterinen Wachstums können verschiedener Ursache sein, im wesentlichen ist zwischen fetalen und maternalen Faktoren zu unterscheiden [1]. Global sind Störungen der Ernährung Schwangerer mit Fehl- oder Unterernährung als häufigste Ursachen vor Infektionen zu nennen, während in den Staaten der westlichen Welt uteroplazentare Dysfunktionen und Genussmittelabusus als Hauptfaktoren anzusehen sind. Daneben spielen Fehlbildungen, chromosomale Störungen eine untergeordnete Rolle. Da die Wachstumsretardierung unterschiedlicher Genese ist, über die Tabelle 1 einen Überblick gibt, sind langfristige Konsequenzen nicht als völlig gleichförmig anzunehmen.

Die prägenden Einflüsse eines gestörten intrauterinen Wachstums wurden bereits in den 70er Jahren von Dörner in Form der funktionellen Teratologie postuliert, während in den 90ziger Jahren die sogenannte „Barker Hypothese" eine Verbindung zwischen gestörten intrauterinem Wachstum und späteren Risikofaktoren im Sinne eines metabolischen Syndroms unter anderem darstellten [2].

Ein gestörtes intrauterines Wachstum geht mit einem erhöhten Risiko einer neonatalen Mortalität, besonders bei sehr unreifen Frühgeborenen einher [3]. Kontroverse Daten jedoch existieren hinsichtlich der Wachstums- und neurologischen Prognose von Kindern mit gestörtem intrauterinem Wachstum.

Wir untersuchten daher das Wachstum und die entwicklungsneurologische Funktion von hypotrophen Frühgeborenen (Geburtsgewicht <P 10 nach Voigt; [4]) im Vergleich zum eutrophen (Geburtsgewicht P 10-P 90 nach Voigt) Frühgeborenen.

Die Untersuchung sollte zum Ziel haben, neue Daten auf dem Boden von aktuellen

---

Tabelle 1: Störungen des intrauterinen Wachstums

Plazentare Faktoren

a) Verminderter utero-plazentarer Blutfluss
b) Reduzierte plazentare Austauschfläche

Verminderte maternale Substratzufuhr/-aufnahme

a) Anorexia
b) Hypoglykämie
c) Hypoxämie

Fetale Ursache

a) Chromosomale Ursachen
b) Genetische Ursachen
c) Endokrine Faktoren
d) Fetale Entwicklungsstörungen

Exogene Faktoren

a) Infektionen
b) Toxische Substanzen/Missbrauch

Nachsorgestudien unter anderem auch für die pränatale Beratung zu generieren. Als Untersuchungszeitpunkt wurde ein korrigiertes Alter von 20-22 Monaten gewählt, da hiermit eine hinlänglich sichere Prognose über die psychomotorischen weiteren Entwicklungen gezogen werden können [5].

2. Ein-/Ausschlusskriterien

Alle Frühgeborenen eines Gestationsalters unter 36 vollendeten Schwangerschaftswochen die von Oktober 1995 bis Dezember 1997 auf der neonatologische Intensivstation der Universitäts-Kinderklinik Lübeck betreut wurden, wurden in die Studie einbezogen. Ausschlusskriterien stellten chromosomale Störungen, syndromale Grunderkrankungen sowie ein Geburtsgewicht unter der 10. Perzentile infolge intrauteriner Infektionen auf dem Boden einer intrauterinen Infektion durch Toxoplasmose, Röteln, Zytomegalie, Herpes sowie Lues dar.

3. Untersuchungsmethoden

Wie zuvor erwähnt wurden hypotrophe Frühgeborene als solche klassifiziert, die mit ihrem Geburtsgewicht unter der 10. Perzentile bezogen auf das Gestationsalter in vollendeten Wochen plus laufenden Tagen bezogen wurde, als Kinder mit ungestörten intrauterinen Wachstum wurden Kinder von >P 10 bis <P 90 (nach Voigt) analog wie oben klassifiziert. Beide Gruppen wurden auf dem Boden eines Paarvergleiches untersucht, wobei als primäre Variable das Gestationsalter diente, bei gleichem Gestationsalter wurde die mütterliche Ausbildung in der Kontrollgruppe als weitere Variable herangezogen.

Es wurden folgende prospektive definierte Variablen berücksichtigt:

Gestationsalter in Wochen, anthropometrische Daten bei Geburt, Geburtsmodus, Apgar-Score, arterielle Nabelschnur pH Wert, Zahl der roten Vorstufen im initialen Blutbild, Oligohydramnie, Präklampsie, vorzeitige Wehentätigkeit, pränatale Gabe von Glukokortikoiden (Betamethason 12 mg 2 x innerhalb von 12 Stunden > 24 Stunden und < 7 Tage vor Geburt), mütterlicher Nikotinabusus.

Neonatologische Variablen beinhalteten die Definition eines Atemnotsyndromes auf dem Boden radiologischer Kriterien, maschinelle Beatmung, bronchopulmonale Dysplasie (Sauerstoffsupplement über Raumluft am Tag 28; [6]) Sauerstofftherapie bei Entlassung, intraventrikuläre Blutung [7], periventrikuläre Leukomalazie [8], persistierender Ductus arteriosus, nekrotisierende Enterocolitis (Stadien >=2A nach Bell; [9]) Retinopathie der Frühgeburtlichkeit (entsprechend der Definition des internationalen Komitees) sowie Verweildauer auf der Intensivstation.

Jedes Kind wurde im korrigierten Alter von 20 bis 22 Monaten untersucht, bei Entlassung wurde den Eltern ein Fragebogen zur Erfassung der Meilensteine, interkurrent auftretende Erkrankungen und zur Erfassung der Daten der Vorsorgeuntersuchungen U3, U4 und U5 mitgegeben.

Die Griffiths Skala wurde in einer deutschen Adaptation nach Brand eingesetzt, und wurde ergänzt durch eine neurologische Untersuchung [5]; [10].

Im System der Griffiths-Scales repräsentiert die Untergruppe A die motorischen Fähigkeiten, Untergruppe B die sozialen Fähigkeiten, Unterskala C die kognitiven Fähigkeiten unter Skala D die Auge-Handkoordination und Subskala E adaptive Fähigkeiten. Eine moderate Entwicklungsretardierung wurde diagnostiziert, wenn der Mittelwert an obigen Skalen unter einer Standardabweichung, eine mittelschwere bis schwere Retardierung, wenn der Mittelwert unter 2 Standardabweichungen lag. Es wurden übliche statistische Methoden in der Analyse der Daten eingesetzt.

4. Ergebnisse

Insgesamt wurden 74 hypotrophe Frühgeborene in die Studie eingezogen und mit ebenso 74 Kontrollkindern verglichen. Die pränatalen und basalen neonatalen Variablen der in die Studie einbezogenen Kindern sind in Tabelle 2 wiedergegeben.

Die Daten reflektieren als Ursache der Wachstumsretardierung die Präeklampsie und das HELLP-Syndrom in einer höheren Prävalenz in der Gruppe hypotropher Kinder. Hierbei waren sämtliche Körpermaße mit Gewicht, Länge und Kopfumfang deutlich geringer als bei den Kontrollkindern. Die Unterschiede sind auf einem hochsignifikanten Niveau. Der Anteil der Mehrlingsgeburten in der Gesamtgruppe lag zwischen 22 und 26% und damit deutlich über dem zu erwartenden Anteil. Obschon nicht prospektiv erfasst, ist anzunehmen, dass reproduktionsmedizinische Maßnahmen wirksam sind. Die Anzahl der roten Vorstufen lag deutlich höher in der Gruppe der hypotrophen Frühgeborenen, während die neonatalen Basis-Variablen wie Nabelschnur pH-Wert, Apgar nach 1/5/10 Minuten ohne jegliche Unterschiede war (Tab. 3).

Während der Neonatalperiode waren die Komplikationen wie intracranielle Blutungen, Leukomalazien sowie die posthämorrhagische Hydrozephalie ohne statistisch signifikante Unterschiede jedoch mit einer Tendenz zu Ungunsten der Kontrollkinder. Respiratorische Komplikationen traten in beiden Gruppen in Form der postnatalen maschinellen Beatmungsbedürftigkeit zwischen 23 und 32% auf. Die Zahl der Kinder mit bronchopulmonaler Dysplasie lag knapp unterhalb der Signifikanz höher in der Gruppe der hypotrophen Frühgeborenen (eine Übersicht gibt Tab. 4).

Die Wachstumsdaten der Kinder bei Geburt und im Verlauf bis zum Ende des . Lebensjahres sind in Tabelle 5 wiedergegeben und weisen statistisch signifikante Unterschiede aller messbaren Variablen zu sämtlichen Untersuchungszeitpunkten zu Ungunsten der wachstumsretardierten Kinder aus.

Die Untersuchung der psychomotorischen Entwicklung auf dem Boden der Griffiths Unter-

Variable	SGA	AGA	p-Wert	SGA/AGA
Geburtslage (Schädellage/Sonstige):n	54/20	54/18	n.s.	74/72
Geburtsmodus (Sectio cesarea /spontan): n	65/9	58/16	n.s.	74/74
Apgar <7: n (%)	18 24,3)	12 (16,2)	n.s.	74/74
Apgar 1 (Median + Spannweite)	9 (0-10)	9 (2-9)	n.s.	74/74
Apgar 5 (Median + Spannweite)	9 (3-10)	9 (5-10)	n.s.	74/74
Apgar 10 (Median + Spannweite)	10 (5-10)	9,5 (6-10)	n.s.	74/74
pH-Wert Nabelschnurblut (Median + Spannweite)	7,32 (6,98-7,54)	7,33 (6,90-7,44)	n.s.	72/72
pH-Wert Nabelschnurblut <7,1	3 (4,2)	5 (6,9)	n.s.	72/72
Base Excess (mmol/l) (Median + Spannweite)	-3,4 (-17,7-3,4)	-4,4 (-18,9-1,8)	n.s.	48/46
Base Excess <-10 mmol/l: n (%)	3 (6,3)	6 (13)	n.s.	48/46
Zahl Normoblasten / Mikroliter (Median + Spannweite	28 (0-1.600)	13 (1-628)	<0,0001	65/55
Normoblasten/Leukozyten ≥ 10 %: n (%)	49 (75,4)	31 (56,4)	0,033	65/55
Komplikationen sub partu: n (%)	5 (6,8)	8 (10,8)	n.s.	74/74

n.s. – nicht signifikant

Tabelle 2: Perinatale Basisvariablen

Variable	SGA (n = 74) Median (Spannweite)	AGA (n = 74) Median (Spannweite)	p-Wert
Geschlecht (m / w)	36/38	43/31	
Gestationsalter (Tage)	237,5 (172-258)	238 (170-257)	n.s.
Gestationsalter (Wochen)	33+6,5 (24+4-36+6)	34+0 (24+2-36+5)	n.s.
Geburtsgewicht (g)	1502,5 (430-2205)	1995 (680-3300)	<0,0001
Geburtsgewichtsratio	0,6645 (0,37-0,80)	0,9394 (0,71-1,189)	<0,0001
Körperlänge bei Geburt (cm)	41 (26-47)	44 (32-52)	<0,0001
Kopfumfang bei Geburt (cm)	29,5	31	<0,0001
Mehrling: n (%)	22	26	n.s.

n.s. nicht signifikant, Geburtsgewichtsratio-(Geburtsgewicht / 50. Gewichtsperzentile)

Tabelle 3: Basale Charakteristika aller Studienkinder

Variable	SGA (n=74)	AGA (n=74)	P-Wert
Neurologische Komplikationen			
Intraventrikuläre Haemorrhagie I.-II°:n(%)	4 (5,4)	2 (2,7)	n.s
Intraventrikuläre Haemorrhagie ≥ III°:n (%)	0	4 (5,4)	n.s
Periventrikuläre Leukomalazie: n(%)	0	1 (1,4)	n.s
Krampfanfälle: n (%)	0	2 (2,7)	n.s
Posthaemorrhagischer Hydrozephalus: n (%)	0	3 (4,1)	n.s
Pulmonale Komplikationen u. Beatmungsbedarf			
RDS: n (%)	35 (47,3)	30 (40,5)	n.s
RDS ≥ III° :n (%)	9 (12,2)	8 (10,8)	n.s
Pneumothorax: n (%)	4 (5,4)	3 (4,1)	n.s
Pulmonales interstitielles Emphysem: n (%)	0	1 (1,4)	n.s
Surfactantgabe: n (%)	12 (16,2)	16 (21,6)	n.s
Beatmung: n (%)	17 (23,0)	24 (32,4)	n.s
Tage mit maschineller Beatmung (Median/Spannweite)	0 (0-14)	0 (0-12)	n.s
Tage mit nasalem CPAP (Media/Spannweite)	0 (0-24)	0 (-025)	n.s
Tage Gesamtbeatmungsdauer (Median/Spannweite)	0 (0-34)	0 (0-36)	n.s
Langzeitbeatmung > 7 Tage: n (%)	5 (6,8)	7 (9,5)	n.s
Sauerstoffbedarf bei Entlassung: n (%)	3 (4,1)	0	n.s
Bronchopulmonale Dysplasie: n (%)	7 (9,5)	2 (2,7)	n.s

n. s.- nicht signifikant

Tabelle 4 Komplikationen und Therapie in der Neonatalperiode aller Studienkinder I

	Variable	SGA Median (Spannweite)	AGA Median (Spannweite)	p-Wert	IUGR / AGA (n / n)
U4	Körpergewicht (kg)	4,415 (1,03 – 5,95)	4,95 (2,6 – 7,25)	0,018	40 / 43
	Körperlänge (cm)	54,5 (36 – 62)	56,5 (48 – 65)	0,01	40 / 43
	Kopfumfang (cm)	38 (26 – 41)	39 (33,3 – 46)	0,017	40 / 43
U5	Körpergewicht (kg)	6,19 (3,16 – 8,21)	7,325 (4,25 – 9,28)	< 0,0001	40 / 42
	Körperlänge (cm)	63,75 (51 – 69)	67 (53 – 73)	0,001	40 / 42
	Kopfumfang (cm)	42 (37 – 45)	43 (37 – 48)	0,018	40 / 42
U6	Körpergewicht (kg)	7,96 (5,68 – 9,62)	9,165 (6,45 – 11,54)	< 0,0001	41 / 42
	Körperlänge (cm)	72 (64 – 78)	74,25 (67 – 79)	0,003	41 / 42
	Kopfumfang (cm)	45 (40,5 – 48)	45,25 (42 – 50)	0,144 (n.s.)	41 / 42
U5	Körpergewicht (kg)	10,7 (4,66 – 14,7)	12 (7,4 – 16,4)	< 0,0001	43 / 43
	Körperlänge (cm)	83,25 (62 – 97,4)	86 (76,3 – 94)	0,029	42 / 43
	Kopfumfang (cm)	47 (38 – 55)	48,25 (42,5 – 53)	0,057 (n.s.)	43 / 42

NU – Nachsorgeuntersuchung, n.s. – nicht signifikant

Tabelle 5: Untersuchungsdaten der Wachstumsfunktion

Variable	SGA (n=63) n (%)	AGA (n=64)	p-Wert
EQ Motorik (Unterskala A) < -1 SD	4 (10,3)	7 (17,9)	n.s.
EQ Motorik (Unterskala A) < -2 SD	1 (2,6)	3 (7,7)	n.s.
EQ Persönlich-Sozial (Unterskala B) < -1 SD	4 (10,3)	7 (17,9)	n.s.
EQ Persönlich-Sozial (Unterskala B) < -2 SD	1 (2,6)	2 (5,1)	n.s.
EQ Hören und Sprechen (Unterskala C) < -1 SD	19 (48,7)	14 (35,9)	n.s.
EQ Hören und Sprechen (Unterskala C) < -2 SD	1 (2,6)	7 (17,9)	0,056 (n.s.)
EQ Auge und Hand (Unterskala D) < -1 SD	6 (15,4)	6 (15,4)	n.s.
EQ Auge und Hand (Unterskala D) < -2 SD	1 (2,6)	4 (10,3)	n.s.
EQ Leistungen (Unterskala E) < -1 SD	3 (7,7)	3 (7,7)	n.s.
EQ Leistungen (Unterskala E) < -2 SD	0	2 (5,1)	n.s.
Gesamtentwicklungsquotient < -1 SD	4 (10)	7 (17,9)	n.s.
Gesamtentwicklungsquotient < -2 SD	1 (2,5)	2 (5,1)	n.s.

Tabelle 6: Daten der Griffith-Testung

suchung ist in Tabelle 4 wiedergegeben, hierbei ergaben sich keinerlei Unterschiede in den Subgruppen A bis E zwischen hypotrophen und eutrophen Frühgeborenen, eine Tendenz in der Subskala C (kognitive Fähigkeiten) zu Ungunsten eutropher Kinder wurde beobachtet.

Die Zahl der mittels Griffiths getesteten Kinder lag bei 63 bzw. 64 von jeweils 74 Kindern pro Gruppe, bei dem restlichen Kindern konnte aufgrund schwerer Beeinträchtigungen bzw. Überschreiten der Altersnorm zum Untersuchungszeitpunkt keine Aussage getroffen werden (siehe Tab. 6). Von den 21 nicht mittels Griffiths getesteten Kindern wurden jeweils 10 Kinder mittels der Münchner Entwicklungsskala [10] verglichen wobei 80% ein reguläres Untersuchungsergebnis hatten, bei 20% wurde eine milde Retardierung festgestellt.

Die Analyse der Untergruppe Frühgeborene unter 30 SSW mit Hypotrophie und deren gestationsaltersgleichen Vergleichsgruppe ergab keine Unterschiede, bei Kindern >=30 Wochen wurde ein geringer Unterschied in Subskala B zu Ungunsten der Kontrollgruppe gefunden.

In der Gesamtgruppe ergab sich eine positive Korrelation von sowohl Gestationsalter als auch Geburtsgewicht in den Leistungen Subskalen A, B und E, d.h. motorische Fähigkeiten, soziale sowie adaptive Fähigkeiten waren bei steigendem Gestationsalter verbessert.

Hinsichtlich der Morbidität nach Entlassung lag die Zahl der Klinikaufenthalte in beiden Gruppen gleich, eine geringe Tendenz zu Ungunsten der hypotrophen Kinder wurde beobachtet. Ein Kind der Gruppe hypotropher Frühgeborener war zum Zeitpunkt der Nachsorgeuntersuchung wegen einer broncho-pulmonalen Dysplasie noch sauerstoffbedürftig.

5. Diskussion

Unterschiedliche Resultate verschiedener Nachsorgeuntersuchungen bei Frühgeborenen mit intrauteriner Wachstumsretardierung lassen sich durch verschiedene Einflussfaktoren erklären: Differierende Einschlusskriterien, hier zum Teil mit unterschiedliche Gestationsaltersgruppen, unterschiedliche Methoden der neurologischen- und Entwicklungsdiagnostik, unterschiedliches Alter bei Untersuchung der Stichproben sowie differierende soziale Schichtung innerhalb der Vergleichsgruppe. Daneben ist – wie oben dargestellt – die Heterogenität als Ursachen für das gestörte intrauterine Wachstum zu berücksichtigen [11]; [12]; [13].

Ziel der Studie war es, eine möglichst exakte Zuordnung verschiedener Gestationsalter zu erreichen, um den genannte Einflussfaktor auf ein Minimum zu reduzieren, in zweiter Linie waren Geschlecht, soziale und regionale Faktoren sowie die Mehrlingsgeburtlichkeit für die Randomisierung ausschlaggebend.

Wir bezogen die Definition des gestörten intrauterinen Wachstums als ein Geburtsgewicht unter der 10. Perzentile nach Voigt, die die aktuellen Perzentilen für Deutschland darstellen. Wie jedoch eingangs erläutert ist nicht jedes Neugeborene mit einem Geburtsgewicht unter P 10 identisch mit der Diagnose einer intrauterinen Wachstumsretardierung, weshalb auch durch diesen Faktor eine Unschärfe der Resultate zu diskutieren ist.

Mit den genannten Einschränkungen lassen sich die Studienergebnisse vergleichend zwischen hypo- und eutrophen Frühgeborenen dahingehend zusammenfassen, dass in der Entwicklungsdiagnostik keinerlei Unterschiede zwischen beiden Gruppen nachgewiesen werden konnten, der mittlere Griffiths-Score lag um unter 1% different zwischen beiden Gruppen. Ähnliche Resultate einer noch aktuellen Untersuchung wurden von Robertson [11] auf der Basis von gestationsaltersgleichen Kindern im Schulkindesalter nachgewiesen, während die Gruppe von 1-3 Jahre nach der Geburt geringere entwicklungsneurologische Leistungen bei hypotrophen im Vergleich zu eutrophen Frühgeborenen nachweisen konnte. Eine ausgedehnte Studie an israelischen Rekruten zeigte einen minimalen Unterschied im Intelligenzquotienten zwischen eutrophen und hypotrophen Neugeborenen, der unter lebenspraktischen Gesichtspunkten ohne Relevanz sein dürfte [14]. Diese Studie wird weiterhin durch neuere Studiendaten aus den Niederlanden belegt, wo ebenfalls die retardierte intrauterine Wachstumsfunktion nicht als Risikofaktor einer gestörten neurologischen Entwicklung identifiziert werden konnte [15]. Wie in unserer Studie war ein Gestationsalter < 30 Wo der wesentlichste Prädiktor für eine gestörte neurologische und Entwicklungsprognose.

Das somatische Wachstum der von uns untersuchten hypotrophen Frühgeborenen war noch im Vergleich zu eutrophen Kindern retardiert, eine Tendenz zum Aufholwachstum war vor allem für die variable Körperlänge und Kopfumfang erkennbar.

Keines der in die Studie untersuchten Kinder war mit Wachstumshormon zum Untersuchungszeitpunkt behandelt, eine Therapieoption die in der Literatur als äußerst kritisch unter anderem wegen einer gestörten Glukosetoleranz sowie langfristige Effekte diskutiert wird.

Experimentelle Modelle belegen unterschiedliche Effekte eines verminderten Substratangebots an verschiedenen Organsystemen: Hierbei zeigt sich bei reduziertem Geburtsgewicht besonders das Herz, Thymus, Leber sowie Lunge betroffen, während das Gehirn in nur geringerem Umfang betroffen bei einer experimentell reduzierten Perfusion der Plazenta war [16]. Andererseits konnten im Rattenmodell eine gestörte neuronale Migration trotz eines adäquat vergleichbaren Gewichts des ZNS nachgewiesen werden [17].

Die bei unseren Patienten fehlenden Unterschiede in der Häufigkeit von intrakraniellen Blutungen sowie der periventrikulären Leukomalazie kann als erklärender Faktor für die fehlenden Unterschiede in der entwicklungsneurologischen Prognose der Kinder herangezogen werden. Der in der vorliegenden Studie insbesondere nachgewiesene gleiche Anteil Frühgeborener mit periventrikulärer Leukomalazie in der Gruppe hypotropher sowohl als auch eutropher Frühgeborene ist in guter Übereinstimmung mit zuvor von unserer Gruppe publizierten Daten aus einer multizentrischen Surfaktendstudie sowie einer großen epidemiologischen Studie auf dem Boden der Daten der Hessischen Perinatalerhebung (HEPE; [18]).

Schlussfolgend lässt sich zusammenfassen, dass wir keine Entwicklungsrisiken in der von uns untersuchten Gruppe resultierend aus einem gestörten intrauterinen Wachstum nachweisen konnten. Diese Daten sind wichtig für eine pränatale Beratung, müssen jedoch für die Gruppe extrem unreifer Frühgeborene unter 28 SSW eingeschränkt dahingehend interpretiert werden, dass diese Gruppe prospektiv aufgrund der geringen Fallzahl weiter untersucht werden sollte.

Weiterhin ist es notwendig, tierexperimentelle Modelle zur adaptiven Regulation bei reduziertem intrauterinen Substratangebot und daraus resultierendem gestörtem Wachstum zu identifizieren, um einerseits präventive Strategien, andererseits postnatale Interventionsmöglichkeiten zu erarbeiten.

5. Literatur

1. Resnik, R. Intrauterine growth restriction. Obstet Gynecol 2002;99:490-496.

2. Barker DJ In utero programming of chronic disease. Clin Sci (Colch) 1998;95:115-128.

3. Gortner L, Wauer RR, Stock GJ, Reiter HL, Reiss I, Jorch G, et al. Neonatal outcome in small for gestational age infants: do they really better? J Perinat Med 1999;27:484-489.

4. Voigt M, Schneider KT, Jahrig K. [Analysis of a 1992 birth sample in Germany. 1: New percentile values of the body weight of newborn infants]. Geburtshilfe Frauenheilkd 1996;56:550-558.

5. Griffiths R. Griffiths Entwicklungsskalen (GES) zur Beurteilung der Entwicklung in den ersten beiden Lebensjahren. Weinheim-Basel: Beltz; 1983.

6. Toce SS, Farrell PM, Leavitt LA, Samuels DP, Edwards DK. Clinical and roentgenographic scoring systems for assessing bronchopulmonary dysplasia. Am J Dis Child 1984;138:581-585.

7. Papile LA, Burstein J, Burstein R, Koffler H. Incidence and evolution of subependymal and intraventricular hemorrhage: a study of infants with birth weights less than 1,500 gm. J Pediatr 1978;92:529-534.

8. Hill A, Melson GL, Clark HB, Volpe JJ. Hemorrhagic periventricular leukomalacia: diagnosis by real time ultrasound and correlation with autopsy findings. Pediatrics 1982;69:282-284

9. Bell MJ, Ternberg JL, Feigin RD, Keating JP, Marshall R, Barton L, et al. Neonatal necrotizing enterocolitis. Therapeutic decisions based upon clinical staging. Ann Surg 1978;187:1-7.

10. Hellbrügge T. Münchener funktionelle Entwicklungsdiagnostik für das 2. und 3. Lebensjahr. 4 ed. München: Deutsche Akademie für Entwicklungsrehabilitation.

11. Robertson CM, Etches PC, Kyle JM. Eight-year school performance and growth of preterm, small for gestational age infants: a comparative study with subjects matched for birth weight or for gestational age. J Pediatr 1990;116:19-26.

12. Sung IK, Vohr B, Oh W. Growth and neurodevelopmental outcome of very low birth weight infants with intrauterine growth retardation: comparison with control subjects matched by birth weight and gestational age. J Pediatr 1993;123:618-624.

13. McCarton CM, Wallace IF, Divon M, Vaughan HG. Cognitive and neurologic development of the premature, small for gestational age infant through age 6: comparison by birth weight and gestational age. Pediatrics 1996;98:1167-1178.

14. Paz I, Laor A, Gale R, Harlap S, Stevenson DK, Seidman DS. Term infants with fetal growth restriction are not at increased risk for low intelligence scores at age 17 years. J Pediatr 2001;138:87-91.

15. Vermeulen GM, Bruinse HW, de Vries LS. Perinatal risk factors for adverse neurodevelopmental outcome after spontaneous preterm birth. Eur J Obstet Gynecol Reprod Biol 2001;99:207-212.

16. Lang U, Baker RS, Khoury J, Clark KE. Effects of chronic reduction in uterine blood flow on fetal and placental growth in the sheep. Am J Physiol Regul Integr Comp Physiol 2000;279:R53-59.

17. Sasaki J, Fukami E, Mimura S, Hayakawa M, Kitoh J, Watanabe K. Abnormal cerebral neuronal migration in a rat model of intrauterine growth retardation induced by synthetic thromboxane A(2). Early Hum Dev 2000;58:91-99.

18. Reiss I, Misselwitz B, Borkhardt A, Heckmann M, Kugler C, Gortner L. Postnatale Morbidität und Mortalität hypotropher Frühgeborener < 32 Schwangerschaftswochen. Z Geburtshilfe Neonatol 2000;204:S 20.

14. Neonatale Behandlungsresultate bei sehr unreifen Kindern mit intrauteriner Wachstumsretardierung

Eva Landmann

Zusammenfassung

Ziel dieser Studie war es, die neonatale Mortalität und neonatale pulmonale Morbidität bei sehr unreifen Frühgeborenen mit und ohne intrauteriner Wachstumsretardierung (IUGR) zu beschreiben. Hierzu verknüpften wir die im Rahmen der Peri- und Neonatalstatistik des Landes Hessen der Jahre 1990 bis 1996 dokumentierten Datensätze. IUGR war definiert als Geburtsgewicht unterhalb der 10. Perzentile und bronchopulmonale Dysplasie (BPD) als Sauerstoffbedarf über Raumluft an Tag 28. Kategorische Variablen wurden mit Fisher's exaktem Test und kontinuierliche Variablen mit dem Mann-Whitney-U-Test verglichen. Multivariate Analysen wurden durchgeführt, um den Einfluss der intrauterinen Wachstumsretardierung und weiterer Faktoren auf das Risiko innerhalb der Neonatalperiode zu versterben oder eine BPD zu entwickeln zu untersuchen.

Wir konnten Datensätze von insgesamt 1365 Kindern < 32 Schwangerschaftswochen verknüpfen. Ein Geburtsgewicht unterhalb der 10. Perzentile lag bei insgesamt 183 Neugeborenen vor. Die neonatale Mortalität und die BPD-Rate war in der Gruppe der wachstumsretardierten Kinder signifikant erhöht. Ein Geburtsgewicht unterhalb der 10. Perzentile war statistisch signifikant assoziiert mit einem erhöhten Risiko zu versterben oder eine BPD zu entwickeln. Sehr unreife Frühgeborene mit IUGR stellen ein Risikokollektiv dar.

Summary

We aimed to evaluate the impact of intrauterine growth retardation (IUGR) on neonatal mortality and neonatal pulmonary morbidity in very preterm infants. We analyzed the data reported to the quality assurance program of the Federal State of Hesse, Germany, from 1990 to 1996 of infants < 32 weeks of gestation. IUGR was defined as birth weight below the 10th percentile. Bronchopulmonary dysplasia (BPD) was defined as requiring a fraction of inspired oxygen > 0.21 at day 28. Continuous variables were compared by Mann Whitney U test. Fisher's exact test was used to analyze differences in dichotomous variables. The effect of IUGR and other potential risk factors for neonatal death and bronchopulmonary dysplasia was tested by multivariable analyses. Data from 1365 infants were analyzed. 183 neonates had a birth weight below the 10th percentile. Neonatal mortality and the rate of bronchopulmonary dysplasia were significantly higher in the group of neonates with IUGR. There was a statistically significant association of SGA with neonatal death and bronchopulmonary dysplasia. Neonates below 32 weeks gestation with IUGR thus represent a high-risk group

1. Einleitung

Hypotrophe Neugeborene, definiert als Kinder mit einem Geburtsgewicht unterhalb der 10. Perzentile, repräsentieren einen beachtlichen Anteil der auf neonatalen Intensivstationen behandelten Kinder. Dies trifft insbesondere für sehr unreife Frühgeborene, also Frühgeborene eines Gestationsalters von weniger als 32 Schwangerschaftswochen (SSW), zu. Bei hypotrophen sehr unreifen Frühgeborenen wurde eine erhöhte neonatale Mortalität beschrieben (1, 2). Der Einfluß der intrauterinen Wachstumsrestriktion auf die neonatale Morbidität sehr unreifer Frühgeborener wird jedoch kontrovers diskutiert.

Hinsichtlich der pulmonalen Morbidität zeigten Daten der 70er und 80er Jahre eine geringere Inzidenz des Atemnotsyndroms (RDS) bei hypotrophen Frühgeborenen (3, 4). Neuere Studien hingegen zeigen ein vergleichbares (2, 5) oder sogar ein signifikant erhöhtes Risiko, an einem RDS zu erkranken (1). Bisher wurde in nur drei Studien untersucht, welchen Einfluß eine intrauterine Wachstumsretardierung (IUGR) auf die Entwicklung einer Bronchopulmonalen Dysplasie (BPD) hat. Eine dieser Studien behandelt als primäre Fragestellung den optimalen Zeitpunkt der Surfactanttherapie (2), eine weitere Studie beschränkt sich auf extrem unreife Frühgeborene eines Gestationsalters < 27 SSW (5). Beide Studien sind an ausgewählten, kleinen Patientenkollektiven durchgeführt worden. Diese Studien zeigen einheitlich ein deutlich erhöhtes Risiko für die Entwicklung einer BPD bei Frühgeborenen mit IUGR. Egreteau et al. (6) konnten in einer Multicenterstudie zeigen, daß ein Geburtsgewicht unterhalb der 10. Perzentile einen Hauptrisikofaktor für die Entwicklung einer BPD bei Kindern < 32 SSW darstellt.

Ziel dieser Studie war es, die Morbidität und Mortalität innerhalb der Neonatalperiode bei sehr unreifen hypotrophen im Vergleich zu eutrophen Frühgeborenen in einem großen Patientenkollektiv zu untersuchen.

2. Patienten und Methoden

Um die neonatale Morbidität und Mortalität zwischen hypo- und eutrophen Frühgeborenen eines Gestationsalters < 32 SSW zu vergleichen, verknüpften wir die Datensätze der Peri- und Neonatalstatistik des Landes Hessen der Jahre 1990 bis 1996. Alle Variablen, die sowohl im neonatalen als auch im perinatalen Erhebungsbogen dokumentiert wurden (Geburtstag und -zeitpunkt, berechneter Geburtstermin, Einling oder Mehrling, Postleitzahl, Geschlecht, Geburtsgewicht) mussten komplett übereinstimmen. Datensätze, die diesbezüglich nicht übereinstimmten oder inkomplett waren wurden nicht verknüpft und gingen somit nicht in die Berechnungen ein. Kinder mit letalen Malformationen wurden nicht in die Studie eingeschlossen. Mehrlinge wurden nicht von der Studie ausgeschlossen, aber die Variablen „Zwilling" und „höhergradiger Mehrling" gingen als Variablen in der multivariate Analyse zur Berechnung von Risikofaktoren für die Entwicklung einer BPD und das Versterben innerhalb der Neonatalperiode ein. Intrauterine Wachstumsretardierung bzw. Hypotrophie wurde definiert als Geburtsgewicht unterhalb der 10. Perzentile nach Voigt et al. (7). BPD wurde definiert als Sauerstoffbedarf und/oder maschinelle Beatmung am 28. Lebenstag. Eine Sepsis wurde dann diagnostiziert, wenn bei charakteristischen klinischen Zeichen eine positive Blutkultur und/oder laborchemische Zeichen für eine Infektion vorlagen.

Für die statistischen Analysen verwendeten wir das Programm SPSS (Version 8). Kontinuierliche Variablen wurden bei Normalverteilung mittels t-Test verglichen. Lag keine Normalverteilung vor, so wurden sie mit dem Mann-Whitney-U-Test verglichen. Dichotome Variablen wurden mittels Fisher's exaktem Test verglichen.

Der Einfluß der Variable Geburtsgewicht unterhalb der 10. Perzentile sowie weiterer möglicher Risikofaktoren auf die Entwicklung einer BPD und das Versterben innerhalb der Neonatalperiode wurde mittels logistischer Regressionsanalyse untersucht.

3. Ergebnisse

Zwischen Januar 1990 und Dezember 1996 wurden insgesamt 2341 Kinder eines Gestationsalters < 32 SSW in Hessen entbunden. Es konnten 1365 (58.3%) perinatale und neona-

Tabelle 1. Perinatale Basisdaten hypo- und eutropher sehr unreifer Frühgeborener.

	Geburtsgewicht < P 10 (n=183)	Geburtsgewicht > P 10 (n=1182)	p
Gestationsalter (Wochen)	28.9 (1.7)[1]	28.8 (2.1)[1]	0.731
Geburtsgewicht (Gramm)	788.7 (178.7)[1] (380 – 1230)[2]	1259.5 (348.1)[1] (440 – 2445)[2]	<0.001
männlich/ weiblich; n (%)	107/76 (59 / 41)	640/542 (54 / 46)	0.300
Pränatale Steroide; n (%)	105 (57)	669 (57)	0.873
Plazentainsuffizienz; n (%)	85 (46)	103 (9)	<0.001
Schwangerschaftsind. Hypertension; n (%)	43 (24)	85 (7)	<0.001
Präeklampsie; n (%)	54 (30)	128 (11)	<0.001
Vorz. Blasensprung; n (%)	17 (9)	279 (24)	<0.01
Vorz. Wehentätigkeit; n (%)	84 (46)	696 (59)	<0.01
Sectio; n (%)	171 (93)	928 (79)	<0.001
Apgar (5 min <7); n (%)	37 (23)	217 (20)	0.162
Nabelschnurart. pH <7.1; n (%)	8 (4)	34 (3)	0.253
Neonatale Mortalität; n (%)	42 (23)	128 (11)	<0.001

[1] Mittelwert (SD); [2] Bereiche

Tabelle 1: Perinatale Basisdaten hypo- und eutropher sehr unreifer Frühgeborener

tale Datensätze miteinander verknüpft werden. Von den insgesamt 1365 Frühgeborenen < 32 SSW hatten 183 (13.4%) Kinder ein Geburtsgewicht unterhalb der 10. Perzentile. Die perinatalen Basisdaten sind Tabelle 1 zu entnehmen. In der Gruppe der hypotrophen Kinder zeigte sich eine doppelt so hohe Mortalität wie bei den eutrophen Kindern.

Weiterhin zeigte sich eine signifikant höhere mittlere Hospitalisations- und Beatmungsdauer sowie eine signifikant höhere Inzidenz der BPD in der Gruppe der hypotrophen im Vergleich zur Gruppe der eutrophen Kinder (Tabelle 2).

Mittels einer multivariaten Analyse konnte gezeigt werden, daß folgende Variablen mit einer erhöhten Mortalität assoziiert sind: Geburtsgewicht unterhalb der 10. Perzentile (OR 4,54; 95% CI 2,56-8,04), intraventrikuläre Hirnblutung Grad 3 und 4 (OR 3,36; 95% CI 2,56-6,3), Sepsis (OR 1,67; 95% CI 1,1-2,59) und Surfactanttherapie bei RDS (OR 2,76; 95% CI 1,66-4,59). Mit steigendem Gestationsalter sowie bei Mädchen zeigte sich ein erniedrigtes Mortalitätsrisiko (OR 0,56; 95% CI 0,5-0,62 bzw. OR 0,64; 95% CI 0,42-0,98). Keinen Einfluß auf die Mortalität zeigten folgende Variablen: Pränatale Kortikosteroidapplikation, schwangerschaftsinduzierte arterielle Hypertension, Plazentainsuffizienz, vorzeitige Wehentätigkeit, vorzeitiger Blasensprung, Geburtsmodus und das Vorliegen einer periventrikulären Leukomalazie.

Weiterhin zeigte sich, dass folgende Variablen mit einem erhöhten Risiko eine BPD zu entwickeln einhergehen: Geburtsgewicht unterhalb der 10. Perzentile (OR 3,8, 95% CI 2,11-6,84), Surfactanttherapie bei RDS (OR 1,57; 95% CI 1,01-2,43), Dauer der maschinellen Beatmung (bei 3-7 Tagen maschineller Beatmung OR 15,16; 95% CI 1,96-117,16; bei mehr als 7 Tagen maschineller Beatmung OR 63,88; 95% CI 8,51-479,39) und Sepsis (OR 1,56; 95% CI 1,02-2,38). Die Variablen „steigendes Gestationsalter" und „weibliches Geschlecht" waren mit einem reduzierten Risiko der Entwicklung einer BPD assoziiert (OR 0,67; 95% CI 0,6-0,76 bzw. OR 0,63; 95% CI 0,41-0,95). Keinen Einfluß auf die Entwicklung einer BPD zeigten die Variablen pränatale Kortikosteroidapplikation, vorzeitiger Blasen-

Tabelle 2. Neonatale Morbidität bei hypotrophen vs. eutrophen Frühgeborenen.

	< P10 (n=141)	> P10 (n=1054)	p
RDS; n (%)	76 (54)	583 (55)	0.735
Surfactant Therapie; n (%)	56 (44)	359 (38)	0.858
Maschinelle Beatmung²; n (%)	112 (79)	764 (73)	0.303
Beatmungsdauer (Tage)²	16.4¹	13¹	<0.05
Bronchopulmonale Dysplasie; n (%)	40 (28)	145 (14)	<0.001
Krankenhausaufenthalt (Tage)	93.3 (60.9)¹	64.7 (32.9)¹	<0.001
Periventrikuläre Leukomalazie; n (%)	1 (1)	29 (3)	1.0
Intraventrikuläre Blutung Grad III und IV; n (%)	4 (3)	54 (5)	1.0
Frühgeborenenretinopathie; n (%)	26 (18)	134 (13)	0.385
Offener D. arteriosus; n (%)	24 (17)	140 (13)	0.367
Necrotisierende Enterocolitis; n (%)	12 (9)	53 (5)	0.232

¹ Mittelwert (SD); ² incl. CPAP

Tabelle 2: Neonatale Morbidität bei hypotrophen vs. eutrophen Frühgeborenen

sprung, vorzeitige Wehentätigkeit, Geburtsmodus, maschinelle Beatmung < 3 Tage und Mehrlingsgravidität.

4. Diskussion

In dem untersuchten Kollektiv konnte eine erhöhte neonatale Mortalität hypotropher im Vergleich zu eutrophen sehr unreifen Frühgeborenen nachgewiesen werden. Die multivariate Analyse zeigte, daß ein Geburtsgewicht unterhalb der 10. Perzentile das Risiko während der Neonatalperiode zu versterben etwa um den Faktor 5 erhöht.

Eine erhöhte neonatale Mortalität wachstumsretardierter Frühgeborener wurde bereits in vielen Studien demonstriert (1, 5, 8-10). Nur wenige Studien hingegen untersuchten den Einfluß der intrauterinen Wachstumsretardierung auf die Entwicklung einer BPD. Ziel dieser Studie war es daher, an einer ausreichend großen, repräsentativen Population erhobene Daten zur pulmonalen Morbidität hypotropher sehr unreifer Frühgeborener darzustellen.

In dem von uns untersuchten Kollektiv unterschied sich die RDS-Inzidenz und die Häufigkeit der Notwendigkeit der Surfactanttherapie nicht zwischen der Gruppe der hypo- und der eutrophen Frühgeborenen, was darauf hinweist, dass die intrauterine Wachstumsretardierung keinen protektiven Faktor hinsichtlich der Entwicklung eines RDS darstellt. In dem untersuchten Kollektiv zeigte sich eine erhöhte pulmonale Morbidität hypotropher sehr unreifer Frühgeborener mit einer signifikant längeren Beatmungsdauer und einer signifikant höheren BPD-Inzidenz. Die multivariate Analyse zeigte, dass die Variable „Geburtsgewicht unterhalb der 10. Perzentile" das Risiko eine BPD zu entwickeln etwa vierfach erhöht. Dieses Ergebnis steht in Einklang mit den von Egreteau et al. veröffentlichten Daten (6), die zeigten, daß ein Geburtsgewicht unterhalb der 10. Perzentile einen Hauptrisikofaktor für die Entwicklung einer BPD darstellt.

Zusammenfassend zeigt unsere Studie keine Unterschiede zwischen hypo- und eutrophen Kindern hinsichtlich Variablen, die den frühen Verlauf der neonatalen respiratorischen Morbidität, d.h. RDS-Inzidenz und Notwendigkeit der Surfactanttherapie, beschreiben. Die BPD-Inzidenz hingegen ist bei hypotrophen sehr unreifen Frühgeborenen im Vergleich zu gestationsaltersgleichen eutrophen Kindern deutlich erhöht. Frühgeborene < 32 SSW mit IUGR stellen daher hinsichtlich der Mortalität und pulmonalen Morbidität ein Hochrisikokollektiv dar.

Literatur

1. Bernstein IM, Horbar JD, Badger GJ, Ohlsson A, Golan A. Morbidity and mortality among very-low-birth-weight neonates with intrauterine growth restriction. The Vermont Oxford Network. Am J Obstet Gynecol 2000;182(1 Pt 1):198-206.

2. Gortner L, Wauer RR, Stock GJ, Reiter HL, Reiss I, Jorch G, et al. Neonatal outcome in small for gestational age infants: do they really better? J Perinat Med 1999;27(6):484-9.

3. Chiswick ML. Prolonged rupture of membranes, pre-eclamptic toxaemia, and respiratory distress syndrome. Arch Dis Child 1976;51(9):674-9.

4. Procianoy RS, Garcia-Prats JA, Adams JM, Silvers A, Rudolph AJ. Hyaline membrane disease and intraventricular haemorrhage in small for gestational age infants. Arch Dis Child 1980;55(7):502-5.

5. Bardin C, Zelkowitz P, Papageorgiou A. Outcome of small-for-gestational age and appropriate-for-gestational age infants born before 27 weeks of gestation. Pediatrics 1997;100(2):E4.

6. Egreteau L, Pauchard JY, Semama DS, Matis J, Liska A, Romeo B, et al. Chronic oxygen dependency in infants born at less than 32 weeks' gestation: incidence and risk factors. Pediatrics 2001;108(2):E26.

7. Voigt M, Schneider KT, Jahrig K. [Analysis of a 1992 birth sample in Germany. 1: New percentile values of the body weight of newborn infants]. Geburtshilfe Frauenheilkd 1996;56(10):550-8.

8. Tyson JE, Kennedy K, Broyles S, Rosenfeld CR. The small for gestational age infant: accelerated or delayed pulmonary maturation? Increased or decreased survival? Pediatrics 1995;95(4):534-8.

9. Thompson PJ, Greenough A, Gamsu HR, Nicolaides KH. Ventilatory requirements for respiratory distress syndrome in small-for- gestational-age infants. Eur J Pediatr 1992;151(7):528-31.

10. Piper JM, Xenakis EM, McFarland M, Elliott BD, Berkus MD, Langer O. Do growth-retarded premature infants have different rates of perinatal morbidity and mortality than appropriately grown premature infants? Obstet Gynecol 1996;87(2):169-74.

Abkürzungen

BPD	Bronchopulmonale Dysplasie
CI	Konfidenzintervall
IUGR	Intrauterine Wachstumsretardierung
OR	Odds ratio
RDS	Respiratory distress syndrome, Atemnotsyndrom
SSW	Schwangerschaftswoche

15. Neuromotorische Entwicklungsstörungen nach hochpathologischen Doppler-Flow-Befunden während der Schwangerschaft

A. K. Ertan

1. Einleitung

Die Doppler-Sonographie hat inzwischen einen festen Platz in der modernen Geburtshilfe. Diese Methode wird in verschiedenen Zentren weitflächig eingesetzt. Durch die Doppler-Sonographie können Hochrisikofälle in der Geburtshilfe gezielt selektiert und entsprechend intensiv beobachtet werden. Es besteht Einigkeit darüber, daß mit Hilfe dieser Methode insbesondere bei der Überwachung von Risikoschwangerschaften das perinatale Management optimiert werden kann. Mit zunehmendem Einsatz der Doppler-Sonographie hat sich herausgestellt, dass Schwangerschaften, bei denen dopplersonographisch ein sog. enddiastolischer Block (EDB) in der A. umbilicalis oder der fetalen Aorta gefunden wird, zum geburtshilflichen Hochrisikokollektiv zählen. Dies bedeutet, daß am Ende der Diastole kein Blutfluss mehr nachweisbar ist. Die Inzidenz in einem geburtshilflichen Hochrisikokollektiv liegt zwischen 2% und 8%. Es gibt einige Publikationen über das Auftreten eines EDB. Eine Hypoxämie könnte möglicherweise bei den Feten, bei denen ein EDB in der A. Umbilicalis bzw. fetalen Aorta aufzufinden ist, vorliegen (ROCHELSON et al., 1987; GUDMUNDSSON et al., 1990; TRUDINGER et al., 1991; PAULAIN et al., 1994). Eine Redistribution der fetalen Durchblutung wird bei Feten mit EDB häufig festgestellt. Diese Zentralisation mit verminderter Durchblutung der peripheren Gefäße bei gleichzeitiger Autoregulation der zerebralen Gefäße wird als „brain-sparing-effect" genannt (ARABIN et al., 1988, WEISS et al., 1992; MIMICA et al., 1995). In diesem Zusammenhang wird in der Literatur über eine erhöhte Sectiorate, Frühgeburtsrate, Verlegungsrate zur neonatalen Intensivstation sowie über eine erhöhte Morbidität- und Mortalitätrate berichtet (ROCHELSON et al., 1987; JOHNSTONE et al., 1988; TRUDINGER et al., 1991; SCHMIDT et al., 1991).

Im Gegensatz dazu ist relativ wenig über langfristige Entwicklungsstörungen dieser Kinder bekannt. ULRICH et al. (1994), WEISS et al. (1992), ERTAN et al. (1993) und MALCOLM et al. (1991) weisen zusätzlich auf eine erhöhte neonatale Morbidität mit bleibenden neuromotorischen Auffälligkeiten hin.

Der Schweregrad einer doppler-sonographischen Pathologie korreliert außerdem mit dem Grad der fetalen intrauterinen Gefährdung. So ist es bei Auftreten eines sog. „Reverse Flows" in der Arteria umbilicalis und/oder Aorta fetalis ist i. d. R. mit schwerwiegenden perinatalen Problemen zu rechnen (BRAR und PLATT, 1988; SCHMIDT et al.,1991b; KARSDORP et al., 1994; CHAOUI et al., 1991). Bei diesem Befund ist in den fetalen Gefäßen nicht nur ein fehlender Blutfluß in der enddiastolischen Phase, sondern auch ein Rückwärtsfluß vorhanden. In der Literatur wird eine perinatale Mortalität von 50% bis 100% angegeben (BRAR und PLATT, 1988; ILLYES und GATI, 1988; SCHMIDT et al., 1991). Dieser dopplersonographischer Befund spiegelt somit eine gefährliche Situation für den Feten wider. Die meisten Feten mit „Reverse Flow" in den fetalen Gefäßen können innerhalb einiger Tage intrauterin versterben (WOO et al., 1987; HSIEH et al.,

1988; CHAOUI et al., 1991). Häufig muß wegen fetalem Distress (z.B. ein pathologisches CTG) eine Sectio caesarea durchgeführt werden (BRAR und PLATT, 1988; CHAOUI et al., 1991; WEISS et al., 1992).

Es ist inzwischen aufgrund der bisher vorliegenden Ergebnisse hinreichend bekannt, daß Feten mit „Reverse Flow" in der A. Umbilicalis und/oder in der Aorta fetalis eine Hochrisikogruppe mit schlechtester Prognose darstellen.

Ein kausaler Zusammenhang besteht zwischen pathologischen Flowmustern und ungünstigem fetal outcome (TRUDINGER et al., 1985a, 1991; PATTINSON et al., 1994; BRAR et al., 1988; DIVON et al., 1989). Die chronische Widerstandserhöhung in der Plazenta ist durch die Mangelversorgung verursacht, die zur Wachstumsretardierung bzw. Veränderung der fetalen Hämodynamik bei chronischer fetaler Hypoxie führt (WEISS et al., 1990; WEINER, 1990). Mittels eines pathologischen Flowmusters kann man in der Risikoschwangerschaft eine hypoxämische Gefährdung des Feten bedingt durch die erhebliche Beeinträchtigung der Gasaustauschfähigkeit in der Plazenta feststellen (WEINER, 1990). Somit kann man durch die Diagnose eines pathologischen Flows frühzeitig die eingeschränkte intrauterine Sauerstoffversorgung des Feten erkennen (JOUPPILA et al., 1989; DIVON et al., 1989; WEINER, 1990).

Der Zusammenhang zwischen fetal outcome und Auftreten eines „Reverse Flows" und dessen Ursachen ist wegen der niedrigen Inzidenz (ca. 0.3–1%) bisher noch unklar (RÜHLE et al., 1991). Nach der vorliegenden Literatur herrscht noch Unklarheit über die Genese der pathophysiologischen Mechanismen sowie über das optimale geburtshilfliche Management bei „Reverse Flow". Die Frage, wie man bei Fällen mit „Reverse Flow" bei noch jungem Gestationsalter vorgehen soll, bleibt bestehen. Obwohl das Kollektiv mit „Reverse Flow" sehr klein ist erfordern diese Feten wegen der hohen Morbiditäts- und Mortalitätsrate eine erhöhte Aufmerksamkeit. Dadurch könnte die perinatale Mortalität möglicherweise deutlich gesenkt werden.

Bei der vorliegenden Untersuchung wird neben pränataler Auffälligkeiten das peripartale outcome sowie die neuromotorische Entwicklung der Kinder mit diesen hochpathologischen Doppler-Flow-Befunden in den fetalen Gefäßen während des letzten Trimenons beschrieben.

2. Patienten und Methode

Ab Mai 1986 wurden alle Fälle mit einem EDB bzw. Reverse Flow (Universitäts-Frauenkliniken Heidelberg bzw ab September 1988 Homburg/Saar) näher analysiert. Es liegen inzwischen gesamte peripartalen Ergebnisse von 120 Feten mit einem EDB und zusätzlich von 45 Kindern mit einem Reverse Flow in A. umbilicalis bzw. fetaler Aorta vor. Die Messungen wurden anfänglich mit dem gepulsten Duplex-Scanner ADR 5000 der Firma ATL Kranzbühler (Solingen) und danach mit dem Acuson 128XP/10 Farbdoppler Computed Sonography und zuletzt mit dem Siemens Elegra durchgeführt. Die geburtshilflichen und neonatalen Daten wurden den Krankenakten entnommen und ausgewertet.

Zur Beurteilung der Langzeituntersuchung wurde die „Münchner Funktionelle Entwicklungsdiagnostik" verwendet. Besonderheiten im weiteren Verlauf wurden bei den Eltern erfragt und aus den Kinderuntersuchungsheften ersehen. Von den überlebenden Kindern dieses Hochrisikokollektives wurden 40 Fälle mit einem enddiastolischen Block (EDB) postpartal in Bezug auf ihre neuromotorische Entwicklung untersucht. Die perinatalen Auffälligkeiten und die neuromotorischen Entwicklungsstörungen dieser Kinder wurden mit einer Matched-Pair-Gruppe in vergleichbarem Schwangerschaftsalter ohne doppler-sonographische Auffälligkeiten (N = 40 Kinder) verglichen. Es wurde hierbei der jeweilige Entwicklungsstand in den Funktionsbereichen Grobmotorik, Feinmotorik, Perzeption, Selbständigkeit, Sprache, Sprachverständnis und Sozialalter ermittelt.

3. Ergebnisse

Als einen enddiastolischen Block bzw. Reverse Flow wurden lediglich die Fälle akzeptiert, die jeweils von 2 erfahrenen Untersuchern unabhängig voneinander bestätigt wurden und reproduzierbar waren. Bei der Befunderhebung wurden verschiedene Einflußfaktoren besonders berücksichtigt. Neben optimaler Winkeleinstellung sollte ein Wandfilter von 50-100 Hz nicht überschritten werden. Durch einen fälschlicherweise zu hoch eingestellten high-pass-filter können die enddiastolische Flüsse artefiziell abgeschnitten werden, so daß ein evtl. unauffälliger Befund wie ein enddiastolischer Block erscheint. Vor solchen „falsch-positiven" Befunden sollte besonders gewarnt werden, weil dadurch evtl. falsche geburtshilfliche Entscheidungen getroffen werden, die weiterreichende Konsequenzen mit sich ziehen könnten.

Nach retrospektiver Analyse von 120 Fällen mit einem enddiastolischen Block (EDB) wurden folgende perinatale Auffälligkeiten festgestellt.

Das mittlere Gestationsalter zum Zeitpunkt der Entbindung lag bei diesem Kollektiv bei 32+5 SSW, das mittlere Geburtsgewicht bei 1385g. Die Rate von schwer dystrophen Kindern (<5% Perc.) betrug 69%. Die perinatale Mortalität betrug 18%. In 97% der Fälle wurden die lebendgeborene Kinder in die neonatologische Intensiveinheit verlegt (s. Tab. 1).

Besonders erwähnenwert ist, dass 80% der Kinder mit einem EDB eine pathologische A/B-Ratio (sog. „Sauerstoffsparschaltung") in der A. cerebri media aufwiesen, während dies nur in 7% der Fälle in der Gruppe mit einem normalen Doppler-Flow-Befund auftrat.

Um die neuromotorische Entwicklung dieser Kinder prospektiv untersuchen zu können, wurden 2 Kollektive gebildet. In der Gruppe 1 wurden 40 Kinder mit einem unauffälligen Doppler-Sonographie-Befund in den fetalen Gefäßen 40 Kindern mit einem EDB in A. umbilicalis/fetalem Aorta gegenübergestellt. Um den alleinigen Einfluß der Frühgeburtlichkeit auszuschließen wurden auch in der Gruppe 1 Kinder mit vegleichbarem Schwangerschaftsalter bei Geburt gewählt. Zum Zeitpunkt der neuromotorischen Untersuchungen lag das Alter der Kinder zwischen 9 und 36 Monaten. Für jede Funktionskategorie wurde das Entwicklungsalter festgelegt und die Abweichung vom korrigierten Alter in Monaten berechnet. Die durchschnittliche Entwicklung aller untersuchten Kinder mit EDB blieb hinter der durchschnittlichen Entwicklung gleichaltriger Kinder zurück. 33% der Kinder mit einem EDB zeigten eine neuromotorische Entwicklungsstörung, während dies lediglich in 16% der Fälle mit einem unauffälligen Doppler-Flow-Befund der Fall war (s. Abb. 1). Die Abweichungen vom korrigierten Alter

SIH	62%
Oligohydramnion	60%
path. CTG (Fsc. <5)	70%
SSW bei Geburt	32+5
Frühgeburt < 37 SSW.	85%
Frühgeburt < 33 SSW	49%
Primäre Sectio	84%
Geburtsgewicht (Durchschnitt)	1385g
5' Apgar Score <7	11%
pH (Durchschitt)	7.24
Dystrophie <5. Perc.	69%
perinatale Mortalität	18%
Congenitale Anomalien	22%

Tabelle 1: Perinatale Auffälligkeiten bei Kindern mit einem EDB in A. Umbilicalis/fetaler Aorta. (N= 120 Pat.)

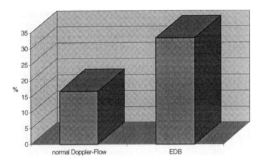

Abbildung 1: Häufigkeit der neuromotorischen Entwicklungsstörung bei Kindern mit einem unauffälligen Doppler-Flow-Befund (N= 40) und einem EDB in fetalen Gefäßen (N= 40)

lagen im wesentlichen bei den Funktionsbereichen Grobmotorik, Wahrnehmungsverarbeitung und Sprache.

Beim Vergleich dieser beiden Kollektive hinsichtlich Gewicht, Längenwachstum und Kopfumfang postpartal konnte sowohl bei U1 als auch bei U7 ein signifikanter Unteschied verzeichnet werden. Bei perinatalen Auffälligkeiten (s. Tab. 2) ergaben sich ebenfalls signifikante Unterschiede bezüglich Geburtsmodus (prim. Sectiofrequenz 46% vs. 92%), Geburtsgewicht (2610g vs 1190g), 5' min APGAR-Wert (5% vs 30%), Verlegung in die Neonatologie (57% vs. 93%).

Bei dem Befund „enddiastolischer Block" handelt es sich, wie bisher dargestellt, um ein Hochrisiko-Kollektiv mit schwerwiegenden perinatalen Auffälligkeiten und deutlich erhöhtem Risiko für neuromotorische Handicaps. Bei einigen Fällen mit einem langstreckigem EDB konten wir nach einer Beobachtungszeit von paar Tagen (z.B. bei Vorliegen einer ausgeprägten SIH mit Präeklampsie) ein zusätzlicher Rückwärtsfluß in den fetalen Gefäßen nachweisen. Anderenseits wurden Fälle mit einem zum Zeitpunkt der Untersuchung vorhandenen Reverse Flow in A. umbilicalis bzw fetaler Aorta in unsere Klinik eingewiesen. Bei diesen Fällen herrschte ein ausgeprägtes Bild eines perinatologisch hochpathologischen Kollektivs mit ungünstigem fetal outcome und hoher Rate an perinataler Mortalität. Um die Unterschiede zwischen den Patientinnen mit einem EDB mit dem Kollektiv eines Reverse Flows vergleichen zu können, wurden zusätzlich zwei Gruppen gebildet. Das Kollektiv setzt sich zusammen aus der Gr. I mit einem dopplersonographisch

	Normal (Gr.I)	path. (Gr.II)
Oligohydramnion	13%	26%
path. CTG (Fsc. <5)	12%	45%
SSW bei Geburt	33+6	33+2
Frühgeburt <37SSW.	88%	100%
Frühgeburt <33 SSW	31%	53%
Primäre Sectio	46%	92%
Geburtsgewicht (Durchschnitt)	2610g	1190 g
5' Apgar Score <7	5%	30%
pH (mean)	7.28	7.26
Dystrophie <10. Perc.	23%	69%

Tabelle 2: Vergleich der peripartalen Auffälligkeiten bei Kindern mit einem unauffälligen dopplersonographischen Befund (Gr. I =40 Kinder) und mit einem EDB in den fetalen Gefäßen (Gr. II = 40 Kinder) bei vergleichbarem Schwangerschaftsalter bei Geburt

nachgewiesenen „Reverse-Flow" in Arteria umbilicalis und/oder Aorta fetalis (N= 30); Gr.II mit einem sog. „enddiastolischen Block" (N=30) in vergleichbarem Schwangerschaftalter bei Geburt. Neben präpartalen Überwachungsmethoden wurden neonatale neurosonographische bzw. echokardiographische Untersuchungen in die Auswertungen miteinbezogen.

Die Diagnose eines „Reverse Flow" (RF) wurde bei 30 Fällen in den fetalen Gefäßen im Durchschnitt in der 30+1.SSW SSW gestellt. In der Gr. I waren die Risikofaktoren EPH-Gestose, Plazentainsuffizienz, Oligohydramion, sowie Nikotinabusus signifikant häufiger. Mittlere Schwangerschaftsdauer bei Entbindung betrug 30+6 SSW. Bei vergleichbarem Entbindungsmodus wurde eine höhere Azidoserate (pH<=7.2) von 31.3% in der Gr.I und 31.0% in der Gr. II im Vergleich dazu lediglich 8.8% in der Gr. III gefunden. Bei 86% der Kinder in der Gr.I war eine schwere intrauterine Wachstumsretardierung (IUGR < 5. Perc.) nachzuweisen (odds-ratio 9.7), in der Gr.II bei 63%. Bei 43% der Feten trat ein intrauteriner Fruchttod (IUFT) in der Gr.I auf (odds-ratio 22.7), wobei 67% der Feten eine chronische Plazentainsuffizienz aufwiesen und in 25% der Feten eine Fehlbildung in der pathomorphologischen Untersuchung nachgewiesen wurde. In der Gr. II trat ein IUFT (3.3%) auf. Die perinatale Mortalität lag in der Gr. I bei 29% gegenüber bei 7% in der Gr. II.

Die neonatale Morbidität betrug in der Gr. I 81%, in der Gr. II 63. Bei postpartalen sonographischen Untersuchungen trat bei 44% der Neugeborenen eine cerebrale Auffälligkeit (z.B. Cysten, Ventrikelerweiterung bzw. Blutung) auf, gegenüber bei 31.0% in der Gr.II. Die Rate der cerebralen Blutung bei den überlebenden Neugeborenen mit antepartalem Reverse Flow betrug 25% und in der Gruppe II 17%. Parallelisiert zum Schwangerschaftsalter wiesen Kinder ohne hochpathologische Perfusionsbefunde keine intracerebralen Blutungen auf. 4 von 10 Kindern mit einer cerebralen Blutung verstarben während der neonatalen Phase.

Neben der detaillierten Auswertung der perinatalen Auffälligkeiten wurden die wesentlichen neonatalen Parameter retrospektiv analysiert. Die Rate an EPH-Gestose war mit 90% signifikant häufiger bei den Kindern mit Hirnblutung als mit 54% bei den Kindern mit hochpathologischen Dopplerbefunden jedoch ohne eine Hirnblutung.

Durch eine Regressionsanalyse wurde es festgestellt, daß Nikotinabusus (P=0.03, odds-ratio 4.2), frühere Aborte (P=0.05, odds-ratio 4.0), Plazentainsuffizienz (P=0.03, odds-ratio 3.8), EPH-Gestose (P=0.2, odds-ratio 2.1), IUGR (P=0.4, odds-ratio 2.0) sowie Oligohydramion (P= 0.4, odds-ratio 1.7) als Risikofaktoren während der Schwangerschaft für das Auftreten eines „Reverse Flow" signifikant häufiger waren.

Um einen evtl. kausalen Zusammenhang zwischen pathologischen Veränderungen der plazentaren Gefäße und dem Auftreten eines sog. „Reverse Flow" in den fetalen Gefäßen evaluieren zu können wurden 14 Fälle mit einem „Reverse Flow" (RF) und 16 Fälle mit einem unauffälligen Doppler-Flow wurden retrospektiv untersucht. Die Plazenta-Präparate wurden in einer Schichtdicke von 2-3 μm erneut aufgearbeitet und nach Masson-Golden gefärbt. Ein computergestütztes neues Bildanalysesystem wurde zur Durchführung der Plazentamorphometrie konfiguriert. Der Gegenstand der bildanalytischen Auswertung war die Peripherie eines Plazentons. Pro Präparat wurden 50 annähernd runde Zotten ausgewertet. Das mittlere Schwangerschaftsalter bei Geburt lag in der Gruppe mit RF bei 30+4 SSW und in der Kontrollgruppe mit unauffälligem Flow bei 30+6 SSW. Der Unterschied des mittleren Geburtsgewichts von 985g +/- 115g in der RF-Gruppe vs.1780g +/- 141g in der Kontrollgruppe war statistisch hoch signifikant (p<0.0001). Das Plazentagewicht betrug bei den Fällen mit RF 216g +/- 18g, dagegen bei den Fällen mit unauffälligem Flow 385g +/- 32g (p<0.01). Im Gegensatz dazu konnte bei der Ratio Plazenta-/Kindsgewicht zwischen den beiden Gruppen kein signifikanter Unterschied gefunden werden (p>0.05). Die Häufigkeit der Endzotten mit Stoffwechselmembranen betrug bei den Fällen mit RF lediglich 18.7%, dagegen in der Kontollgruppe 44.6% (p<0.01). Bei den Fällen mit RF war die mittlere Anzahl der Stoffwechselmembranen pro Zotte viel niedriger als bei den Fällen mit einem normalem Flow-Befund (0.32 +/- 0.07 vs. 0.61 +/- 0.10, p=0.02). Die gesamte Stoffwechsel-membrananzahl lag bei den Fällen mit RF im Mittel bei nur 3.54, dagegen bei den Fällen mit normalem Flow bei 7.40 (p=0.02). Der Unterschied des Stoffwechselmembrananteils am Zottenumfang war zwischen den Fällen mit RF (2.14 +/- 0.64) und mit normalem Flow (7.56 +/- 3.59) ebenfalls statistisch signifikant (p<0.05). Obwohl die mittlere Gefäßanzahl bei den Fällen mit RF niedriger als in der Kontrollgruppe war (4.12 +/- 0.33 vs. 5.61 +/- 0.42, p<0.01), waren die Unterschiede zwischen den beiden Gruppen hinsichtlich der mittleren Gefäßfläche bzw. der gesamten Gefäßfläche in den Endzotten nicht signifikant (p>0.05). Ebenfalls war der Unterschied des Gefäßflächenanteiles an den Zottenflächen nicht signifikant (19.5% vs. 20.5%, p>0.05).

3. Diskussion

Ultraschalluntersuchungen in der Schwangerschaft werden weltweit seit mehr als 30 Jahren durchgeführt, ohne daß bis heute schädigende Wirkungen bei Mutter oder Kind nachgewiesen werden konnten. Durch die Einführung der Doppler-Stömungsmessungen hat die Diagnostik der intrauterinen Lebensbedingungen des Fetus eine vielversprechende Bereicherung erfahren. Mittels dieser zusätzlichen, nichtinvasiven Untersuchungsmethode konnte ein pathologischer Doppler-Flow-Befund, insbesondere ein hochpathologischer Befund als frühzeitige Erkennung eines gefährdeten fetalen Zustandes, als additive Methode, wie z.B. das CTG, angesehen werden (SCHMIDT et al., 1991; ASHMEAD et al., 1993). Das durchschnittliche Zeitintervall zwischen dem Auftreten einer erhöhten A/B-Ratio bis zum Auftreten eines pathologischen CTG beträgt 13.5 Tage (SCHMIDT et al., 1991).

Der Zeitabstand zwischen der Registrierung eines enddiastolischen Blocks und dem Auftreten eines pathologischen CTG war – wie von anderen Autoren beschrieben – sehr unterschiedlich (ARABIN et al., 1988; CHAQUI et al., 1991; BEKEDAM et al., 1990; JOUPPILA et al., 1989). Aber bei vielen Fällen wurde schon ein pathologisches CTG bei der ersten Diagnose eines hochpathologischen Flow festgestellt (SCHNEIDER, 1991; SCHMIDT et al., 1991b). In unserem Kollektiv war das CTG bei 50% der Fälle mit „Reverse Flow" zum Zeitpunkt der erstmaligen Flow-Untersuchung schon pathologisch (FSC<=4), aber lediglich bei 16.7% der Fällen in der Gruppe mit EDB. Das CTG war bei der erstmaligen Registrierung eines „Reverse Flows" bei 76.7% pathologisch gegenüber 26.7% bei der erstmaligen Registrierung eines EDB. In der Literatur wird der Vorteil der Doppler-Flow-Untersuchung gegenüber dem des CTG bei der Früherkennung der fetalen Gefährdung deutlich (ARABIN et al., 1988; ASHMEAD et al., 1993; BEKEDAM et al., 1990). Es könnte sein, daß die Veränderung der fetalen Hämodynamik in der A. umbilicalis zu einer Autoregulation in der A. cerebri führt. Wenn die Gefäße im Gehirn einen Autoregulationsfunktionsverlust erleiden, kann dies eine Veränderung des fetalen Herzsignals beim CTG verursachen. Es gibt zuerst eine biphasische Veränderung der Durchblutung in der A. cerebri media, darauffolgend ist der Verlust der Vasodilation der Arterie und eine Verminderung des linken kardialen Output festzustellen. Danach verändert sich die Variabilität der fetalen Herzfrequenz (ARDUINI et al., 1993). Andere Autoren hatten ähnliche Ergebnissen gefunden (SHALEV et al., 1993)

Das Auftreten eines enddiastolischen Blokkes ist als ernstes klinisches Zeichen zu werten (WEISS et al., 1989; SCHMIDT et al., 1991; BATTAGLIA et al., 1993). Perinatale Mortalität und Morbidität der Kinder sind erhöht. Aufgrund der eigenen Untersuchungen wurde bei 33% der nach der Münchner Funktionellen Entwicklungsdiagnostik untersuchten Kinder mit EDB neuromotorische Auffälligkeiten gefunden.

Von Bedeutung für die kindliche Entwicklung war auch in unserem Kollektiv der cerebrale

Doppler-Flow-Befund, insbesondere der sogenannte „brain sparing effect". Hiermit ist das Auftreten enddiastolischer Frequenzen und eine Erniedrigung der A/B-Ratio bzw. des Pulsality-Index in den Cerebralgefäßen gemeint (ARABIN und SALING, 1987; VYAS et al., 1990; Arduini und RIZZO, 1992). Er ist Ausdruck einer cerebralen Mehrdurchblutung bei Kreislaufzentralisation. In der Literatur wird der „brain sparing effect" zum einen als Mechanismus zum Schutz des fetalen Gehirns vor Hypoxie gesehen (SCHERJON et al., 1993), zum anderen als finales Symptom bei Kindern mit EDB vor der 30. SSW (ULRICH et al., 1994).

In unserer Untersuchung zeigten 68% der unauffälligen und 35% der auffälligen Kinder eine erniedrigte cerebrale A/B-Ratio. Auch ULRICH und Mitarbeitern (1994) fanden weniger neuromotorisch auffällige Kinder bei erniedrigter A/B-Ratio in den Cerebralgefäßen. Bei SCHERJON und Mitarbeitern (1993) hingegen war bei den später auffälligen Kindern die A/B-Ratio in den Cerebralgefäßen erniedrigt. Drei Kinder unseres Kollektives waren trotz erniedrigter cerebraler A/B-Ratio und somit eines „brain sparing effect" später neuromotorisch auffällig.

Ausschließlich bei den später auffälligen Kindern wurde in den Cerebralgefäßen ein enddiastolischer Flußverlust beobachtet. Man kann vermuten, daß bei diesen Kindern der sogenannte „brain sparing effect" versagte. Der Zustand der Feten war so schlecht, daß eine Kreislaufzentralisation nicht mehr möglich war. Eine scheinbare Normalisierung des pathologischen cerebralen Doppler-Flow-Befundes wird auch in der Literatur beschrieben (VYAS et al., 1990; CHANDRAN et al., 1991; WEINER et al.,1994; ERZ und GONSER, 1995).

Beim Vergleich der unmittelbar postnatalen Daten wie APGAR, pH und Blutgase zeigten sich bei unserer Untersuchung überraschenderweise nur sehr geringe Unterschiede zwischen neuromotorisch auffälligen und unauffälligen Kindern. Die Asphyxie führte demnach nur zu einer erhöhten perinatalen Morbidität, nicht aber zu einer dauerhaften Beeinträchtigung der Entwicklung. Das Problem der späteren neuromotorischen Retardierung scheint also nicht unter der Geburt zu entstehen. Es kann angenommen werden, daß die Entwicklungsstörung z.T. schon pränatal entsteht, durch eine negative Beeinflussung der Hirnentwicklung bei intrauteriner Mangelversorgung. Auch in der Literatur wird der größere Einfluß der Pränatalzeit betont (Riegel 1981; Taylor und HOWIE, 1989). Oder die Entwicklungsverzögerung entsteht erst postpartal durch die größere Unreife und Dystrophie.

Weitere prognostisch ungünstige Faktoren für die kindliche Entwicklung waren in unserem Kollektiv die Frühgeburtlichkeit, ein Geburtsgewicht unter der 3. Perzentile, ein Kopfumfang unter der 3. Perzentile und ein niedriges Plazentagewicht, in Relation zum Kindesgewicht. In der Literatur wird ebenfalls die kindliche Dystrophie und Unreife als Ursache der perinatalen Probleme von Kindern mit EDB beschrieben (WOO et al., 1987; BRAR und PLATT, 1988; JOUPPILA und KIRKINEN, 1989; ROCHELSON, 1989). 38% der auffälligen und 24% der unauffälligen Kinder blieben bezüglich Größe und Gewicht auch noch bis zum Untersuchungszeitpunkt schwer dystroph. Auch von anderen Autoren wird berichtet, daß Gewichts- und Längenrückstände später nicht aufgeholt werden (Vohr und OH, 1983; Richter et al., 1991; LOW et al., 1992). Bei der Nachuntersuchung war einen Kopfumfang unter der 10. Perzentile mit 64% häufiger bei den auffälligen Kindern, als bei den unauffälligen Kindern mit 34%. Vohr und OH (1983) sahen den Kopfumfang im Alter von einem Jahr als guten Prognosefaktor für die Entwicklung.

Neurologische Auffälligkeiten bei der Geburt hatten, im Gegensatz zu einer Studie von Marlow und Mitarbeitern (1988), bei uns keinen Einfluß auf die weitere Entwicklung. Cerebrale Blutungen traten bei 10% der Kinder mit EDB auf, bei WEISS und Mitarbeiter (1992) waren es 15%. Die hohe Rate an cerebralen Blutungen kann u.a. durch die vermehrte cerebrale Perfusion im Rahmen des „brain sparing effect" erklärt werden (CHAOUI et al., 1991). Cerebrale Blutungen waren in der vorliegenden Arbeit bei den auffälligen Kindern mit 25%

häufiger, als bei den unauffälligen Kindern mit 4,5% und können daher für die Entwicklungsstörungen mitverantwortlich gemacht werden. Lediglich SCHERJON und Mitarbeiter (1993) beschrieben weniger cerebrale Blutungen bei später auffälligen Kindern. ULRICH und Mitarbeiter (1994) fanden in einem EDB-Kollektiv signifikant häufiger schwere Hirnblutungen und ausgeprägte neurologische Entwicklungsstörungen, als in einem entsprechenden Frühgeborenen-Kollektiv mit unauffälligen Doppler-Flow Befunden. 31% dieser EDB-Kinder zeigten neurologische und psychomotorische Entwicklungsstörungen. Dieser Wert ist vergleichbar mit 33% Entwicklungsverzögerungen in unserem Kollektiv.

Am meisten betroffen waren die Entwicklungsbereiche der Grob- und Feinmotorik, und der Perzeption. Auch andere Autoren fanden ein Überwiegen von Störungen der Fein- und Grobmotorik (Bjerre und HANSEN, 1976; Nikkel et al., 1982; Vohr und GARCIA-COLL, 1985), bzw. der Motorik und Perzeption (Matilainen et al., 1987) bei Frühgeborenen. Eine entsprechende Frühförderung der Kinder wäre hier sinnvoll. Die Selbständigkeit der Kinder war am wenigsten beeinträchtigt.

BRAR und PLATT (1989) berichteten, daß bei ca. 15% der Feten mit einem enddiastolischen Block ein positiver enddiastolischer Fluß festgestellt wurde. Bei diesen Fällen wurde eine relativ verbessertes fetal outcome gefunden. Dies ist möglicherweise wegen der Verbesserung des Durchblutungsverhältnisse in der Plazenta bedingt. BELL und Mitarb. (1992) fanden in ihrer Studie, daß 11 von 40 (27.5%) Feten mit EDB im Verlauf der Schwangerschaft einen positiven enddiastolischen Flow aufwiesen. Bei diesen Feten war das Intervall von der Registrierung eines EDB bis zur Entbindung, das Schwangerschaftsalter bei Entbindung als auch das Geburtsgewicht größer und die neonatale Mortalität niedriger. Es wurde postuliert, daß das outcome der Feten mit einem EDB nach einem Wiederauftreten eines positiven enddiastolischen Flow sich möglicherweise verbessern kann. So soll nach WEISS und BERLE (1991) bei kurzem Intervall zwischen Erstdiagnose und Entbindung die Rate fetaler Azidosen sowie die Anzahl erforderlicher Notsectiones höher sein. Durch ein konservatives Management konnte eine verbesserte Prognose der Feten erreicht werden. Durch eine Sauerstoff-Therapie wurde auch eine Verbesserung des Nabelschnurarterienflusses bei IUGR-Feten festgestellt (ARDUINI et al., 1988; NICOLAIDES et al., 1987). In der Literatur wurde ebenfalls über ein Wiederauftreten enddiastolischer Frequenzen berichtet (PATTINSON et al., 1993; HANRETTY et al., 1988; BEATTIE und DORNAN, 1989).

KARSDORP und Mitarb. (1992) hatten nach antihypertensiver Medikation und Volumengabe eine Verbesserung der Rheologie bei der mütterlichen Zirkulation gefunden. Ein positiver enddiastolischer Fluß trat bei allen 7 Schwangeren mit EDB in der A. umbilicalis wieder auf, während es bei den 7 Schwangeren ohne Hämodilution weiterhin bei einem EDB blieb. Das fetale outcome war signifikant unterschiedlich. 5 von 7 Feten, die ein Wiederauftreten eines positiven enddiastolischen Flußes nach einem EDB hatten, überlebten, während im Vergleich lediglich 1 von 7 Feten, die konstant einen EDB hatten, überlebten. Bei diesen Feten wäre die Durchblutung durch die Plazenta möglicherweise zu verbessern. SCHNEIDER und Mitarb. (1991) hatten dieses Phänomen bei Patientinnen mit pathologischem Doppler-Flow auch gefunden. Ebenso gibt es die Möglichkeit, durch eine kontinuierliche Sauerstoff-Therapie diesen sog. hochpathologischen Doppler-Flow-Befund zu verbessern (JOHANSON et al., 1995)

Eine erhöhte A/B-Ratio in der A. umbilicalis soll mit einem Verlust der kleinen Widerstandsgefäße sowie der Tertiärvilli in der Plazenta assoziiert sein (GILES et al., 1985; TRUDINGER et al., 1985; FOK et al., 1990) oder zum Verschluß der großen Gefäße in den Stammzotten führen (TRUDINGER et al., 1987b; MORROW et al., 1989). Ähnliche Ergebnisse wurden auch von MCCOWAN und Mitarb. (1987) gefunden. Obwohl eine relativ niedrige Gefäßanzahl in den Endzotten bei Fällen mit „Reverse Flow" oder enddiastolischem Block gefunden wurde, gab es keinen statistisch signifikanten Unterschied in der Gefäßanzahl der Endzotten zwischen kleiner und normaler großer Plazenta (HITSCHOLD, et al., 1993). In einer kürzlich veröffentlichten Arbeit untermauert diese Theorie der Obliteration der kleinen Widerstandsgefäße in der Plazenta nicht (JACKSON et al., 1995; MACARA, et al., 1995). Im Gegensatz hierzu gibt es immer mehr Hinweise für die „Vasokonstriktion-" oder „Hypovaskularisation-" Theorie (KARSDORP et a., 1992; HITSCHOLD et al., 1993; JACKSON et al., 1995; MICARA et al., 1995).

Es wurde bei Fällen mit „Reverse Flow" oder mit enddiastolischen Block festgestellt, daß sowohl ein niedrigeres Plazentagewicht als auch eine kleinere Haftfläche, sowie plumpere Endzotten mit reduzierter Epithelplattenbildung und verdickten Diffusionstrecken zu finden sind (HITSCHOLD et al., 1993). Dies bedeutet, daß die Austauschfähigkeit der Plazenta bei Fällen mit „Reverse Flow" oder enddiastolischem Block beeinträchtigt ist. Dadurch kann das ungünstige fetal outcome erklärt werden (ERTAN et al, 2003).

Unsere Ergebnisse unterstützen die Theorie der „Vasokonstriktion". Einerseits wurde bei den untersuchten Fällen an 5 Feten mit einem EDB wieder ein positiver enddiastolischer Fluß festgestellt, wobei bei einem Fall ein normaler Fluß und bei einem Fall eine pathologische Durchblutung mit erhöhter A/B-Ratio bis zur Entbindung gefunden wurde. Bei den anderen 3 Fällen wurde bei der ersten oder zweiten Untersuchung sowohl in der A. umbilicalis als auch in der Aorta fetalis ein EDB gefunden, während bei diesen ein EDB vor der Entbindung nur in der Aorta fetalis festgestellt wurde. In der vorliegenden Arbeit wurde bei 4 Feten mit „Reverse Flow" eine Verbesserung des Flows beobachtet, wobei bei einem Fall ein normaler Doppler-Befund und bei einem Fall ein pathologischer Befund mit erhöhter A/B-Ratio gefunden wurde. Bei den anderen 2 Fällen blieb ein EDB ohne Reverse-Anteil bis zur Entbindung bestehen.

Obwohl eine hohe fetale Mortalität bei Fällen mit „Reverse Flow" beobachtet wurde, ist die Pathophysiologie, die zum „Reverse Flow" führt, noch unklar. So ist eine epidemiologische Untersuchung für das klinische Management besonders wichtig.

Wegen der niedrigen Inzidenz sind bisher keine ausreichenden epidemiologischen Daten beim „Reverse Flow" veröffentlicht worden. Fast alle Autoren haben in ihren Arbeiten weniger als 30 Fälle. Deswegen wurde häufig die Analyse von Daten über „Reverse Flow" und enddiastolischen Block zusammen durchgeführt. Eine Ausnahme war die Arbeit von KARSDORP und Mitarb. (1994), eine multizentrische Analyse mit den Daten aus 9 perinatalen Zentren.

Aber viele Faktoren, die die fetale, sowie die maternale Hämodynamik beeinflussen können, können das Flowmuster in der A. umbilicalis oder Aorta fetalis verändern (FOROUZAN et al., BRAR und PLATT, 1989; RÜHLE et al., 1993). KARSDORP et al fanden, daß bei Schwangerschaften mit IUGR (Odds-Ratio 3.1) oder mit IUGR und SIH (Odds-Ratio 7.4) häufig „Reverse Flow" oder ein enddiastolischer Block gefunden wird (KARSDORP et al., 1994). Eine schwangerschaft induzierte Hypertonie ist sehr häufig mit „Reverse Flow" oder enddiastolischem Block assoziiert (SCHMIDT et al., 1991; BATTAGLIA et al., 1993; ERONEN et al., 1993; ZELOP et al., 1996). Bei der vorliegenden Arbeit fand man bei Fällen mit einer IUGR ein hohes Risiko zur Entwicklung eines „Reverse Flows" (Odds-Ratio 22.6 nach der Regressionanalyse). Bei Fällen mit schwerer IUGR wurde entweder eine kleine Plazenta (HITSCHOLD et al., 1993) oder eine massive intervillöse Fibrinablagerung der Plazenta gefunden (FUKE et al., 1994). Dadurch kann ein pathologischer Flow entstehen.

Ein „Reverse Flow" wurde ebenfalls häufiger bei Patientinnen, die >10 Zigaretten pro Tag rauchten (Odds-Ratio 9.4), festgestellt. Diese Ergebnisse sind widersprüchlich mit denen in der Literatur. KARSDORP und Mitarb. (1994) hatten keinen Zusammenhang zwischen dem Risiko eines „Reverse Flows" und maternalem Nikotinabusus gefunden. Ebenfalls soll Nikotin keinen Einfluß auf die Humanhämodynamik vor Auftreten von Gefäßverletzungen mit morphologischen Veränderungen haben (BRUNER et al., 1991). Aber Nikotin kann eine Vasokonstriktion der Gefäße in der Plazenta und somit eine Verminderung der utero-plazentalen Durchblutung induzieren. Diese Veränderungen sind durch die vorliegende Literatur zur Plazenta-Untersuchungen genügend belegt (HITSCHOLD et al., 1993; JACKSON et al., 1995; MICARA et al., 1995).

Patientinnen, bei denen eine SIH während der Schwangerschaft festgestellt wurde, hatten ein erhöhtes Risiko für das Auftreten eines „Reverse Flows" (Odds-Ratio 3.8). Eine enge Korrelation zwischen hochpathologischem Doppler-Flow und SIH wurde von vielen Arbeiten diskutiert (BEN-AMI et al., 1991; ERTAN et al, 2003; FAIRLIE et al.,1991a,b; TORROS et al., 1995; ZELOP et al., 1996). Bei den Patientinnen mit SIH wurde eine erhöhte Produktion von Prostacyclin und/oder „Endothelium-derived relaxing Faktoren" gefunden. Dadurch soll die plazentare Durchblutung über die Reduktion des aktiven Renin und Angiotensin II in der peripheren Zirkulation oder die erhöhten Aktivität des Renin-Angiotensin-Systems in der uteroplazentalen Zirkulation vermindert werden (BROUGHTON et al., 1988; DE JONG et al., 1991). Dieses wiederum führt lokalen zur Hypoxämie in der Plazenta. Weiterhin wird die Produktion von „Oxygen-free Radicals" induziert, die ein Mediator für die lokale Vasokonstriktion der plazentaren Gefäßen bei SIH sind (HOWARD et al., 1987; DEKKER et al., 1991). Ein erhöhter Gefäßwiderstand bei Patientinnen mit SIH ist dadurch erklärbar.

Problematisch ist bei Feten mit einem „Reverse Flows" das häufige Aurtreten eines intrauterinen Fruchttodes (ERTAN et al, 2003; HSIEH et al., 1988; ILLYES et al., 1988; BRAR und PLATT, 1988; SCHMIDT et al., 1991; FOURON et al., 1993). Der Durchschnittswert dieser Anzahl betrug in der Literatur bei 7 Autoren 47%, d. h. bei fast der Hälfte der Feten mit „Reverse Flow" trat ein Fruchttod auf. Dieses Zeitintervall lag nach Feststellung eines „Reverse Flows" bei einigen Tage, bzw. viele waren am nächsten Tag nach Diagnose eines „Reverse Flows" intrauterin verstorben (HSIEH et al., 1988; ILLYES et al., 1988; WOO et al., 1987; CHAOUI et al., 1991). Bei der vorliegenden Arbeit war bei 40% der Feten mit „Reverse Flow" ein intrauteriner Fruchttod aufgetreten. Das Zeitintervall zwischen Registrierung eines „Reverse Flows" und dem Auftreten eines intrauterinen Fruchttodes lag bei nur 2.5 Tagen. 3 Feten starben am Tag der Diagnose, 2 Feten starben am nächsten Tag. Insgesamt waren 92% der intrauterinen Fruchttode innerhalb einer Woche aufgetreten. TODROS und Mitarb. (1996) hatten in ihrer Arbeit festgestellt, daß der Befund eines EDB/„Reverse Flow" einen sehr hohen Vorhersagewert bzgl. eines ungünstigen fetal outcome hat. Sobald ein EDB/oder ein „Reverse Flow"in den fetalen Gefäßen gefunden wird, sollte nach ihren Ergebnissen die Schwangerschaft beendet werden. Man kann daraus schließen, daß „Reverse Flow" in den fetalen Gefäßen einen Hinweis für eine akute Gefährdung des Feten darstellt. Doppler-Sonographie besitzt einen wesentlichen Vorhersagewert bei Feten mit „Reverse Flow" durch die frühzeitige Erkennung der fetalen Gefährdung.

4. Zusammenfassung

Zusammengefasst besitzt der dopplersonographische Befund „Reverse Flow" einen relativ hohen Vorhersagewert. Die Doppler-Flow-Untersuchung stellt in der perinatalen Diagnostik die bisher wichtigste Methode zur Feststellung einer Risikoschangerschaft dar. Aufgrund der bei den erstmaligen Doppler-Flow-Untersuchungen schon häufig vorhandenen hochpathologischen Doppler-Flow-Befunde sollte eine Doppler-Flow-Untersuchung bei den Risikoschwangerschaften so früh wie möglich durchgeführt werden. Nicht bei allen Feten mit „Reverse Flow" bestand eine schwere Azidose. Außerdem war es in seltenen Fällen möglich, daß bei Feten mit EDB/„Reverse Flow" nach entsprechender Therapie wieder ein positiver enddiastolischer Flow auftrat. Dies bedeutet, daß Feten mit hochpathologischem Doppler-Flow-Befund unter intensivierter und optimaler perinataler Betreuung nicht unbedingt sofort geboren werden müssen. Eine baldige Schnittentbindung ist jedoch in vielen Fällen nicht umgänglich. Die Entscheidung über den Zeitpunkt der Geburt und peripartales Management muß situationsadaptiert, individuell nach ausreichender ausführlicher Aufklärung der Eltern bezüglich Prognose, in enger Zusammenarbeit mit den Neonatologen in einem Perinatalzentrum getroffen werden.

Literatur

ADIOTOMRE PN, Johnstone FD, Laing IA, Effect of absent end diastolic flow velocity in the fetal umbilical artery onsubsequent outcome. Arch Dis Child Fetal Neonatal Ed 1997 Jan;76(1):35-38

ARIYUKI Y, Hata T, Kitao M, Reverse end-diastolic umbilical artery velocity in a caseof intrauterine fetal death at 14 weeks' gestation. Am J Obstet Gynecol 1993 Dec;169(6):1621-1622

Arabin B., Saling E.: Die „Sparschaltung" des fetalen Kreislaufs dargestellt anhand von eigenen quantitativen Doppler-Blutflußparametern. Z Geburtshilfe Perinatol 191, 213-218, 1987

ARDUINI D., RIZZO G.: Prediction of fetal outcome in small for gestational age fetuses: Comparision of Doppler measurements obtained from different fetal vessels. J Perinat Med 20, 29-38, 1992

BATTAGLIA C., ARTINI P.G., GALLI P.A., D'AMBROGIO G., DROGHINI F., GENAZZANI A.R.: Absent or reversed end-diastolic flow in umbilical artery and severe intrauterine growth retardation. Acta Obstet Gynecol Scand 72, 167-171, 1993

BJERRE F., HANSEN E.: Psychomotor development and school adjustment of 7-year-old children with low birthweight. Acta Paediatr Scand 65,88-96, 1976

Brar H.S., Platt L.D.: Reverse end-diastolic flow velocity on umbilical artery velocimetry in high-risk pregnancies: An ominous finding with adverse pregnancy outcome. Am J Obstet Gynecol 159, 559-561, 1988

CHANDRAN R., SERRA-SERRA V., SELLERS S.M., REDMAN C.W.G.: Fetal middle cerebral artery flow velocity waveforms – a terminal pattern. Br J Obstet Gynaecol 98, 937-938, 1991

Chaoui R., Hoffmann H., Zienert A., Bollmann R., Halle H., GRAuel E.L.: Klinische Bedeutung und fetal outcome beim enddiastolischen Flowverlust in der A.umbilicalis und/oder fetale Aorta: Analyse von 51 Fällen. Geburtshilfe Frauenheilkd 51, 532-539, 1991

Comas C, Carrera M, Devesa R, Munoz A, Torrents M, Cusi V, Ribas I, de la Iglesia C, Carrera JM: Early detection of reversed diastolic umbilical flow: should we offer karyotyping? Ultrasound Obstet Gynecol 1997 Dec;10(6):400-402

ERTAN, A. K., JOST, W., HENDRIK, J., LAUER, S., UHRMACHER, S., SCHMIDT, W.: Perinatal events and neuromotoric development of children with zero flow in the fetal vessels during the last trimester. 2nd World Congress of Perinatal Medicine, Roma, Italy, September 1993

ERTAN, A.K., HE, J.P., HENDRIK, H.J., HOLLÄNDER, M., LIMBACH, H.G., SCHMIDT, W.: Reverse Flow in den fetalen Gefäßen – Klinische Bedeutung und perinatale Auffälligkeiten. Z Geburtsh Neonatol, angenommen, (2003)

ERTAN, A.K., HE, J.P., HENDRIK, H.J., TOSOUNIDIS, I., LIMBACH, H.G., SCHMIDT, W.: Comparison of Perinatal Outcome in Fetuses with Reverse or Absent Enddiastolic Flow in the Umbilical Artery/Fetal Descending Aorta, J Perinat Med, 31 (2003), 307-312

ERTAN, A.K., HE, J.P., WEICKERT, U., REITNAUER, K., MINK, D., AXT, R., REMBERGER, K, SCHMIDT, W.: Plazentamorphometrie: Auffälligkeiten der Endzotten bei Fällen mit einem „Reverse Flow" in den fetalen Gefäßen. Z Geburtsh Neonatol, im Druck (2003)

ERZ W., GONSER M.: Dopplersonographie der fetalen Arteria cerebri media: Präfinale Normalisierung des zerebralen Blutflusses? Geburtshilfe Frauenheilkd 55, 407-409. 1995

Fitzgerald D.E., Drumm J.E.: Non-invasive measurement of human fetal circulation using ultrasound: a new method. Br Med J 2, 1450-1451, 1977

Gudmundsson S, Tulzer G, Huhta JC, Marsal K: Venous Doppler in the fetus with absent end-diastolic flow in the umbilical artery. Ultrasound Obstet Gynecol 1996 Apr;7(4):262-267

Hellbrügge T., Lajosi F., Menara D., Schamberger R., Rautenstrauch T.: Münchner Funktionelle Entwicklungsdiagnostik. Erstes Lebensjahr. Hansisches Verlagskontor, Lübeck, 1978

Jouppila P., Kirkinen P.: Increased vascular resistance in the descending aorta of the human fetus in hypoxia. Br J Obstet Gynaecol 91, 853-856, 1984

Karsdorp VH, Dirks BK, van der Linden JC, van Vugt JM, Baak JP, van Geijn HP Placenta morphology and absent or reversed end diastolic flow velocities in the umbilical artery: a clinical and morphometrical study. Placenta 1996 Sep;17(7):393-399

Karsdorp VH, van Vugt JM, van Geijn HP, Kostense PJ, Arduini D, Montenegro N,
Todros T, Clinical significance of absent or reversed end diastolic velocity waveforms in umbilical artery. Lancet 1994 Dec 17;344(8938):1664-1668

Kingdom JC, Kaufmann P, Oxygen and placental villous development: origins of fetal hypoxia. Placenta 1997 Nov;18(8):613-621

Kurkinen-Raty M, Kivela A, Jouppila P, The clinical significance of an absent end-diastolic velocity in the umbilical artery detected before the 34th week of pregnancy. Acta Obstet Gynecol Scand 1997 May;76(5):398-404

KÖHLER G., EGELKRAUT H.: Münchner Funktionelle Entwicklungsdiagnostik für das zweite und dritte Lebensjahr. Eigenverlag der Aktion Sonnenschein, 1984

LOW J.A., HANDLEY-DERRY M.H., BURKE S.O., PETERS R.D., PATER E.A., KILLEN H.L., DERRICK E.J.: Association of intrauterine fetal growth retardation and learning deficits at age of 9 to 11 years. Am J Obstet Gynecol 167, 1499-1505, 1992

Marlow N., Hunt L.P., Chiswick M.L.: Clinical factors associated with adverse outcome for babies weighing 2000 g or less at birth. Arch Dis Child 63, 1131-1136, 1988

MATILAINEN R., HEINONEN K., SIREN-TIUSANEN H., JOKELA V., LAUNIALA K.: Neurodevelopmental screening of in utero growth-retarded prematurely born children before school age. Eur J Pediatr 146, 453- 457, 1987

Nickel R.E., Bennett F.G., Lawson F.N.: School performance of children with birthweights of 1000 g or less. Am J Dis Child 136, 105-110, 1982

Poulain P, Palaric JC, Milon J, Betremieux P, Proudhon JF, Signorelli D, Grall JY, Giraud JR, Absent end diastolic flow of umbilical artery Doppler: pregnancy outcome in 62 cases. Eur J Obstet Gynecol Reprod Biol 1994 Feb;53(2):115-119

RICHTER T., LIETZ R., BEYREISS K.: Gewichts- und Längenentwicklung ehemals hypotroph geborener Kinder in Abhängigkeit vom Schweregrad der intrauterinen Retardierung. Kinderärztl Praxis 59, 341- 345, 1991

Riegel K.: Die Entwicklung des Kindes nach Schwangerschafts- und Geburtsrisiken. Diagnostik 14, 493-500, 1981

Rizzo G, Pietropolli A, Capponi A, Arduini D, Romanini C, Chromosomal abnormalities in fetuses with absent end-diastolic velocity in umbilical artery: analysis of risk factors for an abnormal karyotype. Am J Obstet Gynecol 1994 Sep;171(3):827-831

Rochelson B.: The clinical significance of absent end-diastolic velocity in the umbilical artery waveforms. Clin Obstet Gynecol 32, 692-702, 1989

Salafia CM, Pezzullo JC, Minior VK, Divon MY, Placental pathology of absent and reversed end-diastolic flow in growth-restricted fetuses. Obstet Gynecol 1997 Nov;90(5):830-836

SCHERJON S.A., SMOLDERS-DE HAAS H., KOK J.H., ZONDERVAN H.A.: The „brain-sparing" effect: Antenatal cerebral Doppler findings in relation to neurologic outcome in very preterm infants. Am J Obstet Gynecol 169, 169-175, 1993

Schmidt W., Rühle W., Ertan A.K., Boos R., Gnirs J.: Doppler-Sonographie – Perinatologische Daten bei Fällen mit enddiastolischem Block bzw. Reverse Flow. Geburtshilfe Frauenheilkd 51, 288-292, 1991

Schmidt W, Ertan AK (1995), Dopplersonographie in der Geburtsmedizin. Geburtshilfliches Management bei hochpathologischen Doppler-Flow-Befunden. In: Hillemans HG (Hrsg.), Geburtshilfe – Geburtsmedizin. Eine umfassende Bilanz zukunftsweisender Enwicklungen am Ende des 20. Jahrhunderts, Springer, 317-325.

Schmidt W., Ertan A.K., Rühle W., von Ballestrem C.L., Gnirs J., Boos R.: Dopplersonographie: „Enddiastolischer Block bzw. Reverse Flow" – Perinatologische Daten und geburtshilfliches Management. Jahrbuch der Gynäkologie und Geburtshilfe, Biermann Verlag, Zülpich, 1991; 99-106

Taylor D.J., Howie P.W.: Fetal growth achievement and neurodevelopmental disability. Br J Obstet Gynaecol 96, 789-794, 1989

ULRICH S., ERNST J.P., KALDER M., WEISS E., BERLE P.: Neurologische Spätmorbidität von Frühgeburten mit intrauterin diagnostiziertem Null- oder Negativflow der Nabelarterien. Z Geburtshilfe Perinatol 198, 100-103, 1994

Ulrich S, Weiss E, Kalder M, Hitschold T, Berle P, Doppler sonographic flow measurements of the middlecerebral artery in end-diastolic zero flow in the umbilical arteries in relation to fetal outcome, Z Geburtshilfe Neonatol 1996 Jan;200(1):21-24

Vohr B., Oh W.: Growth and development in preterm infants small for gestational age. J Pediatr 103, 941-944, 1983

VOHR B., GARCIA-COLL C.: Neurodevelopmental and school performance of very low-birthweight infants: a seven year longitudinal study. Pediatrics 76, 345-350, 1985

VYAS S., NICOLAIDES K.H., BOWER S., CAMPBELL S.: Middle cerebral artery flow velocity waveforms in fetal hypoxaemia. Br J Obstet Gynecol 97, 797-803, 1990

Wang KG, Chen CP, Yang JM, Su TH, Impact of reverse end-diastolic flow velocity in umbilical artery on pregnancy outcome after the 28th gestational week. Acta Obstet Gynecol Scand 1998 May;77(5):527-531

WEINER Z., FARMAKIDES G., SCHULMAN H., PENNY B.: Central and peripheral hemodynamic changes in fetuses with absent enddiastolic velocity in umbilical artery: correlation with computerized fetal heart rate pattern. Am J Obstet Gynecol 170, 509-515, 1994

WEISS E., BERLE P. Clinical management of fetuses with diastolic zero or reverse flow of the umbilical arteries: Duration of clinical surveillance and fetal outcome. Z. Geburtsh. Perinat. 195 (1991) ; 37-42

Weiss E., Hitschold T., Müntefering H., Berle P.: Dopplersonographie der Art. umbilicalis: Differenzierte Diagnostik bei der intrauterinen Mangelentwicklung. Geburtshilfe Frauenheilkd 49, 466-471, 1989

Weiss E., ULRICH S., Berle P.: Condition at birth of infants with previously absent or reverse umbilical artery end-diastolic flow velocities. Arch Gynecol Obstet 252, 37 – 43, 1992

Woo J.S.K., Liang S.T., Lo R.L.S.: Significance of an absent or reversed end diastolic flow in doppler umbilical artery waveforms. J Ultrasound Med 6, 291-297, 1987

Zelop CM, Richardson DK, Heffner LJ, Outcomes of severely abnormal umbilical artery doppler velocimetry in structurally normal singleton fetuses. Obstet Gynecol 1996 Mar;87(3):434-438

16. Neurologische und kognitive Entwicklungsperspektiven

Fritz Haverkamp, Michaela Rünger, Andrea Haverkamp-Krois

1. Einleitung

In diesem Review-Artikel möchten wir neurologische und kognitive Entwicklungsrisiken von SGA-Kindern, soweit sie nach aktuellen Forschungsergebnissen bekannt sind, zusammenfassend darstellen und Konsequenzen für die Versorgung erläutern.

In den letzten Jahrzehnten wurden in zahlreichen Studien Langzeitrisiken für die psychomotorische Entwicklung von Kindern mit Kleinwuchs und Untergewicht bei Geburt („small for gestational age" = SGA) analysiert (Gutbrod et al. 2000). Erhöhte Entwicklungsrisiken werden insbesondere für Kinder diskutiert, die mit einem besonders niedrigen Geburtsgewicht („very low birth weight" = VLBW) geboren werden (Hutton et al. 1997, Smedler et al. 1992). Eine höhere Inzidenz von Komplikationen für diese Patientengruppe wird nicht nur für die prä- sondern auch für die perinatale Phase angenommen (Veelken et al. 1992).

Die kognitive bzw. motorische Entwicklungsprognose eines Kindes mit SGA ist neben dem Ausmaß seiner Retardierung hinsichtlich Längenwachstum und Geburtsgewicht in Relation zur Schwangerschaftsdauer auch vom Vorliegen einer begleitenden Mikrozephalie abhängig (Cooke und Foulder-Hughes, 2003). Das spezifische Risiko für eine neurologische Funktionsstörung, das sich jeweils aus den einzelnen Faktoren wie Wachstumsverzögerung, niedriges Geburtsgewicht, Frühgeburtlichkeit oder Mikrozephalie ergibt, ist in der Literatur umstritten (Gutbrod et al. 2000).

Die methodologische Vergleichbarkeit von Längsschnittstudien, die sich mit der neurologischen und kognitiven Entwicklung von SGA-Kindern befassen, ist durch ihre große Heterogenität erschwert (Cooke und Foulder-Hughes, 2003, Kutschera et al. 2002). So variieren die Stichprobengröße und die Methoden zur Bestimmung des neurokognitiven Entwicklungsstandes (Bos et al. 2001). Ein- und Ausschlusskriterien, z.B. Asphyxie bei Geburt, werden je nach Studie entweder gar nicht oder sehr unterschiedlich festgelegt (Kutschera et al. 2002). Eigenschaften wie z.B. SGA (3., 5. oder 10. Perzentile für Geburtsgewicht und Geburtslänge) oder VLBW (ein Geburtsgewicht von entweder <1250 g oder von <1500 g) sind unterschiedlich definiert. Hinsichtlich der Gestationsdauer werden je nach Studie keine Begrenzungen vorgenommen oder nur frühgeborene bzw. reifgeborene Kinder berücksichtigt. Die Drop out-Rate in Follow up-Studien wechselt beträchtlich und liegt zwischen 10 und 50%. Auch die Kontrollgruppen aus AGA-Kindern („appropriate for gestational age") unterscheiden sich hinsichtlich des Geburtsgewichtes und der Gestationsdauer. Es kann oftmals nicht sicher unterschieden werden, ob die jeweils gefundenen Defizite bei SGA-Kindern auf die kürzere Schwangerschaftsdauer oder auf die intrauterine Wachstumsretardierung zurückgeführt werden können (Gutbrod et al. 2000).

2. Empirische Befunde zur neurokognitiven Entwicklung

In der Literatur lassen sich zwei Gruppen von Outcome-Studien unterscheiden: Zum einen finden sich Untersuchungen zur Frage der Entwicklungsprognose 1. bei Kindern mit VLBW und SGA im Vergleich zu Kindern mit VLBW ohne SGA, oder zum anderen 2. bei reifgeborenen Kindern mit SGA im Vergleich zu reifgeborenen AGA-Kindern.

2.1 Vergleich von VLBW-Kindern mit und ohne SGA

Einige Studien, die die Entwicklung von VLBW-Kindern mit und ohne SGA vergleichen, geben Hinweise auf einen im Vergleich niedrigeren Gesamt-IQ der untergewichtigen Frühgeborenen in Kombination mit SGA. Allerdings befinden sich die IQ-Mittelwerte noch im Bereich durchschnittlicher Intelligenz (IQ = 85-115), die Relevanz dieser Ergebnisse z.B. für die spätere Berufskarriere ist daher noch ungeklärt (Scherjon et al. 2000, Veelken et al. 1992).

Besser belegt ist eine höhere Prävalenz von Teilleistungsstörungen, die je nach Studie bis zu 55% der untersuchten Kindern mit VLBW und SGA betrifft (Calame et al. 1986, Kutschera et al. 2002). Hier können unterschiedlichste Teilleistungsbereiche wie das räumliche Vorstellungsvermögen, die visuomotorische Koordination, die auditive Wahrnehmung oder das Leseverständnis betroffen sein (Sommerfelt et al. 2002).

2.2 Vergleich von reifen Neugeborenen mit und ohne SGA

Ob eine intrauterine Wachstumsretardierung bei reifen Neugeborenen einen Risikofaktor für die Intelligenzentwicklung darstellt, ist aufgrund der widersprüchlichen Befundlage nicht zu beantworten. Auch die Frage nach einer höheren Prävalenz von Teilleistungsstörungen bei Neugeborenen mit SGA ist bei widersprüchlicher Befundlage nicht eindeutig zu klären. Ebenfalls wird diskutiert, ob männliches Geschlecht grundsätzlich die Entwicklungsprognose reduziert (Kutschera et al. 2000). Eine bis in das Erwachsenenalter durchgeführte Längsschnittstudie von Strauss aus dem Jahr 2000 fand keine signifikanten Unterschiede zwischen SGA- und AGA-Neugeborenen hinsichtlich der beruflichen Ausbildung im Erwachsenenalter.

3. Relevanz einzelner Risikofaktoren für die Kindesentwicklung

In der Literatur werden bei der Prädiktion des neurokognitiven Outcome bei Kindern mit VLBW bzw. SGA insbesondere die Fragen nach dem Zeitpunkt des intrauterinen Beginns der Retardierung von Längenwachstum und Gewichtsentwicklung bzw. des Kopfwachstums und deren postnataler Verlauf diskutiert. Im folgenden werden die wichtigsten Befunde und ihr Zusammenhang mit dem Sozialstatus betroffener Familien vorgestellt.

3.1 Risikofaktor I:
Beginn und Ausmaß der intrauterinen und postnatalen Wachstumsretardierung

Ist eine intrauterine Wachstumsretardierung bereits vor der 26. SSW festzustellen, haben die Betroffenen im Vergleich zu Kindern, bei denen zu einem späteren Zeitpunkt ein verzögertes intrauterines Längenwachstum festgestellt wurde, ein höheres kognitives Entwicklungsrisiko (Villar et al. 1984). Entsprechendes gilt auch für die Verminderung der intrauterinen Gewichtsentwicklung bei VLBW, je ausgeprägter, umso höher ist das Entwicklungsrisiko (Koller et al. 1997).

Cooke und Foulder-Hughes (2003) finden in ihrer Studie an über 280 frühgeborenen Kindern im Vergleich zu 210 reifgeborenen Kontrollen, dass schlechtes postnatales Wachstum und eine verminderte Gewichts- bzw. Kopfumfangsentwicklung nicht ausschließlich durch eine pränatal einsetzende Entwicklungsstörung determiniert ist, sondern zusätzlich durch die individuelle postnatale Entwicklungs- und Versorgungssituation beeinflusst wird. In diesem Zusammenhang ist die Studie von McCowan et al. (2002) zu erwähnen, die einen signifikant schlechteren psychomotorischen Entwicklungsscore bei Kindern mit SGA fanden, wenn diese während der ersten drei Lebensmonate nicht mit Muttermilch ernährt wurden.

3.2 Risikofaktor II:
Prä- und postnatale Mikrozephalie

Liegt eine Mikrozephalie bei Geburt vor und persistiert diese über das 2. Lebensjahr hinaus, besteht für diese Subgruppe von Kindern die höchste Wahrscheinlichkeit für die Entwicklung kognitiver bzw. motorischer Teilleistungsstörungen bzw. genereller kognitiver Defizite. Das zweithöchste Risiko haben Kinder mit einem intrauterin retardierten Kopfwachstum, jedoch postnatal gutem Aufholwachstum des Kopfumfanges. SGA-Kinder mit einem sowohl prä- als auch postnatal normalen Kopfumfang haben die vergleichsweise beste Prognose, wobei im Vergleich zu AGA-Kindern auch in dieser Subgruppe moderate Defizite bei der Sprachentwicklung, z.B. Schwierigkeiten beim Buchstabieren, gefunden werden (Frisk et al. 2002).

Auch bei Neugeborenen mit SGA und normalem Kopfumfang bei Geburt, kann sich postnatal eine Mikrozephalie entwickeln. Diese Gruppe hat entsprechend erhöhte Risiken für die psychomotorische Entwicklung (Strauss, 2000).

3.3 Risikofaktor III:
Sozialstatus als interferierende Moderatorvariable der psychomotorischen Entwicklung

Der Einfluss des Sozialstatus auf die neurokognitive Entwicklung ist für Kindern mit SGA offensichtlich von großer Relevanz. Kinder aus Familien mit einem hohen sozialen Status haben eine bessere neurologische und kognitive Entwicklungsprognose und zeigen ein besseres Aufholwachstum (Strauss, 2000). Diese Befunde korrespondieren mit Ergebnissen einer Untersuchung an Frühgeborenen, die den frühen Umwelteinflüssen und Erfahrungen in der Neonatal- und Säuglingsperiode ein stärkeres Gewicht für den späteren neurokognitiven Outcome beimessen als genetischen Faktoren (Koeppen-Schomerus et al. 2000).

Vor diesem Hintergrund erfährt die Hypothese von Cooke und Foulder-Hughes (2003) eine besondere Relevanz. Falls vermindertes postnatales Wachstum und psychomotorische Entwicklung mit der postnatalen nutritiven Versorgungssituation korrelieren, kann eine rechtzeitig optimierte Ernährungssituation einer schlechten psychomotorischen Entwicklungsprognose vorbeugen oder sie zumindest positiv beeinflussen.

4. Zusammenfassung

Eine wissenschaftliche Bewertung der dargestellten Risikofaktoren wird auch zukünftig als ein schwer zu überwindendes Kernproblem der Outcome-Forschung bestehen bleiben. Ursache ist ein häufig simultanes Auftreten und die daraus resultierende Konfundierung der einflussnehmenden Variablen.

Grundsätzlich ist festzustellen, dass Kinder mit einer sehr frühen intrauterinen Wachstumsretardierung und Mikrozephalie in Kombination mit Frühgeburtlichkeit und einem zu geringen Geburtsgewicht die größten neurokognitiven Entwicklungsrisiken besitzen. Dies gilt insbesondere für Kinder mit einer über das 2. Lebensjahr hinaus persistierenden Mikrozephalie und für Kinder, bei denen sich erst postnatal eine Mikrozephalie entwickelt. Für die Früherkennung dieser Entwicklungsauffälligkeiten sind die in Deutschland als Screening durchgeführten Vorsorgeuntersuchungen U1 bis U10 von besonderer Bedeutung.

Der Sozialstatus scheint eine wesentliche Hintergrundvariable zu sein. Dies weist auf die Notwendigkeit hin, Kinder mit einem entsprechenden prä- bzw. perinatalen Risikoprofil aus Familien mit einem niedrigen Sozialstatus hinsichtlich ihrer nutritiven, z. B. fehlende Muttermilchernährung während der ersten Lebensmonate, als auch einer potentiell geringeren edukativ-stimulierenden Versorgungssituation (z.B. Mangel an Information über Säuglingspflege) bereits sehr früh durch ein entsprechendes interdisziplinäres Förderkonzept ambulant zu begleiten und die betroffenen Familien zu unterstützen.

Literatur

1. Bos A F, Einspieler C, Prechtl H F R (2001) Intrauterine growth retardation, general movements, and neurodevelopmental outcome: a review. Dev Med Child Neurol 43: 61-86

2. Calame A, Fawer C L, Claeys V, Arrazola L, Ducret S, Jaunin L (1986) Neurodevelopmental outcome and school performance of very-low-birth-weight infants at 8 years of age. Eur J Pediatr 145: 461-466

3. Cooke R W I, Foulder-Hughes L (2003) Growth impairment in the very preterm and cognitive and motor performance at 7 years. Arch Dis Child 88: 482-487

4. Frisk V, Amsel R, Whyte H E (2002) The importance of head growth patterns in predicting the cognitive abilities and literacy skills of small-for-gestational-age children. Dev Neuropsychol 22: 565-593

5. Gutbrod T, Wolke D, Soehne B, Ohrt B, Riegel K (2000) Effects of gestation and birth weight on the growth and development of very low birthweight small for gestational age infants: a matched group comparison. Arch Dis Child Fetal Neonatal Ed 82: F208-F214

6. Hutton J L, Pharoah P O D, Cokke R W I, Stevenson R C (1997) Differential effects of preterm brith and small for gestational age on cognitive and motor development. Arch Dis Child 76: F75-F81

7. Koeppen-Schomerus G, Eley T C, Wolke D, Gringras P, Plomin R (2000) The interaction of prematurity with genetic and environmental influences on cognitive development in twins. J Pediatr 137: 527-533

8. Koller H, Lawson K, Rose S A, Wallace I, McCarton C (1997) Patterns of cognitive development in very low birth weight children during the first six years of life. Pediatrics 99: 383-389

9. Kutschera J, Urlesberger B, Maurer U, Müller W (2002) Small for Gestational Age – Körperliche, neurologische und kognitive Entwicklung bis ins Erwachsenenalter. Z Geburtsh Neonatol 206: 65-71

10. McCowan L M, Pryor J, Harding J E (2002) Perinatal predictors of neurodevelopmental outcome in small-for-gestational-age children at 18 months of age. Am J Obstet Gynecol 186: 1069-1075

11. Scherjon S, Briet J, Oosting H, Kok J (2000) The discrepancy between maturation of visual-evoked potentials and cognitive outcome at five years in very preterm infants with and without hemodynamic signs of fetal brain-sparing. Pediatrics 105: 385-391

12. Smedler A C, Faxelius G, Bremme K, Lagerstrom M (1992) Psychological development in children born with very low birth weight after severe intrauterine growth retardation: a 10-year follow-up study. Acta Paediatr 81: 197-203

13. Sommerfelt K, Sonnander K, Skranes J, Andersson H W, Ahlsten G, Ellertsen B, Markestad T, Jacobsen G, Hoffman H J, Bakketeig L S (2002) Neuropsychologic and motor function in small-for-gestation preschoolers. Pediatr Neurol 26: 186-191

14. Strauss R S (2000) Adult functional outcome of those born small for gestational age. Twenty-six-year follow-up of the 1970 British Birth Cohort. JAMA 283: 625-632

15. Veelken N, Stollhoff K, Claussen M (1992) Development and perinatal risk factors of very low-birthweight infants. Small versus appropriate for gestational age. Neuropediatrics 23: 102-107

16. Villar J, Smeriglio V, Martorell R, Brown C H, Klein R E (1984) Heterogenous growth and mental development of intrauterine growth-retarded infants during the first 3 years of life. Pediatrics 74: 783-791

17. Zur Berücksichtigung von Körperhöhe und Körpergewicht der Mutter bei der Klassifikation der Neugeborenen nach Schwangerschaftsdauer und Gewicht

M. Voigt[1], Ch. Fusch[1], K. T. M. Schneider[2], V. Hesse[3]

1 Zentrum für Kinder- und Jugendmedizin der Ernst-Moritz-Arndt-Universität, Greifswald
2 Abteilung für Perinatalmedizin der Frauenklinik der Technischen Universität, München
3 Deutsches Zentrum für Wachstum, Entwicklung und Gesundheitsförderung, Berlin

Zusammenfassung

Die Körpermaße (somatic measures) der Mutter beeinflussen maßgeblich das Gewicht des Neugeborenen (birth weight) mit. Sowohl die Körperhöhe (maternal height) als auch das mütterliche Gewicht (maternal weight) zu Beginn der Schwangerschaft zeigen bereits in der Fetalzeit einen statistisch kalkulierbaren Einfluss auf die somatische Entwicklung des Ungeborenen. Beide Merkmale weisen einen kombinierten, aber auch isolierten Einfluss auf das Gewicht des Neugeborenen aus. In diesem Maße darf die Neugeborenenpopulation daher nicht als homogen angesehen werden. Ein nicht geringer Teil der Neugeborenen ist z.B. nicht als hypotroph zu beurteilen. Sie sind genetisch untermaßig, ansonsten aber völlig normal entwickelt. Eine Klassifikation des Gewichtes unter alleinigem Bezug auf das Gestationsalter (gestational age) führt deshalb auch zu falschen Ergebnissen, wenn solche bedeutsamen Einflussgrößen unberücksichtigt bleiben. In der bundesweiten Perinatalerhebung (assessment in perinatal medicin) werden beide Merkmale der Mutter standardmäßig schon seit Jahren erfasst. Auf der Grundlage von ca. 1.8 Mio Datensätzen der Jahre 1995–1997 wurden die Berechnungen der Korrekturwerte für das Gewicht vorgenommen.

Durch den sehr großen Datenumfang war es möglich, die biologische Variabilität der Mütter hinsichtlich ihres Körpergewichtes und ihrer Körperhöhe sehr differenziert zu berücksichtigen. So konnten für 42 Müttergruppen (7 Körpergewichtsgruppen mal 6 Körperhöhengruppen) die Abweichungen des Geburtsgewichtes vom Gesamtmedianwert ab 31 Schwangerschaftswochen berechnet werden. Nach unserem Korrekturverfahren werden bei Berücksichtigung von Körperhöhe und -gewicht der Mutter bei 32 Schwangerschaftswochen max. 140 g und bei 40 Schwangerschaftwochen max. 620 g des Geburtsgewichtes als Korrekturgewicht angesehen. Neugeborene von relativ kleinen und leichten Müttern erhalten eine positive Korrektur (Addition), Neugeborene von relativ großen und schweren Müttern eine negative Korrektur (Subtraktion) des Geburtsgewichtes. Erst nach der Korrektur des aktuellen Geburtsgewichtes erfolgt die somatische Klassifikation des Neugeborenen nach Gewicht und Schwangerschaftsdauer. Neugeborene im Grenzbereich zur Hypotrophie bzw. zur Hypertrophie dürften nach unserer Korrektur eindeutiger klassifiziert und damit besser erkannt werden. Bei aller Nützlichkeit und Notwendigkeit der generellen Berücksichtigung konstitutioneller Merkmale, vorrangig der Mutter, für eine optimale Klassifikation des Neugeborenen ist davon auszugehen, dass Korrekturen nur dann Sinn haben, wenn das Gestationsalter richtig bestimmt wurde.

Schlüsselwörter: Neugeborene, Geburtsgewichtskorrektur, Körpergewicht und -länge der Mutter

Summary

The somatic measures of the mother substantially influence the birth weight of the newborn. Maternal height and maternal weight at the beginning of pregnancy significantly influence somatic development already in the fetal period. The influence of both factors on the weight of the newborn occurs in combination as well as in isolation. In this regard the population of newborns cannot be considered homogeneous. For example, a certain number of newborns should not be judged as hypotrophic. Rather they are genetically below average but otherwise developmentally fully normal. If such important influencing factors are ignored, a weight classification based only upon gestational age produces misleading results. In the nationwide perinatal assessment project both maternal factors have been followed regularly and in detail for years. The corrected value for weight was calculated on the basis of ca. 1.8 million data sets obtained between 1995 and 1997. Due to the large amount of available data it was possible to provide a highly differentiated account of the biological variability of mothers with particular focus on body weight and height. In this regard it was possible to calculate for 42 groups of mothers (7 body weight groups by 6 body height groups) the deviation of the birth weight from the total median value from the 31st week of pregnancy on. Accounting for maternal body height and weight, our correction method established a *weight correction value* of max. 140 g for the 32nd week of pregnancy and a *weight correction value* of max. 620 g for the 40th week of pregnancy. Newborns from relatively small and light mothers receive a positive correction (addition), newborns from relatively large and heavy mothers receive a negative correction (subtraction) to birth weight. Somatic classification of the newborn according to weight and length of pregnancy occurs only after correction of the relevant birth weight. Newborns approaching hypotrophy or hypertrophy can according to our correction method be more accurately classified and therefore better identified. Apart from the usefullness and necessity of a general consideration of constitutional factors, especially of the mother, in order to optimally classify newborns, corrections make sense only if the gestational age is determined correctly.

Key words: newborns, birth weight correction, maternal body weight and length

Problemstellung

Zahlreiche Untersuchungen in den letzten Jahren haben zweifelsfrei den dominierenden Einfluss konstitutioneller Merkmale der Eltern, besonders der Körpermaße der Mutter, auf die somatischen Entwicklungsparameter (Gewicht, Länge, Kopfumfang) der Neugeborenen aufgezeigt. Dabei wurde festgestellt, dass sowohl die Körperhöhe als auch das körperliche Ausgangsgewicht der Mutter zu Beginn der Schwangerschaft einen kombiniert und isoliert messbaren Einfluss auf das normale pränatale Wachstum ausüben. Die fetale Entwicklung wird vor allem über diesen Weg reguliert und beide körperbaulichen Merkmale der Mutter sollten deshalb für eine objektive Beurteilung der Körpermaße der Neugeborenen herangezogen werden.

Voigt et al. 1989, Dougherty und Jones 1982, Römer et al. 1991, Jährig et al. 1990, Wälli et al.1980, Winikoff und Dedrovner 1981und Niswander und Jackson 1974, um nur einige zu nennen, befassen sich in ihren Arbeiten mit dem Einfluss körperlicher Merkmale der Mutter auf die Neugeborenenmaße und kommen alle zu dem Schluss, wenngleich die Bewertung der einzelnen Merkmale teilweise bei ihnen unterschiedlich ausfällt, dass sowohl die Körperhöhe als auch das Körpergewicht der Mutter die Höhe der Neugeborenenmaße vorrangig mitbestimmen. Zwischen beiden Merkmalen besteht jedoch eine erhebliche Wechselwirkung. Disproportionen zwischen Körperhöhe und Körpergewicht der Mutter wirken sich generell negativ im statistischen Sinne auf die Höhe der Körpermaße der Neugeborenen aus (Voigt, 1995). Relativ hohe Geburtsgewichte setzen eine eusome (proportionierte) Konstitution der Mutter voraus. Das Verhältnis beider Körpermaße ist genetisch festgelegt, aber auch stark beeinflussbar durch z.T. sehr unterschiedliche exogene Faktoren, wie Ernährungsgewohnheiten, physische und psychische Stressfaktoren. Schneider (1991) weist etwa 50% der scheinbar IUGR-Feten als genetisch/konstitutionell aus und bei ihnen ist auch keine zugrundeliegende Pathologie nachweisbar. Mongelli und Gardosi (1995) konnten durch serielle Ultraschalluntersuchungen zeigen, dass sich die geschätzten fetalen Gewichte ab ca. 30 Schwangerschaftswochen unter Berücksichtigung der Körperhöhe bzw. des Körpergewichtes der Mütter zu Beginn der Schwangerschaft unterscheiden lassen. Die entscheidende Frage ist, wie diese Erkenntnisse für eine bessere Einschätzung der Neugeborenen insgesamt, speziell einer objektiveren Identifizierung der hypotrophen Neugeborenen, für die Praxis nutzbar gemacht werden können.

Die zweidimensionale Klassifikation nach Geburtsgewicht und Schwangerschaftsdauer genügt nicht für eine exakte Beurteilung und bedarf der Korrektur durch mütterliche konstitutionelle Merkmale. In der Literatur gibt es verschiedene Vorschläge und Überlegungen zur Berücksichtigung mütterlicher und auch väterlicher Merkmale bei der Beurteilung hauptsächlich des Gewichtes der Neugeborenen. Da bisher keine umfangreichen Datenmengen zur Verfügung standen, wurde versucht, konstante Korrekturwerte für das Gewicht unter Berücksichtigung von Körperhöhe und Körpergewicht aus dem gesamten Datenmaterial (ohne Frühgeburten) zu berechnen und die Gewichte der Neugeborenen ab 37 Schwangerschaftswochen vor der Eingruppierung in die Gewichtsperzentiltabellen durch Subtraktion oder Addition zu „optimieren" (Grabow und Straube, 1987).

Auch ein grafisches Verfahren von Adomßent und Sadenwasser (1986) unter Berücksichtigung von Körperhöhe und Körpergewicht der Mutter und auch der Körperhöhe des Vaters zur Verbesserung der somatischen Klassifikation der Neugeborenen konnte sich u.a. auch wegen des zu hohen Zeitaufwandes in der Praxis nicht durchsetzen.

Eine anderes Vorgehen schlugen Voigt et al. (1997) auf der Grundlage eines umfangreicheren Datenmaterials vor. Es standen 563.480 Einlingsgeburten des Jahrgangs 1992 der Bundesrepublik Deutschland zur Verfügung. Es wurden ab 33 Schwangerschaftswochen die 10. und die 90. Perzentilwerte für das Gewicht und das längenbezogene Gewicht, getrennt für Mädchen und Knaben, unter Berücksichtigung von Körperhöhe und Körpergewicht der Mutter mit insgesamt 9 Gruppen, berechnet. Der Nachteil dieses Verfahrens ist, dass man sich auf eine feste „Korrekturperzentile" festgelegt hat und auch durch die geringe Differenzierung der Körperhöhe und des Körpergewichtes der Mütter Informationsverluste vorhanden sind. Einen ersten Versuch, auf der Grundlage von 51.570 Einlingsgeburten gestationsaltersbezogene Korrekturwerte für das Geburtsgewicht unter Berücksichtigung mütterlicher Merkmale (Parität, Körpergewicht, Körperhöhe) zu berechnen, stellten Voigt und Jährig 1991 vor. Für 21 unterschiedliche Müttergruppen nach Körperhöhe und Körpergewicht wurden von 28 – 43 Schwangerschaftswochen Korrekturwerte für das Geburtsgewicht berechnet. Eine stärkere Differenzierung nach den mütterlichen Merkmalen ließ das vorhandene Datenmaterial nicht zu.

Die Berechnung der Korrekturwerte erfolgte mit Daten aus einer Schwangerenpopulation mit einer ganz anderen Alters- und damit auch Gewichtsverteilung der Schwangeren als es dem heutigen Stand entspricht. Das vorliegende Verfahren geht von insgesamt 42 Müttergruppen aus (6 Körperhöhengruppen, 7 Körpergewichtsgruppen) und gibt somit sehr differenzierte Korrekturwerte für das Geburtsgewicht von 31 bis 43 Schwangerschaftswochen an. Vor der Klassifikation der Neugeborenen nach Schwangerschaftsdauer und Gewicht sind die Gewichte der Neugeborenen aufgrund der biologischen Ausgangslage der Mutter nach Körperhöhe und Körpergewicht zu korrigieren.

Material und Methode

Das Datenmaterial entstammt der in allen Bundesländern der Bundesrepublik Deutschland einheitlich durchgeführten Perinatalerfassung der Jahre 1995–1997 mit 1.815.318 Einlingsgeburten (Voigt et al., 2001). Mit dem „Perinatologischen Basis-Erhebungsbogen" werden medizinische, biologische und soziale Parameter des Schwangerschafts- und Geburtsverlaufes erfasst. Die uns von den perinatologischen Arbeitsgruppen der einzelnen Bundesländer übermittelten anonymisierten Daten beinhalteten auch die für diese Auswertung benötigten mütterlichen Merkmale wie Schwangerschaftsdauer in vollendeten Wochen sowie Körperhöhe und Körpergewicht der Mutter zu Beginn der Schwangerschaft. Vom Neugeborenen wurde nur das Gewicht benötigt. Nur Einlingsgeburten kamen in die Auswertung, ansonsten erfolgten keine Selektionen. Die Körpermaße der Mütter sind unter Praxisbedingungen ohne standardisierte Messmethodik erfasst worden. Der Berechnung der Korrekturwerte für das Geburtsgewicht unter Berücksichtigung der Körperhöhe und Körpergewicht der Mütter wurden die Medianwerte zu Grunde gelegt, da sie auf Extremwerte unempfindlicher reagieren.

Ergebnisse

Abb. 1 zeigt die Medianwerte des Gewichtes für alle Neugeborenen und in Abhängigkeit von der Körperhöhe der Mütter mit 6 Gruppen von 31–43 Schwangerschaftswochen.

Die Abweichungen (Differenzen) der Gewichte zwischen relativ kleinen (≤ 157 cm) und

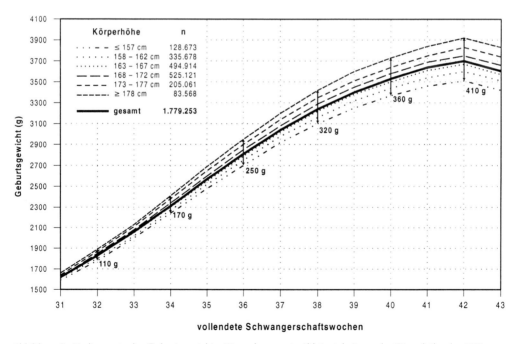

Abbildung 1: Medianwerte des Geburtsgewichtes Neugeborener in Abhängigkeit von der Körperhöhe der Mütter unter Berücksichtigung der Schwangerschaftsdauer

relativ großen (≥ 178 cm) Müttern betragen bei 32 Schwangerschaftswochen 110 g und erhöhen sich bei 42 Schwangerschaftswochen auf 410 g.

Die Abweichungen der einzelnen Gruppenmedianwerte der Gewichte vom entsprechenden Gesamtmedianwert liegen in Tab. 1 tabelliert vor.

Diese Abweichungen (Plus- und Minusdifferenzen) dienen als Korrekturwerte für das Gewicht der Neugeborenen. D. h., ein Neugeborenes mit 38 Schwangerschaftswochen von einer Mutter mit einer Körperhöhe ≤ 157 cm bekommt einen Zuschlag (Addition) von 140 g, dann erst erfolgt die Klassifikation nach Schwangerschaftsdauer und Gewicht.

Abb. 2 zeigt die Medianwerte des Gewichtes für alle Neugeborenen und in Abhängigkeit vom Körpergewicht der Mütter zu Beginn der Schwangerschaft mit 7 Gruppen von 31–43 Schwangerschaftswochen. Die Gewichtsdifferenzen zwischen relativ leichten (≤ 49 kg) und relativ schweren (≥ 85 kg) Müttern betragen in Abhängigkeit von der Schwangerschaftswoche 110 g (32 SSW) bis 530 g (42 SSW).

Die entsprechenden Plus-Minus-Differenzwerte der Medianwerte der Gewichte Neugeborener für die einzelnen Körpergewichtsgruppen der Mütter zum Gesamtmedianwert in Abhängigkeit von der Schwangerschaftswoche weist Tab. 2 aus. Erstere dienen wiederum als entprechende Korrekturwerte, um den Einfluss des körperlichen Ausgangsgewichtes der Mutter bei der Beurteilung des Gewichtes zu berücksichtigen.

Bei Kombination der 6 Körperhöhengruppen mit den 7 Körpergewichtsgruppen der Mütter ergeben sich 42 hinsichtlich Gewicht und Höhe unterschiedliche Müttergruppen. Abb. 3 zeigt auszugsweise die Medianwerte des Gewichtes der Neugeborenen von Müttern mit einem Körpergewicht zu Beginn der Schwangerschaft mit 57 kg bis 63 kg differenziert nach 6 verschiedenen Körperhöhengruppen der Mütter. Auch hier sind wieder die Plus- und Minus-Differenzen der einzelnen Gruppenmittelwerte zum Gesamtmittelwert berechnet worden und dienen als Korrekturwerte (siehe Tab. 4).

Abb. 4 gibt die Gesamtschwankungsbreite der Gewichte der Neugeborenen bei unserem Vorgehen von relativ kleinen und leichten zu re-

SSW	Körperhöhengruppen (cm)					
	≤ 157	158 – 162	163 – 167	168 – 172	173 – 177	≥ 178
31	+ 30	+ 10	0	0	- 20	- 40
32	+ 50	+ 30	0	- 20	- 40	- 60
33	+ 60	+ 40	+ 10	- 20	- 50	- 70
34	+ 70	+ 40	+ 10	- 30	- 70	- 100
35	+ 90	+ 50	+ 20	- 30	- 80	- 120
36	+ 110	+ 60	+ 20	- 40	- 90	- 140
37	+ 120	+ 60	+ 20	- 40	- 100	- 160
38	+ 140	+ 80	+ 20	- 50	- 110	- 180
39	+ 150	+ 80	+ 20	- 50	- 110	- 200
40	+ 160	+ 90	+ 30	- 50	- 110	- 200
41	+ 180	+ 100	+ 30	- 50	- 110	- 200
42	+ 190	+ 100	+ 30	- 50	- 130	- 220
43	+ 185	+ 95	+ 35	- 55	- 135	- 225

Abweichung = Gesamtmedianwert – Gruppenmedianwert

Tabelle 1: Abweichungen der Medianwerte des Geburtsgewichtes Neugeborener bei unterschiedlichen Körperhöhengruppen der Mütter vom Gesamtmedianwert unter Berücksichtigung der Schwangerschaftsdauer

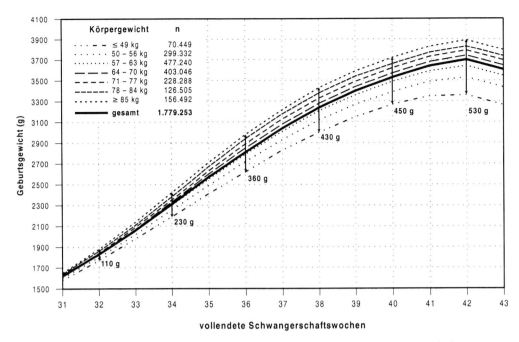

Abbildung 2: Medianwerte des Geburtsgewichtes Neugeborener in Abhängigkeit vom Körpergewicht der Mütter zu Beginn der Schwangerschaft unter Berücksichtigung der Schwangerschaftsdauer

SSW	Körpergewichtsgruppen (kg)						
	≤ 49	50 – 56	57 – 63	64 – 70	71 – 77	78 – 84	≥ 85
31	+ 40	+ 20	0	0	0	- 20	- 30
32	+ 60	+ 30	0	0	- 10	- 30	- 50
33	+ 80	+ 40	0	- 10	- 30	- 50	- 80
34	+ 120	+ 55	+ 10	- 20	- 40	- 70	- 110
35	+ 160	+ 80	+ 20	- 30	- 60	- 100	- 140
36	+ 190	+ 90	+ 20	- 40	- 80	- 130	- 170
37	+ 210	+ 110	+ 30	- 40	- 90	- 140	- 180
38	+ 240	+ 120	+ 30	- 40	- 90	- 140	- 190
39	+ 250	+ 130	+ 40	- 40	- 90	- 140	- 190
40	+ 260	+ 140	+ 40	- 40	- 90	- 130	- 190
41	+ 290	+ 150	+ 50	- 40	- 90	- 130	- 190
42	+ 340	+ 170	+ 60	- 40	- 90	- 130	- 190
43	+ 340	+ 170	+ 60	- 40	- 90	- 130	- 190

Abweichung = Gesamtmedianwert – Gruppenmedianwert

Tabelle 2: Abweichungen der Medianwerte des Geburtsgewichtes Neugeborener bei unterschiedlichen Körpergewichtsgruppen der Mütter vom Gesamtmedianwert unter Berücksichtigung der Schwangerschaftsdauer

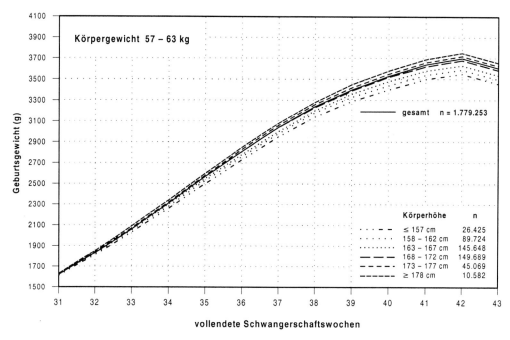

Abbildung 3: Medianwerte des Geburtsgewichtes Neugeborener in Abhängigkeit von der Körperhöhe der Mütter unter Berücksichtigung der Schwangerschaftsdauer bei Müttern mit einem Körpergewicht von 57 – 63 kg zu Beginn der Schwangerschaft

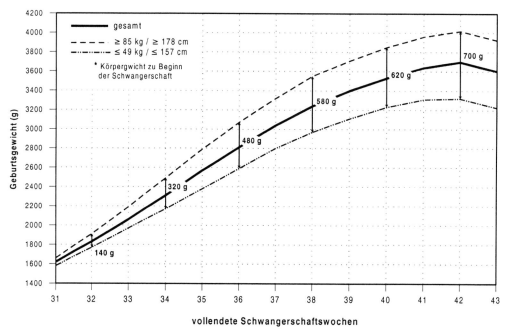

Abbildung 4: Medianwerte des Geburtsgewichtes Neugeborener in Abhängigkeit von Körpergewicht* und und Körperhöhe (2 Extremgruppen) der Mütter unter Berücksichtigung der Schwangerschaftsdauer

lativ großen und schweren Müttern unter Berücksichtigung der Schwangerschaftswoche an. Danach betragen die Differenzen im Gewicht der Neugeborenen im Extremfall bei 32 Schwangerschaftswochen 140 g, bei 36 Schwangerschaftswochen 480 g und bei 42 Schwangerschaftswochen 700 g in Abhängigkeit von Körpergewicht und Körperhöhe.

Die Tab. 3–5 enthalten die gesamten Korrekturwerte unter Berücksichtigung von Körpergewicht und Körperhöhe der Mutter für 42 unterschiedliche Müttergruppen von 31–43 Schwangerschaftswochen.

Abb. 5 zeigt an 2 Beispielen die Korrektur des Gewichtes bei Neugeborenen.

Beträgt das gewogene Gewicht bei einem Neugeborenen mit 36 Schwangerschaftswochen 2200 g, so erfolgt eine Korrektur des Gewichtes mit +220 g, wenn die Mutter ≤ 49 kg schwer und auch ≤ 157 cm groß ist. Das Neugeborene würde in diesem Falle in den eutrophen Bereich (10.–90. Perzentile) eingestuft werden. Liegt ein Neugeborenes mit 4000 g bei 39 Schwangerschaftswochen vor und ist die Mutter sehr schwer (≥ 85 kg) und groß (173 cm–177 cm), so wird eine Korrektur in Höhe von -240 g vorgenommen. In diesem Fall würde das Neugeborene nicht als hypertroph, sondern als eutroph klassifiziert werden.

Diskussion der Ergebnisse

Körpergewicht und Körperhöhe als konstitutionelle Merkmale der Mutter bestimmen die Höhe der Körpermaße entscheidend mit. Nach unseren Untersuchungen kommt es nach etwa 30 Schwangerschaftswochen zu einer Differenzierung der Körpermaße der Neugeborenen in Abhängigkeit von Körpergewicht und Körperhöhe der Mutter. In diesem Sinne darf die Neugeborenenpopulation daher auch nicht als homogen angesehen werden. Ein nicht geringer Teil der Neugeborenen ist einfach genetisch untermaßig, ansonsten aber völlig normal entwickelt. Eine Reifeklassifikation unter ausschließlichem Bezug der neonatalen Körpermaße auf das Gestationsalter führt deshalb zu falschen Ergebnissen, wenn solche bedeutsamen Einflussgrößen unberücksichtigt bleiben.

SSW	Körpergewicht ≤ 49 kg					
	Körperhöhengruppen (cm)					
	≤ 157	158 – 162	163 – 167	168 – 172	173 – 177	≥ 178
31	+ 40	+ 40	+ 40	+ 40	+ 40	+ 40
32	+ 60	+ 60	+ 60	+ 60	+ 60	+ 60
33	+ 90	+ 80	+ 70	+ 70	+ 70	+ 80
34	+ 140	+ 120	+ 100	+ 100	+ 100	+ 120
35	+ 190	+ 160	+ 140	+ 140	+ 140	+ 160
36	+ 220	+ 190	+ 160	+ 160	+ 160	+ 190
37	+ 240	+ 210	+ 180	+ 180	+ 180	+ 210
38	+ 270	+ 240	+ 210	+ 200	+ 210	+ 240
39	+ 290	+ 250	+ 210	+ 200	+ 210	+ 250
40	+ 300	+ 260	+ 220	+ 200	+ 220	+ 260
41	+ 330	+ 290	+ 250	+ 230	+ 250	+ 290
42	+ 380	+ 340	+ 300	+ 280	+ 300	+ 340
43	+ 380	+ 340	+ 300	+ 280	+ 300	+ 340

Tabelle 3: Gestationsaltersbezogene Korrekturwerte für das Geburtsgewicht bei Berücksichtigung von Körpergewicht (zu Beginn der Schwangerschaft) und Körperhöhe der Mutter

Körpergewicht 50 – 56 kg

SSW	Körperhöhengruppen (cm)					
	≤ 157	158 – 162	163 – 167	168 – 172	173 – 177	≥ 178
31	+ 20	+ 20	+ 20	+ 20	+ 20	+ 20
32	+ 40	+ 30	+ 30	+ 20	+ 20	+ 20
33	+ 60	+ 50	+ 40	+ 20	+ 20	+ 20
34	+ 85	+ 65	+ 55	+ 35	+ 35	+ 35
35	+ 110	+ 90	+ 80	+ 50	+ 50	+ 50
36	+ 130	+ 110	+ 90	+ 60	+ 50	+ 60
37	+ 150	+ 130	+ 100	+ 80	+ 70	+ 80
38	+ 170	+ 140	+ 110	+ 80	+ 70	+ 80
39	+ 190	+ 150	+ 120	+ 90	+ 70	+ 80
40	+ 200	+ 160	+ 130	+ 90	+ 70	+ 80
41	+ 220	+ 180	+ 140	+ 100	+ 80	+ 90
42	+ 240	+ 200	+ 160	+ 120	+ 100	+ 110
43	+ 240	+ 200	+ 160	+ 120	+ 100	+ 110

Körpergewicht 57 – 63 kg

SSW	Körperhöhengruppen (cm)					
	≤ 157	158 – 162	163 – 167	168 – 172	173 – 177	≥ 178
31	+ 10	0	0	0	0	- 10
32	+ 20	+ 10	0	0	- 10	- 20
33	+ 30	+ 10	0	0	- 10	- 30
34	+ 50	+ 30	+ 10	0	- 10	- 30
35	+ 70	+ 40	+ 20	0	- 10	- 30
36	+ 80	+ 50	+ 30	0	- 20	- 40
37	+ 90	+ 60	+ 40	0	- 20	- 40
38	+ 100	+ 60	+ 40	+ 10	- 20	- 40
39	+ 110	+ 70	+ 40	+ 10	- 20	- 50
40	+ 130	+ 90	+ 50	+ 10	- 20	- 50
41	+ 140	+ 100	+ 60	+ 20	- 20	- 50
42	+ 150	+ 110	+ 70	+ 20	- 20	- 50
43	+ 150	+ 110	+ 70	+ 20	- 20	- 50

Körpergewicht 64 – 70 kg

SSW	Körperhöhengruppen (cm)					
	≤ 157	158 – 162	163 – 167	168 – 172	173 – 177	≥ 178
31	+ 20	0	0	0	0	- 20
32	+ 30	0	0	0	0	- 30
33	+ 30	0	- 10	- 10	- 20	- 50
34	+ 40	0	- 20	- 20	- 40	- 70
35	+ 40	+ 10	- 20	- 40	- 70	- 100
36	+ 40	+ 10	- 20	- 60	- 90	- 120
37	+ 40	+ 20	- 20	- 60	- 90	- 130
38	+ 50	+ 20	- 20	- 60	- 90	- 130
39	+ 50	+ 20	- 20	- 60	- 100	- 140
40	+ 70	+ 30	- 10	- 60	- 90	- 130
41	+ 90	+ 40	- 10	- 50	- 80	- 120
42	+ 100	+ 50	- 10	- 50	- 80	- 120
43	+ 115	+ 65	- 10	- 50	- 80	- 120

Tabelle 4: Gestationsaltersbezogene Korrekturwerte für das Geburtsgewicht bei Berücksichtigung von Körpergewicht (zu Beginn der Schwangerschaft) und Körperhöhe der Mutter

Körpergewicht 71 – 77 kg

SSW	Körperhöhengruppen (cm)					
	≤ 157	158 – 162	163 – 167	168 – 172	173 – 177	≥ 178
31	0	0	0	0	0	0
32	0	- 10	- 10	- 10	- 10	- 20
33	0	- 20	- 30	- 30	- 40	- 60
34	0	- 20	- 40	- 40	- 70	- 100
35	0	- 30	- 60	- 60	- 100	- 140
36	0	- 30	- 60	- 80	- 120	- 160
37	0	- 30	- 60	- 100	- 140	- 180
38	+ 10	- 30	- 60	- 100	- 150	- 190
39	+ 20	- 30	- 60	- 100	- 150	- 200
40	+ 20	- 30	- 60	- 100	- 150	- 200
41	+ 30	- 20	- 50	- 100	- 140	- 200
42	+ 30	- 20	- 50	- 100	- 140	- 200
43	+ 30	- 20	- 50	- 100	- 140	- 200

Körpergewicht 78 – 84 kg

SSW	Körperhöhengruppen (cm)					
	≤ 157	158 – 162	163 – 167	168 – 172	173 – 177	≥ 178
31	- 10	- 20	- 20	- 20	- 20	- 30
32	- 10	- 20	- 30	- 30	- 40	- 50
33	- 20	- 40	- 50	- 50	- 60	- 80
34	- 30	- 50	- 70	- 70	- 90	- 110
35	- 50	- 70	- 90	- 100	- 120	- 150
36	- 60	- 90	- 110	- 140	- 160	- 190
37	- 60	- 90	- 110	- 150	- 180	- 220
38	- 50	- 80	- 110	- 150	- 190	- 230
39	- 30	- 60	- 100	- 150	- 190	- 240
40	- 20	- 50	- 90	- 140	- 200	- 260
41	- 20	- 50	- 90	- 140	- 200	- 260
42	- 20	- 50	- 90	- 140	- 200	- 260
43	- 20	- 50	- 90	- 140	- 200	- 260

Körpergewicht ≥ 85 kg

SSW	Körperhöhengruppen (cm)					
	≤ 157	158 – 162	163 – 167	168 – 172	173 – 177	≥ 178
31	- 20	- 30	- 30	- 30	- 30	- 40
32	- 30	- 50	- 50	- 50	- 60	- 80
33	- 50	- 70	- 80	- 80	- 100	- 130
34	- 70	- 90	- 110	- 110	- 140	- 180
35	- 70	- 100	- 120	- 140	- 170	- 220
36	- 80	- 110	- 140	- 170	- 210	- 260
37	- 70	- 110	- 140	- 180	- 220	- 280
38	- 60	- 100	- 140	- 190	- 240	- 310
39	- 50	- 90	- 130	- 190	- 240	- 310
40	- 40	- 80	- 130	- 190	- 240	- 320
41	- 30	- 80	- 130	- 190	- 240	- 320
42	- 30	- 80	- 130	- 190	- 240	- 320
43	- 30	- 80	- 130	- 190	- 240	- 320

Tabelle 5: Gestationsaltersbezogene Korrekturwerte für das Geburtsgewicht bei Berücksichtigung von Körpergewicht (zu Beginn der Schwangerschaft) und Körperhöhe der Mutter

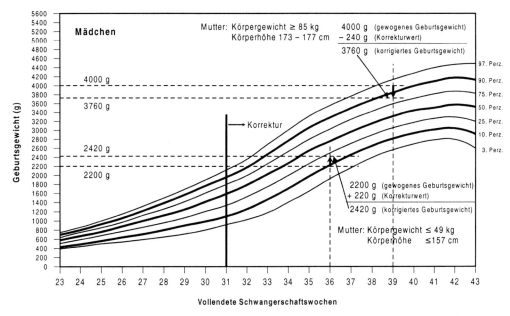

Abbildung 5: Geburtsgewichtskorrektur an 2 Beispielen vor der Klassifikation der Neugeborenen nach Schwangerschaftsdauer und Geburtsgewicht

Dem Körpergewicht der Mutter kommt für die fetale Entwicklung insgesamt größere Bedeutung zu als der Körperhöhe. Es ist zwar in hohem Maße genetisch bedingt, aber auch stark von Umwelteinflüssen abhängig. Die Körperhöhe ist als vornehmlich genetisch determinierter Einflussfaktor für das Geburtsgewicht und die anderen Körpermaße zu sehen. Sie spiegelt mehr als das Gewicht die ethnisch und geografisch bedingten Unterschiede im Wachstum verschiedener Populationen wider, obwohl auch hier Ernährungseinflüsse wirksam werden. Auch wenn beide Merkmale eine Einheit bilden, konnte jeweils der isolierte Einfluss beider Merkmale auf die Höhe der Körpermaße der Neugeborenen in vielen Untersuchungen nachgewiesen werden. Das vorgestellte Korrekturverfahren ermöglicht es, das Geburtsgewicht gestationsaltersabhängig unter Berücksichtigung von 42 verschiedenen Müttergruppen zu korrigieren. Diese Differenzierung war nur möglich, da 1,8 Mio. Datensätze für die statistischen Berechnungen zur Verfügung standen. Besonders für die unteren Schwangerschaftswochen hätten sonst die Fallzahlen für eine sichere Berechnung der Korrekturwerte nicht ausgereicht. Hiermit zeigt sich, dass es Sinn macht, perinatologische Daten bundesweit zusammen zu fassen.

Es muß auch gesagt werden, dass beide mütterlichen Merkmale unter Praxisbedingungen erfasst wurden und dem entsprechend überrepräsentative Werte vorliegen. Die Körpergewichtsverteilung zeigt das Bild einer harmonischen leichten linksschiefen Verteilung mit nur einer Überrepräsentanz bei 60 kg. Die Körperhöhenverteilung zeigt durch überrepräsentative Schätzungen und ungenaue Messungen das Bild einer Kurve mit starken Ausschlägen bei 160 cm, 165 cm, 168 cm und 170 cm. Bei der Gruppenbildung ist dieses, so gut es ging, berücksichtigt worden. Aufgrund unserer Ergebnisse empfehlen wir für die Praxis vor der üblichen 2-dimensionalen Klassifikation der Neugeborenen nach Geburtsgewicht und Schwangerschaftsdauer eine Korrektur des Geburtsgewichtes mit den hier angegebenen Korrekturwerten durchzuführen. Mit der Publikation von Perzentilwerten für die Körpermaße Neugeborener auf der Grundlage nahezu gesamtdeutscher Daten vom Jahre 1992 von Voigt et al. (1996, 2002) stehen nach wie vor gültige Normwerte für die Praxis zur Verfügung. Es zeigte sich, dass die aus den Daten von 1995–1997 berechneten Perzentilkurven des Geburtsgewichtes nahezu deckungsgleich mit den Geburtsgewichtsperzentilwerten von 1992 sind. Oberhalb von 30 Schwangerschaftswochen gibt es fast keine Abweichungen zwischen beiden Kurvenverläufen. D.h., auch bei Benutzung der Gewichtsperzentilwerte von 1992 können die hier vorgeschlagenen Korrekturwerte für das Geburtsgewicht verwendet werden. Ein Computerprogramm zur somatischen Klassifizierung der Neugeborenen unter Berücksichtigung des hier vorgestellten Korrekturverfahrens kann bei den Autoren angefordert werden. Bei aller Nützlichkeit und Notwendigkeit der generellen Berücksichtigung konstitutioneller Merkmale der Mutter für eine optimale Klassifikation des Neugeborenen ist natürlich davon auszugehen, dass Korrekturen nur dann Sinn haben, wenn das Gestationsalter richtig bestimmt wurde. Aus diesem Grunde hat die richtige Einstufung des Neugeborenen nach dem Gestationsalter nach wie vor das Primat.

Literatur

1. Adomßent S, Sadenwaser W: Einfluss von Körpermaßen der Eltern und der Parität auf das Gewicht des Neugeborenen. Zbl Gynäkol 108 (1986): 26 – 35

2. Dougherty CRS, Jones, AD: The determination of birth weight. Am J Obstet Gynecol 144 (1982): 190-200

3. Jährig K, Voigt M, Jährig D, Eggers H, Sommer K: Gewicht Neugeborener in Abhängigkeit von Körperlänge und -gewicht der Eltern unter besonderer Berücksichtigung der Schwangerschaftsdauer. Ärztl Jugendkd 81 (1990): 3

4. Mongelli M, Gardosi J: Longitudinal study of fetal growth in subgroups of a low-risk population. Ultrasound Obstet Gynecol 6 (1995): 340-344

5. Niswander KR, Jackson EC: Physical characteristics of the gravida and their association with birth weight and perinatal death. Am J Obstet Gynecol 119 (1974): 306-313

6. Roemer VM, Knieback DG, Bühler, K: Gestationszeit und Geburtsgewicht. 2. Mitteilg.: Die Plazenta und mütterliche Kofaktoren. Z Geburtsh u. Perinat 195 (1991): 195-208

7. Voigt M, Eggers H, Jährig K, Grauel EL, Zwahr Chr, Plesse R: Neugeborenenperzentilwerte für die DDR – 1985. Beziehungen zwischen Alter, Parität, Körpergewicht und -länge der Mutter und dem Geburtsgewicht der Neugeborenen . Zentbl Gynäkol 111 (1989): 337-349

8. Voigt M, Jährig K: Gestationsaltersbezogene Korrektur des Geburtsgewichtes durch Parität, Körperlänge und -gewicht der Mutter. Ärztl Jugendk 82 (1991): 167-188

9. Voigt M: Untersuchungen und Vorschläge zur Verbesserung der Klassifikation des somatischen Entwicklungsstandes Neugeborener unter besonderer Berücksichtigung des Geburtsgewichtes (Mehrdimensionale Analyse der Beziehungsstruktur zwischen anthropometrischen Maßen der Eltern – besonders der Mütter – und ihrer Neugeborenen). Habilitationsschrift, Universität Potsdam, 1995

10. Voigt M, Schneider KTM, Jährig K: Analyse des Geburtengutes des Jahrgangs 1992 der Bundesrepublik Deutschland (Teil 1: Neue Perzentilwerte für die Körpermaße von Neugeborenen). Geburtsh. u. Frauenheilk. 56 (1996): 550-558

11. Voigt M, Schneider KTM, Jährig K: Analyse des Geburtengutes des Jahrgangs 1992 der Bundesrepublik Deutschland (Teil 2: Mehrdimensionale Zusammenhänge zwischen Alter, Körpergewicht und Körperhöhe der Mutter und dem Geburtsgewicht). Geburtsh u. Frauenheilk. 57 (1997): 246-255

12. Voigt M, Friese K, Pawlowski P, Schneider R, Wenzlaff P, Wermke K: Analyse des Neugeborenkollektivs der Jahre 1995 – 1997 der Bundesrepublik Deutschland. 6. Mitteilung: Unterschiede in der Geburtsgewichtsklassifikation in den einzelnen Bundesländern unter Zugrundelegung einer einheitlichen Normwertkurve für Deutschland (unter Berücksichtigung anthropometrischer Merkmale der Mütter). Geburtsh Frauenheilk 2001, 61: 700-706

13. Voigt M, Friese K, Schneider KTM, Jorch G, Hesse V: Kurzmitteilung zu den Perzentilwerten für die Körpermaße Neugeborener. Geburtsh Frauenheilk 2002, 62: 274-276.

14. Schneider KTM: IUGR – Probleme der Diagnostik. Zentbl Gynäkol 113 (1991): 467-474

15. Wälli R, Stettler T, Largo, RH: Gewicht, Länge und Kopfumfang neugeborener Kinder und ihre Abhängigkeit von mütterlichen und kindlichen Faktoren. Helv Paediatr Acta 35 (1980): 397-418

16. Winikoff B, Debrovner ChH: Anthrometric determinants of birth weight. Obstet Gynecol 58 (1981): 678-684

18. Postnatales Wachstum von SGA Frühgeborenen sehr niedrigen Geburtsgewichts bis ins Erwachsenenalter

Ingeborg Brandt

Einleitung

Die Kinder mit SGA-Syndrom, über die hier berichtet wird, gehören zur Bonner Longitudinalstudie (BLS) über Wachstum und Entwicklung von Frühgeborenen sehr niedrigen Geburtsgewichts (VLBW, d.h. ≤ 1500g) im Vergleich zu Reifgeborenen von der Geburt bis ins Erwachsenenalter (Brandt et al. 1997). Es besteht ein zunehmendes Interesse am Wachstum von Frühgeborenen sehr niedrigen Geburtsgewichts (very low birth weight VLBW, d.h. (≤ 1500g) mit schwerer intrauteriner Wachstumsrestriktion. Dieser Bericht beschreibt das Wachstum der Länge/Höhe von 46 frühgeborenen VLBW SGA (SGA, < 10. Perzentile) der BLS von der Geburt bis zum Erwachsenenalter.

Die Definition von SGA in Frühgeborenenstudien ist uneinheitlich, meist wird ein Geburtsgewicht < 10. Perzentile benutzt, entweder von Lubchenco (et al. 1963) oder von nationalen Standards; einige ziehen den Bereich unterhalb der 3. Perzentile oder von – 2 Standardabweichungen (SD) zur Abgrenzung vor. Die umfangreiche Literatur zum Wachstum (Catch-up) von SGA Reifgeborenen wird hier nicht berücksichtigt.

Für das Kopfumfangswachstum haben wir die heterogene Gruppe unserer SGA in 2 Gruppen aufgeteilt: eine mit vollständigem Catch-up etwa bis zum Alter von 12 Monaten und eine ohne Catch-up (Brandt et al. 2003). Die vorliegende Arbeit beschränkt sich auf das Wachstum der Körperlänge/-höhe in der SGA-Gesamtgruppe von der Geburt bis ins Erwachsenenalter. Das Catch-up Wachstum der Körperhöhe ist – im Gegensatz zum Kopfumfang – unabhängig von der unmittelbaren postnatalen Ernährung.

Es stellen sich folgende Fragen: Holen SGA auf? Falls ja, bis wann holen sie auf? Für die Körperhöhe gilt, anders als beim Kopfumfang, dass ein Aufholen bis zum Ende des Wachstums beobachtet werden kann. Im Alter von 3 Jahren sind erst 55% der Erwachsenenhöhe erreicht, beim KU sind es bereits 90%.

Das Catch-up von frühgeborenen SGA wird in der Literatur unterschiedlich definiert, entweder wenn -1,28 SDS (d.h. die 10.Perz.) erreicht sind (Seminara et al. 2000), oder wenn die Länge > oder = der 3. Perzentile ist (Hokken-Koelega et al. 1995, Hack et al. 1996) beziehungsweise > -2SD (Silverstein & Shulman, 2003). In der Bonner Longitudinalstudie wird Catch-up als vollständig bezeichnet, wenn sich in der Länge/Höhe kein signifikanter Unterschied zu den normalgewichtigen Frühgeborenen und reifgeborenen Kontrollen findet oder wenn die Zielhöhe (TH) erreicht oder überschritten wird. Dabei ist zu bedenken, dass von unseren Kontrollkindern auch 13% unterhalb der TH bleiben. Von unvollständigem Catch-up wird gesprochen, wenn der Normalbereich erreicht wird, d.h. > 10. Perzentile.

Ein Ziel unserer Studie ist der Vergleich des Wachstums von VLBW SGA Frühgeborenen mit normalgewichtig geborenen (AGA) früh- und reifgeborenen Kontrollen sowie eine Analyse der beeinflussenden Faktoren. Ein weiteres Ziel sind longitudinale Vergleiche zwischen 6 Jahren und dem Erwachsenenalter, um festzustellen, ob sich noch ein Wechsel im Wachstumsmuster fand.

Methodik

Zwischen 1967 und 1978 wurden alle SGA Frühgeborenen mit einem Geburtsgewicht ≤ 1500g, die in die Universitätskinderklinik aufgenommen wurden, in die Bonner Longitudinalstudie (BLS) einbezogen. Wir definierten SGA als ein Geburtsgewicht < 10. Perzentile von Lubchenco (et al., 1963); für den Bereich des Gestationsalters bei Geburt findet sich eine gute Übereinstimmung mit der Kurve von Voigt et al. (1996). Kinder mit Missbildungen oder chromosomalen Anomalien wurden ausgeschlossen. Die Dropout-Rate betrug 6% (46 von 51 SGA unter Ausschluss der 2 Todesfälle).

Die SGA-Kinder wurden hinsichtlich des Kopfumfangswachstums (KU) in zwei Gruppen eingeteilt: eine mit vollständigem KU catch-up bis zum Alter von 12 Monaten, SGA CU, n = 28, und eine mit unvollständigem KU catch-up oder ohne, SGA no-CU, n = 19 (Brandt et al. 2003). Im sozioökonomischen Status (SÖS) fand sich zwischen beiden Gruppen kein signifikanter Unterschied, p = .65 (Mann-Whitney U Test).

Alle Kinder wurden bei Geburt untersucht, dann ein- bis zweiwöchentlich bis zum errechneten Geburtstermin, monatlich im ersten Jahr, vierteljährlich im zweiten und anschließend halbjährlich bis zu 6,5 Jahren sowie im Erwachsenenalter (Durchschnitt 23 Jahre, Bereich 17-28 Jahre). Alle Messungen – auch der Eltern – wurden von der Autorin (I.B.) durchgeführt.

Für die Körperlänge/Höhe wurden z-Werte (Standard Deviation Score, SDS) berechnet unter Verwendung der Daten von Voigt et al. (1996) bis zum errechneten Geburtstermin und anschließend von der Bonner und Dortmunder Longitudinalstudie (Brandt, 1980 und Reinken et al., 1980).

Die Geburtsmaße der 46 SGA, eingetragen in die Perzentilen von Lubchenco (Lubchenco et al., 1963, 1966) zeigt Abbildung 1. Eine symmetrische Wachstumsrestriktion, d.h. Gewicht, Länge und Kopfumfang < 10. Perzentile, fand sich bei 72% der SGA (33 von 46). Bei 36 der SGA (78%) lag die Länge < 10. Perzentile, bei 10 (22%) zwischen der 10. und 25.

Das Geburtsgewicht allein informiert nicht über den Ernährungszustand eines Kindes. Deshalb wurde der Gewichtslängenindex nach Rohrer (1921) (Gewicht in g x 100 geteilt durch Länge in cm^3) einbezogen zur Unterscheidung von mangelernährten SGA mit einem Rohrer I. ≤ 3. Perzentile und nicht mangelernährten mit einem Rohrer I. >3. Perzentile entsprechend der Verteilung nach Miller und Hassanein (1971).

Als Kontrollen dienten 65 normalgewichtig geborene Frühgeborene (AGA) ≤ 1500g und 85 Reifgeborene. Bei den Frühgeborenen wurde das Alter korrigiert. Für die statistischen Analysen wurde SPSS 10.0 (SPSS, Inc, Chicago, Ill) angewandt. Weitere Angaben zur Methodik finden sich bei Brandt et al. (2003).

Ergebnisse

Die Analyse des Wachstums der frühgeborenen SGA hat sehr heterogene Ergebnisse gezeigt. Eine Auswertung der SGA Gruppe als Ganzes würde diese Unterschiede aufheben. Die intrauterine Wachstumsrestriktion der SGA war in den meisten Fällen (61%) mit einer Präklampsie assoziiert (28 von 46), daneben fanden sich starkes Rauchen der Mutter, Zwillingsgravidität und „vaskuläre Insuffizienz"-Mechanismen.

Ausgehend von der Zielhöhe oder Target Height (TH) haben wir die SGA Frühgeborenen entsprechend ihrer Erwachsenenhöhe in drei Gruppen eingeteilt: Kleiner, gleich oder größer als TH. Der Cut-off Wert betrug 0,5 cm:

$$TH = \frac{\text{Höhe des Vaters + Höhe der Mutter}}{2}$$

$$+ 6,5 \text{ cm für Jungen}$$
$$- 6,5 \text{ cm für Mädchen}$$

Von allen SGA-Kindern wurden 41% (19 von 46) größer als TH, 11% gleichgroß und 48% blieben kleiner. Die 10 Kinder mit einer Geburtslänge > 10. Perzentile erreichten zu 80% die TH oder wurden größer. Die Ergebnisse der beiden Kontrollgruppen lagen deutlich höher

Tabelle 1: Differenz erreichte Endhöhe zu Zielhöhe

	SGA CU, n=27		SGA no-CU, n=19	
	Anzahl	%	Azahl	%
kleiner	12	44,4	10	52,6
gleich	3	11,1	2	10,5
größer	12	44,4	7	36,8

CU mit Catch-up des Kopfumfanges   no-CU ohne Catch-up des Kopfumfanges

und sind einander ähnlich. Bei den Reifgeborenen wurden 79% größer als TH, 8% blieben gleichgroß und 13% kleiner. Bei den AGA Frühgeborenen wurden 82% größer, 5% blieben gleichgroß und ebenfalls 13% kleiner.

Ein Aufholen in der Körperhöhe erfolgte unabhängig davon, ob vorher ein Aufholen des Kopfumfanges beobachtet werden konnte oder nicht wie Tabelle 1 zeigt. Immerhin 47% der SGA ohne catch-up des Kopfumfanges sind gleichgroß oder größer als ihre TH geworden. Wegen der großen Heterogenität der Ergebnisse erschien es nicht sinnvoll, Durchschnittskurven und SD anzugeben. Die Unterschiede würden sich aufheben, z.B. wenn ein Kind 10 cm > TH und ein anderes 10 cm < TH erreicht.

Am Beispiel des Wachstums von drei monozygoten Zwillingspaaren mit gleichem sozioökonomischen Status werden die unterschiedlichen Verläufe deutlich, Tabelle 2. Die HA des SGA Partners von Paar 1 ist gleich der TH, von Paar 2 > TH (+9,8 cm) und von Paar 3 < TH (-6,5 cm).

Der größte Prozentsatz des Aufholens erfolgte in den ersten 18-24 Monaten, einer Zeit sehr hoher Wachstumsgeschwindigkeit (Brandt, 1986). Zwischen 6 Jahren und dem Erwachsenenalter holten einige SGA noch weiter auf (Abb. 2); bei diesem Jungen war der SDS von -0,152 auf 0,562 angestiegen.

Einige SGA (Mädchen mehr als Jungen) verzögerten ihr Wachstum wieder nach dem Alter von 6 Jahren und sanken im Erwachsenenalter auf eine niedrigere Perzentile ab, Catch-down (Prader, 1986). Bei dem Mädchen in Abb. 3 verminderte sich der SDS von 0,956 auf -0,901; dieses Absinken ist auch in der Kurve der SDS gut erkennbar (Abb. 4); trotzdem wurde die Zielhöhe (TH) noch erreicht.

Das weitere Catch-up von SGA Frühgeborenen zwischen 6 Jahren und dem Erwachsenenalter kommt in den Durchschnittswerten für die Körperhöhe nicht zum Ausdruck wegen des gleichzeitigen Catch-downs einiger Kinder. Im Gegenteil, im Erwachsenenalter sank der SDS noch etwas ab, bei den Jungen von -1,16

Tabelle 2: Aufholwachstum der Körperlänge/Höhe des jeweiligen SGA Partners monozygoter Zwillingspaare

	Gestationsalter, Wochen	Geburtsgewichts-differenz	Differenz der Körperlänge/Höhe des SGA vs. AGA Zwillings in cm			
			Geburt	6 Monate	5 Jahre	Erwachsenenalter
Paar 1 1. Zwilling, SGA 2. Zwilling, AGA	34	14 %	-2.5	-2,5	-2,7	-1,3
Paar 2 1. Zwilling, AGA 2. Zwilling, SGA	37	25 %	-2.6	-2,3	-1,5	-0,3
Paar 3 1. Zwilling, AGA 2. Zwilling, SGA	35	32 %	-6,0	-1,9	-2,5	0

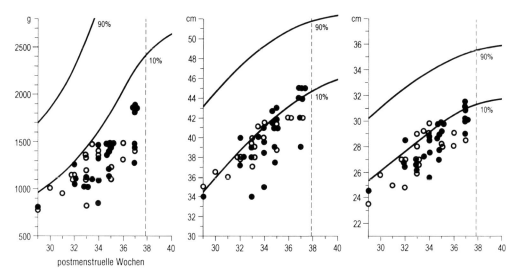

Abbildung 1: Gewicht (links), Länge (Mitte) und Kopfumfang (rechts) bei Geburt der 46 SGA entsprechend dem Gestationsalter, eingetragen in die Perzentilen von Lubchenco (Lubchenco et al., 1969 und 1966). Die Punkte kennzeichnen die Kinder mit Catch-up Wachstum des Kopfumfanges (n=27), die Kreise diejenigen ohne (n=19).

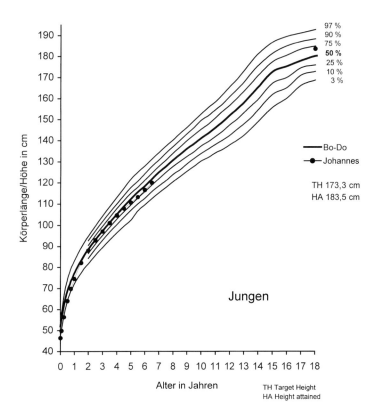

Abbildung 2: Wachstumskurve eines SGA Jungen, Geburtsgewicht 1500 g, vom errechneten Geburtstermin bis zum Erwachsenenalter, eingetragen in die Bonn-Dortmunder Perzentilen von Brandt (1980) und Reinken et al. (1980).

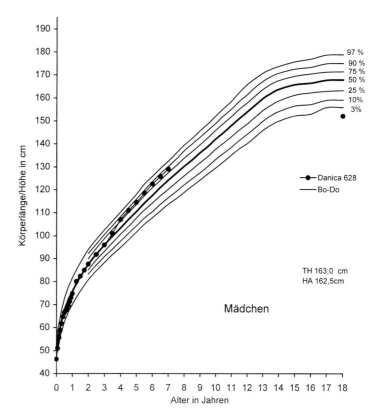

Abbildung 3: Wachstumskurve eines SGA Mädchens, Geburtsgewicht 800g, vom errechneten Geburtstermin bis zum Erwachsenenalter, eingetragen in die Bonn-Dortmunder Perzentilen von Brandt (1980) und Reinken et al. (1980).

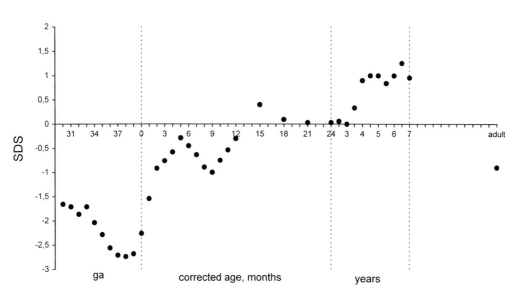

Abbildung 4: SDS Kurve eines SGA Mädchens, Punktlinie, von 30 Gestationswochen (ga) bis zum Erwachsenenalter (adult), dasselbe Kind wie in Abb. 3

(12. Perz.) auf -1,36 (9. Perz.) und bei den Mädchen von -0,636 (26. Perz.) auf -0,88 (18. Perz.).

Diskussion

Das spätere Wachstum der frühgeborenen SGA VLBW war sehr heterogen und nicht voraussehbar; es kamen unerwartete Verzögerungen und Spurts vor. Als Gruppe blieben die Jungen 8,7 cm und die Mädchen 4,5 cm kleiner als die AGA früh- und reifgeborenen Kontrollen. Ein weiterer Bezugspunkt war die Zielhöhe (TH). Einzeln betrachtet haben 52% (24 von 46) die Zielhöhe erreicht (5) oder überschritten (19). Eine Geburtslänge über der 10. Perzentile führte in einem höheren Prozentsatz zum Catch-up als bei den übrigen SGA Kindern.

Der Zeitraum des Catch-up wird in der Literatur unterschiedlich angegeben; ähnlich wie in unserer BLS lag der Schwerpunkt in den ersten beiden Jahren (Hokken-Koelega et al., 1995). Die 115 VLBW SGA in der Studie von Gutbrod et al. (2000) holten in der Länge zwischen 5 und 20 Monaten von -1,6 SDS (= 5. Perz.) bis auf -1,0 SDS (= 16. Perz.) auf und zeigten dann mit 56 Monaten keine weitere Zunahme. Einige sahen ein statistisch signifikantes Catch-up bis zu 4 Jahren (Albertsson-Wikland et al. 1993, Seminara et al., 2000).

Ford et al. (2000) und Saigal et al. (2001) beschrieben noch zwischen 8 und 14 Jahren ein „signifikantes" Catch-up in der Körperhöhe. In der BLS haben ebenfalls einige SGA noch ein deutliches Catch-up zwischen 6 Jahren und dem Erwachsenenalter gezeigt. Dieses Catch-up wurde bei der Betrachtung der SGA als Gesamtheit nicht erkennbar, weil sich bei einer Gruppe von ihnen (Mädchen sind stärker betroffen als Jungen) zwischen 6 Jahren und dem Erwachsenenalter ein z.T. erhebliches Absinken (z.B. von -1,65 auf -2,72 SDS) im Wachstum (Catch-down) fand. Dieses Phänomen ist bisher völlig ungeklärt; etwas Ähnliches beobachteten wir auch bei einigen weiblichen AGA früh- und reifgeborenen Kontrollen. Trotzdem haben die SGA Mädchen insgesamt eine größere Erwachsenenhöhe als die Jungen erreicht (SDS -0,88 vs. -136). Im Menarchealter bestand kein signifikanter Unterschied zwischen den Gruppen.

Powls et al. (1996) fanden bei VLBW Adoleszenten ein fortgeschrittenes Knochenalter und vermuteten, das dieses zu einer geringeren Erwachsenenhöhe führen könnte. Auch Peralta-Carcelen et al. (2000) berichteten von einem akzelerierten Knochenalter bei ELBW Adoleszenten unabhängig von deren sexueller Reife. Über einen Zusammenhang mit einer Abnahme der SDS zwischen 6 Jahren und dem Erwachsenenalter bei einigen unseren SGA Mädchen könnte nur spekuliert werden. Die Unterschiede im Wachstum waren nicht durch den SÖS zu erklären; hier fand sich zwischen Aufholern und Nichtaufholern kein signifikanter Unterschied. Auch die Ernährungsbedingungen waren für alle Kinder gleich günstig. Im Rahmen der BLS wurden die Eltern aller VLBW SGA und AGA Frühgeborenen regelmäßig intensiv beraten, um die Entwicklung zu fördern einschließlich von Hinweisen für eine optimale Ernährung, sodass diese nicht für Wachstumsunterschiede verantwortlich gemacht werden konnte.

Das Wachstum von VLBW SGA Frühgeborenen sollte regelmäßig überwacht werden, da auch nach dem 6. Lebensjahr noch Verzögerungen auftreten können, wie die vorliegenden Ergebnisse gezeigt haben. Viele Fragen bleiben offen, es sind weitere Longitudinalstudien zur engmaschigen Kontrolle des Wachstums erforderlich. Die Ergebnisse sind vorläufig und bedürfen noch eingehender Analysen.

Abkürzungen

AGA appropriate for gestational age, d.h. Geburtsgewicht > 10. Perzentile
BLS Bonner Longitudinalstudie
ELBW extremely low birth weight, d.h. (1000g
HA Height attained oder erreichte Höhe
SD Standarabweichung
SDS Standard Deviation Score oder z-Score
SGA small for gestational age, Geburtsgewicht ≤ 10. Perzentile
TH Target Height oder Zielhöhe
VLBW very low birth weight, d.h. ≤ 1500g

Stichwörter

Longitudinalstudie, Frühgeborene sehr niedrigen Geburtsgewichts, d.h. ≤ 1500 g (VLBW), Mangelgeborene (SGA), Wachstum, Körperlänge, Körperhöhe, Zielhöhe (Target Height, TH) Standard Deviation Score (SDS) oder z-Score, Neugeborenes, Säuglingsalter, Erwachsenenalter, Catch-up Wachstum, Catch-down Wachstum, sozioökonomischer Status (SÖS)

Literatur

1. Albertsson-Wikland K, Wennergren G, Wennergren M, Vilbergsson G, Rosberg S. Longitudinal follow-up of growth in children born small for gestational age. Acta Paediatr 1993;82:438-43

2. Brandt, I.: Perzentilkurven für die Gewichtsentwicklung bei Früh- und Reifgeborenen in den ersten fünf Jahren. der kinderarzt 10, 713-718 (1979)

3. Brandt, I.: Perzentilkurven für das Längenwachstum bei Früh- und Reifgeborenen in den ersten fünf Jahren. der kinderarzt 11, 43-51 (1980)

4. Brandt, I., Reinken, L.: Die Wachstumsgeschwindigkeit gesunder Kinder in den ersten 16 Lebensjahren: Longitudinale Entwicklungsstudie Bonn – Dortmund. Klin. Pädiat., 200, 451-456 (1988)

5. Brandt, I.: Growth dynamics of low-birth-weight infants with emphasis on the perinatal period. In: HUMAN GROWTH. A Comprehensive Treatise. Second Edition, Vol. 1. Developmental Biology Prenatal Growth. F. Falkner, J.M. Tanner (eds.). Plenum Press, New York, London, 415-475 (1986)

6. Brandt I, Sticker E, Höcky M (1997) Lebensqualität von Frühgeborenen und Reifgeborenen bis ins Erwachsenenalter. Auseinandersetzung mit biologischen und sozialen Risiken (prä-, peri- und postnatal sowie im Kindesalter). Band 84, Schriftenreihe des Bundesministerium für Gesundheit. Baden-Baden: Nomos Verlagsgesellschaft.

7. Brandt I, Sticker EJ, Lentze MJ. Catch-up growth of head circumference of very low birth weight, small for gestational age preterm infants and mental development to adulthood. J Pediatr 2003;142:463-70

8. Ford GW, Doyle LW, Davis NM, Callanan C. Very low birth weight and growth into adolescence. Arch Pediatr Adolesc Med 2000;154:778-84.

9. Gutbrod T, Wolke D, Soehne B, Ohrt B, Riegel K. Effects of gestation and birth weight on the growth and development of very low birthweight small for gestational age infants: a matched group comparison. Arch Dis Child Fetal Neonatal Ed 2000;82:F208-14

10. Hack M, Weissman B, Borawski-Clark E. Catch-up growth during childhood among very low-birth-weight children. Arch Pediatr Adolesc Med. 1996;150:1122-9

11. Hokken-Koelega AC, De Ridder MA, Lemmen RJ, Den Hartog H, De Muinck Keizer-Schrama SM, Drop SL. Children born small for gestational age: do they catch up? Pediatr Res 1995;38:267-71

12. Lubchenco LO, Hansman C, Dressler M, Boyd E. Intrauterine growth as estimated from live born birth-

weight data at 24 to 42 weeks of gestation. Pediatrics 1963;32:793-800.

13. Lubchenco LO, Hansman C, Boyd E. Intrauterine growth in length and head circumference as estimated from live births at gestational ages from 26 to 42 weeks. Pediatrics 1966;37:403-8.

14. Miller HC, Hassanein K. Diagnosis of impaired fetal growth in newborn infants. Pediatrics 1971;48:511-22.

15. Peralta-Carcelen M, Jackson DS, Goran MI, Royal SA, Mayo MS, Nelson KG. Growth of adolescents who were born at extremely low birth weight without major disability. J Pediatr. 2000;136:633-40

16. Powls A, Botting N, Cooke RW, Pilling D, Marlow N. Growth impairment in very low birthweight children at 12 years: correlation with perinatal and outcome variables. Arch Dis Child Fetal Neonatal Ed. 1996;75:F152-7.

17. Prader A. Physiologisches, pathologisches und manipuliertes Körperwachstum. Monatsschr Kinderheilkd 1986;134:292-301

18. Reinken L, Stolley H, Droese W, van Oost G. Longitudinale Entwicklung gesunder Kinder. II. Größe, Gewicht, Hautfettfalten von Kindern im Alter von 1,5 bis 16 Jahren. Klin Padiatr 1980 Jan;192(1):25-33

19. Rohrer F. Der Index der Körperfülle als Maß des Ernährungszustandes. Münch Med Wochenschr 1921;68:580-582.

20. Saigal S, Stoskopf BL, Streiner DL, Burrows E. Physical growth and current health status of infants who were of extremely low birth weight and controls at adolescence. Pediatrics. 2001;108:407-15

21. Seminara S, Rapisardi G, La Cauza F, Mattei P, Donzelli G. Catch-up growth in short-at-birth NICU graduates. Horm Res 2000;53:139-43

22. Silverstein JH, Shulman D. Growth hormone for small-for-gestational-age children: short and sweet? J Pediatr 2003 Feb;142(2):91-2

23. Voigt M, Schneider KT, Jährig K. Analyse des Geburtengutes des Jahrgangs 1992 der Bundesrepublik Deutschland, Teil 1: Neue Perzentilwerte für die Körpermaße von Neugeborenen. Geburtshilfe Frauenheilkd 1996;56:550-8

19. Wie wachsen Kinder, die als Mangelgeborene zur Welt kamen? Längsschnittstudie an 71 Klein- und Schulkindern mit SGA

Pervin Seleserpe* und Siegfried Zabransky

* Die Daten sind wesentlicher Bestandteil der Dissertation von Frau Pervin Seleserpe

Die vorliegende Studie zeigt Wachstumsdaten von Kindern, die als SGA in den Jahren 1989–1997 an der Universitätsfrauenklinik Homburg/Saar geboren wurden. Die Studie wurde in den Jahren 1997–2000 durchgeführt.

Es wurden zwei körperliche Untersuchungen im Abstand von 1-2 Jahren mit denselben Messparametern durchgeführt, und mit Hilfe zusätzlicher Messdaten aus den vorausgegangenen Vorsorgeuntersuchungen die Entwicklung der Kinder dargestellt. Zusätzlich wurde eine dritte körperliche Untersuchung bei solchen SGA-Kindern veranlasst, die bei der zweiten Untersuchung eine „negative" Abweichung im Perzentilenschar bezüglich der Körperlänge im Vergleich zu der ersten Untersuchung zeigten. Dementsprechend beinhaltet diese Longitudinalstudie für jedes Kind, die beiden bzw. die drei zu unterschiedlichen Zeitpunkten erhobenen auxologischen Messdaten aus der Kinderklinik in Homburg/Saar und die Messdaten der vorausgegangenen Vorsorgeuntersuchungen aus den Vorsorgeuntersuchungsheften bezüglich der körperlichen Entwicklung.

Untersuchungsgut/Protokoll

Studiendurchführung: 1997–2000
Jahrgang der Kinder: 1989–1997, UFK Homburg, 71 SGA-Kinder

Protokoll: Anamnese (Schwangerschaft, Geburt, Meilensteine der Entwicklung); Daten des Vorsorgeheftes; 2 eigene Untersuchungen der Kinder im Abstand von 1–2 Jahren.

Das Alter der Kinder lag bei der ersten Untersuchung bei 0,5–9,0 Jahre, bei der zweiten Untersuchung 3,5–11,0 Jahre. Eine dritte Untersuchung nach 6 Monaten wurde bei 8 Kindern durchgeführt, deren Wachstumskurve bei der 2. Untersuchung im Vergleich zur ersten Untersuchung abgefallen war. 4 der 8 Kinder wurden daraufhin probatorisch mit Wachstumshormon behandelt.

Einschlusskriterien

Die Definition der SGA erfolgte nach C. LAWRENCE, J.G. FRYER, P. KARLBERG, A. NIKLASSON, A. ERICSON [1989]. Dabei wurde der Grenzwert für das Geburtsgewicht in Abhängigkeit von Schwangerschaftswochen bei Mittelwert minus 2 Standardabweichungen (-2 SDS, SDS = standard deviation score) festgelegt. Dies entspricht auf der Perzentilenkurve der 2,3. Perzentile. Daraus ergaben sich die nachfolgenden Grenzwerte, die als Einschlusskriterien für die Teilnahme an dieser Studie dienen. Die Geburtsmaße unterhalb dieser Grenzwerte sprechen für SGA. Die Tabelle 1 gibt das Geburtsgewicht bezüglich des Grenzwertes -2 SDS in Abhängigkeit vom Gestationsalter jeweils getrennt für Mädchen und Jungen nach den Kriterien der Studie von C. LAWRENCE, J.G. FRYER, P. KARLBERG, A. NIKLASSON, A.

SSW	28,5	29,5	30,5	31,5	32,5	33,5	34,5	35,5	36,5	37,5	38,5	39,5	40,5	41,5	42,5
M	576	736	898	1063	1232	1407	1591	1784	1988	2197	2396	2573	2712	2799	2820
J	604	744	897	1063	1240	1428	1626	1833	2048	2263	2468	2649	2794	2890	2927

Tabelle 1: Geburtsgewicht [g] bezüglich des Grenzwertes -2 SDS in den einzelnen Schwangerschaftswochen nach der Studie von C. LAWRENCE, J.G. FRYER, P. KARLBERG, A. NIKLASSON, A. ERICSON [1989]. Geburtsmaße unterhalb dieser Grenzwerte sprechen für SGA. SSW = Schwangerschaftswoche, M = Mädchen, J = Jungen.

SSW	29,5	30,5	31,5	32,5	33,5	34,5	35,5	36,5	37,5	38,5	39,5	40,5	41,5	42,5
M	36,6	38,2	39,5	40,7	41,8	42,8	43,6	44,5	45,2	45,7	46,5	47,2	47,7	47,9
J	37,8	39,0	40,1	41,2	42,2	43,2	44,1	45	45,6	46,4	47,1	47,8	48,3	48,9

Tabelle 2: Geburtslänge [cm] bezüglich des Grenzwertes -2 SDS in den einzelnen Schwangerschaftswochen nach der Studie von C. LAWRENCE, J.G. FRYER, P. KARLBERG, A. NIKLASSON, A. ERICSON [1989]. Geburtsmaße unterhalb dieser Grenzwerte sprechen für symmetrische Retardierung, Geburtsmaße oberhalb für asymmetrische Retardierung. Voraussetzung: Geburtsgewicht liegt unterhalb des Grenzwertes -2 SDS. SSW = Schwangerschaftswoche, M = Mädchen, J = Jungen.

ERICSON an.

In diese vorliegende SGA-Studie wurden alle Kinder aufgenommen, die mit dem Geburtsgewicht unterhalb des Grenzwertes -2 SDS bezogen zu der entsprechenden Schwangerschaftswoche lagen. Die Einteilung dieser SGA-Kinder in die Gruppen mit der symmetrischen und asymmetrischen Retardierung erfolgte ebenfalls nach den Kriterien der Studie von C. LAWRENCE, J.G. FRYER, P. KARLBERG, A. NIKLAS-SON, A. ERICSON [1989]. Hierbei wurden die 71 SGA-Kinder, deren Geburtsgewicht unterhalb des Grenzwertes -2 SDS lag, in die beiden erwähnten Gruppen bezüglich der Geburtslänge eingeteilt. Ebenfalls wurde der Grenzwert bei -2 SDS für die Geburtslänge festgelegt. Die Tabelle 2 gibt die Geburtslänge bezüglich des Grenzwertes -2 SDS in Abhängigkeit vom Gestationsalter jeweils getrennt für Mädchen und Jungen nach den Kriterien der Studie von C. LAWRENCE, J.G. FRYER, P. KARLBERG, A. NIKLASSON, A. ERICSON [1989] an.

Die Gruppe mit der symmetrischen Retar-

Tabelle 3: Patientengruppen

71 SGA-Kinder: 32 M., 39 J.

Gruppe 1: n= 50,
symmetrische Retardierung,
Geburtsgewicht < -2 SDS,
Geburtslänge < -2 SDS

Gruppe 2: n=21,
asymmetrischen Retardierung,
Geburtsgewicht < - 2 SDS,
Geburtslänge ≥ - 2 SDS.

Tabelle 4: Reife

Hypotrophe Termingeborene (n=43): >37. SSW

Frühgeborene (n=28): <37. SSW

Tabelle 5: Auxologische Parameter

- Körperhöhe, Körpergewicht
- Sitzhöhe, Spannweite
- Kopfumfang
- Hautfaltendicken (Bizeps, Trizeps,
- Subscapular, Suprailliakal, Abdominal)

dierung beinhaltet diejenigen SGA-Kinder, die sowohl mit dem Geburtsgewicht als auch mit der Geburtslänge unterhalb des Grenzwertes -2 SDS liegen. Demgegenüber erfasst die Gruppe mit der asymmetrischen Retardierung diejenigen SGA-Kinder, die mit dem Geburtsgewicht unterhalb der -2 SDS und mit der Geburtslänge oberhalb der -2 SDS liegen. Zusätzlich erfolgte eine Einteilung bezüglich des Gestationsalters in hypotrophe Frühgeborene und hypotrophe Reifgeborene. Als Grenze diente die Vollendung der 37. Schwangerschaftswoche. 156 Kinder erfüllten die Auswahlkriterien. Ein Teil war wegen der geänderten Adressen nicht zu erreichen, bei einem anderen Teil lehnten die Eltern die Teilnahme an der Studie ab. Für die Longitudinalstudie liegen von 71 SGA-Kindern (32 Mädchen und 39 Jungen) Daten vor.

Untersuchungsergebnisse

Es sollen im Rahmen dieses Beitrages nur die Daten zur Entwicklung der Körperhöhe und des Gewichts dargestellt werden. Besonderes Augenmerk wird dabei auf das Aufholwachstum gerichtet.

Die Tabelle 6 beschreibt die Körperlänge der SGA-Kinder in den verschiedenen Altersgruppen. Der Grenzwert für das postnatale Aufholwachstum ist bei -2 SDS festgelegt. In allen Altersgruppen liegt ca. zwei Drittel der Kinder mit der Körperlänge oberhalb des Grenzwertes -2 SDS, d.h. bei diesen Kindern wurde vor dem 1. Lebensjahr ein postnatales Aufholwachstum beobachtet. Die übrigen Kinder dieser SGA-Studie zeigen eine Körperlänge unterhalb des Grenzwertes -2 SDS und haben somit den pränatalen Rückstand nicht aufgeholt.

Zwischen Mädchen und Jungen besteht kein signifikanter Unterschied. Es haben sowohl ca. zwei Drittel der Mädchen als auch ca. zwei Drittel der Jungen den pränatalen Rückstand aufgeholt, welcher zum größten Teil im ersten Lebensjahr stattgefunden hat.

Aufholwachstum bei frühgeborenen SGA-Kindern

Die Tabelle 7 beschreibt die Körperlänge der frühgeborenen SGA-Kinder in den verschiedenen Altersgruppen. Der Grenzwert für das postnatale Aufholwachstum ist bei -2 SDS festgelegt. Es zeigt ca. die Hälfte der hypotroph Frühgeborenen ein postnatales Aufholwachstum, welches im ersten Lebensjahr stattgefunden hat. Die andere Hälfte bleibt mit der Körperlänge unterhalb des Grenzwertes -2 SDS. Diese haben den pränatalen Rückstand nicht aufgeholt.

Aufholwachstum bei reifgeborenen SGA-Kindern

Die Tabelle 8 beschreibt die Körperlänge der reifgeborenen SGA-Kinder in den verschiedenen Altersgruppen. Der Grenzwert für das postnatale Aufholwachstum ist bei -2 SDS festgelegt. Es zeigt ca. drei Viertel der hypotroph Reifgebo-

Tabelle 6: Körperlänge [SDS] der SGA-Kinder bei den Voruntersuchungen und bei den Untersuchungen im Rahmen der Studie. Grenzwert für das postnatale Aufholwachstum bei -2 SDS festgelegt. N= Anzahl, % = Prozent.

Altersgruppen	Körperlänge [SDS]				Gesamtzahl
	< -2 SDS		≥ -2 SDS		
	N=	%	N=	%	
Geburt	50	70,4	21	29,6	71
1 ± 0,2 Jahre	21	33,3	42	66,7	63
2 ± 0,2 Jahre	27	40,9	39	59,1	66
4 ± 0,2 Jahre	18	30,0	42	70,0	60
1. Untersuchung/Studie	19	29,2	46	70,8	65
2. Untersuchung/Studie	21	30,9	47	69,1	68

Altersgruppen	Körperlänge [SDS]				Gesamtzahl
	< -2SDS		≥ -2 SDS		
	N=	%	N=	%	
Geburt	24	85,7	4	14,3	28
1 ± 0,2 Jahre	11	50,0	11	50,0	22
2 ± 0,2 Jahre	14	51,9	13	48,1	27
4 ± 0,2 Jahre	10	43,5	13	56,5	23
1. Untersuchung/Studie	14	56,0	11	44,0	25
2. Untersuchung/Studie	12	42,9	16	57,1	28

Tabelle 7: Körperlänge [SDS] der frühgeborenen SGA-Kinder bei den Voruntersuchungen und bei den Untersuchungen im Rahmen der Studie. Grenzwert für das postnatale Aufholwachstum bei -2 SDS festgelegt. N= Anzahl, % = Prozent.

Altersgruppen	Körperlänge [SDS]				Gesamtzahl
	< -2SDS		≥ -2 SDS		
	N=	%	N=	%	
Geburt	26	60,5	17	39,5	43
1 ± 0,2 Jahre	10	24,4	31	75,6	41
2 ± 0,2 Jahre	13	33,3	26	66,7	39
4 ± 0,2 Jahre	10	27,0	27	73,0	37
1. Untersuchung/Studie	6	15,0	34	85,0	40
2. Untersuchung/Studie	9	22,5	31	77,5	40

Tabelle 8: Körperlänge [SDS] der reifgeborenen SGA-Kinder bei den Voruntersuchungen und bei den Untersuchungen im Rahmen der Studie. Grenzwert für das postnatale Aufholwachstum bei -2 SDS festgelegt. N= Anzahl, % = Prozent.

renen vor dem ersten Lebensjahr ein postnatales Aufholwachstum. Lediglich ein Viertel der reifgeborenen SGA-Kinder hat den pränatalen Rückstand nicht aufgeholt und bleibt mit der Körperlänge unterhalb des Grenzwertes -2 SDS.

Entwicklung des Körpergewichtes

Tabelle 9 gibt eine Übersicht über die Entwicklung des Körpergewichtes in den verschiedenen Altersgruppen. Es ist ablesbar, dass ca. vier Fünftel der Kinder dieser vorliegenden SGA-Studie ein postnatales Aufholwachstum bezüglich des Körpergewichtes zeigt. Der pränatale Rückstand wurde zum größten Teil im 1. Lebensjahr aufgeholt.

Zusammenfassung

Aufholwachstum bezüglich der Körperhöhe wurde bei 80% der Kinder mit asymmetrischer Form des SGA, 70% mit symmetrischer Form und bei 50% der frühgeborenen SGA-Kindern beobachtet. Andererseits wurde bei 8 von 71 Kindern im Alter von 3-6 Jahren eine abfallende Wachstumskurve beobacht. 4 der 8 Kinder wurden daraufhin mit Wachstumshormon behandelt, worauf die Wachstumrate deutlich zunahm.

Die Gewichtsentwicklung war bei 80% der Kinder positiv. Aber 20% aller Kinder bleiben untergewichtig.

Altersgruppen	Körpergewicht				Gesamtzahl
	< -2 SDS		≥ -2 SDS		
	N=	%	N=	%	
Geburt	71	100,0	0	0	71
1 ± 0,2 Jahre	14	22,2	49	77,8	63
2 ± 0,2 Jahre	16	24,2	50	75,8	66
4 ± 0,2 Jahre	10	16,7	50	83,3	60
1. Untersuchung/Studie	13	20,0	52	80,0	65
2. Untersuchung/Studie	13	19,1	55	80,9	68

Tabelle 9: Körpergewicht [SDS] der SGA-Kinder bei den Voruntersuchungen und bei den Untersuchungen im Rahmen der Studie. Grenzwert für das postnatale Aufholwachstum bei -2 SDS festgelegt. N= Anzahl, % = Prozent.

Resummee

Die Beobachtung und Dokumentation der auxologischen Messparameter ist von Bedeutung, um rechtzeitig eine Abweichung der körperlichen Entwicklung festzustellen und das Kind an einen Spezialisten (Päd. Endokrinologen) zu überweisen. Dieser kann durch die Behandlung mit Wachstumshormonen versuchen, die weitere körperliche Entwicklung der Kinder zu fördern, die kein postnatales Aufholwachstum zeigen.

- Kinder, die bei Geburt zu klein und/oder untergewichtig sind, können in den ersten 2 Lebensjahren aufholen und eine normale Körperhöhe und Gewicht erreichen.
- Ein Drittel der Kind mit symmetrisch IUGR bleibt aber zu klein. Bei asymmetrischer IUGR können mehr Kinder aufholen, nämlich bis zu 80%
- Die probatorische Behandlung mit Wachstumshormon ist bei kleinwüchsigen SGA-Kindern, die keine Tendenz für ein Aufholwachstum zeigen, ab dem 4. Lebensjahr zu erwägen.

Ausführliches **Literaturverzeichnis** zum SGA-Syndrom siehe:

1. Seleserpe Pervin: Dissertation, Homburg/Saar, 2003. Auxologische und soziologische Analyse der postnatalen Entwicklung von 71 Mangelgeborenen Kindern. (Messung von Körperlänge, Körpergewicht, Kopfumfang, Sitzhöhe, Spannweite, Hautfaltendicken, Berechnung des Body-Mass-Indexes und Darstellung der Daten zur Perinatalzeit, Meilensteine der kindlichen Entwicklung, sozialen Entwicklung und möglichen Erkrankungen).

2. Wollmann H. A.: Kleinwuchs nach intrauteriner Wachstumsretardierung, in: Wachstumshormontherapie in der Pädiatrie. Herausgeber S.Zabransky und M. Ranke; Palatium Verlag, Mannheim, 2002, S.115-130.

20. Intrauterine Wachstumsretardierung: Die Behandlung des Kleinwuchses mit Wachstumshormon

Hartmut A. Wollmann

1. Spontanwachstum und Endgröße

Die Mehrheit (80-90%) der bei Geburt zu kleinen Kinder zeigt im frühen Säuglingsalter ein rasches Aufholwachstum ('catch-up growth'), also ein gegenüber dem Normalmaß beschleunigtes Wachstum. In der Regel erreichen diese Kinder spätestens nach 2 Jahren eine für die Familie und für die Population normale Körperlänge. Das Aufholwachstum ist ein sehr früher Vorgang (Karlberg, 1997), nach dem 2. Geburtstag ist ein spontanes Aufholwachstum sehr unwahrscheinlich. Die Kinder, die kein (oder ein unzureichendes) Aufholwachstum zeigen, bleiben während der Kindheit und auch im Erwachsenenalter deutlich kleiner als es dem genetischen Ziel entspricht.

Das Spontanwachstum von SGA Kindern wurde in einer großen (n = 4000) longitudinalen bevölkerungsbasierten Studie an gesunden, termingerecht geborenen schwedischen Kindern untersucht (Albertsson-Wikland, 1994; Karlberg 1995). Dabei zeigten 87% der SGA-geborenen Kinder ein vollständiges Aufholwachstum während der beiden ersten Lebensjahre. Diese Gruppe erreichte eine mittlere Erwachsenengröße von -0,7 SDS, was der familiären Zielgröße entspricht. Die übrigen Kinder, die in ihrer frühen Kindheit kein Aufholwachstum zeigten, blieben während ihrer Kindheit unter -2 SDS, d.h. unter der 3. Percentile der Normalpopulation und erreichten eine Endgröße von -1,7 SDS. Dies bedeutet einen Verlust an Endgröße von ca 10–11 cm für diejenigen, die kein Aufholwachstum zeigen. Inwieweit in einem individuellen Fall eines Neugeborenen mit SGA ein Aufholwachstum erwartet werden kann oder nicht ist jedoch unklar, zuverlässige Prädiktoren für das individuelle Aufholwachstum gibt es bisher nicht.

Das Risiko, nicht aufzuholen, ist für diejenigen Kinder erhöht, die nicht nur für das Gestationsalter zu klein sondern auch noch zu früh geboren werden. Die Situation ist ähnlich bei extrem kleinen Frühgeborenen (VLBW): Je nach untersuchter Population sind 30–60% dieser Gruppe bei Geburt zu klein für ihr Gestationsalter (SGA). Insgesamt ist das Aufholwachstum bei diesen Kindern geringer und kann sich im Einzelfall über das zweite Lebensjahr hinaus erstrecken.

Bis zu 90% der SGA-Kinder zeigen in den ersten beiden Lebensjahren ein Aufholwachstum. Dieses Aufholwachstum ist jedoch für die Gruppe nicht vollständig, und eine Untergruppe von ca. 10% der Kinder bleibt während des Kindesalters klein. Daher hat – zusätzlich zum erhöhten Mortalitäts- und Morbiditätsrisiko in der Neonatalzeit – die intrauterine Wachstumsretardierung langfristige Auswirkungen auf die kindliche Entwicklung. Neben dem andauernden Kleinwuchs in Kindheit und Erwachsenenalter schließen diese Langzeitwirkungen eine erhöhte Inzidenz von Bluthochdruck, Herz-Kreislauferkrankungen und Typ II Diabetes im Erwachsenenalter ein (Barker, 1989).

2. Wachstumsfördernde Behandlung

2.1 WH/IGF-Achse bei SGA-Kindern

Die meisten SGA-Kinder haben eine normale Wachstumshormon (WH)-Sekretion und normale Werte für die Wachstumsfaktoren IGF-I und IGFBP-3 im Serum. Trotzdem findet man mit differenzierten Testmethoden (WH Spontansekretionsmessung) bei bis zu 40% der SGA Kinder eine im Vergleich zu gleichaltrigen reduzierte WH Sekretion (Boguszewski). Bei Extremformen (z.B. dem Silver-Russell Syndrom) ist der schwere WH-Mangel mit 10–15% deutlich häufiger als bei anderen kleinwüchsigen Kindern. In diesen Fällen ist spezifische Diagnostik zum Ausschluß/Nachweis des WH-Mangels erforderlich. Diese Kinder zeigen bei Behandlung mit einer substitutiven Dosis an WH ein dem WH-Mangelpatienten vergleichbares Aufholwachstum.

2.2 Wachstumshormon-Therapie

2.2.1 Säuglinge und Kleinkinder

Da während der ersten beiden Lebensjahre spontanes Aufholwachstum bei SGA-Kindern relativ häufig ist, ist eine WH-Behandlung in dieser Altersgruppe nicht indiziert. Zudem besteht in der Neugeborenenzeit eine WH-Resistenz, also eine fehlende Wirksamkeit des Wachstumshormons, basierend auf einer geringen Expression des Rezeptors, die Behandlung wäre also in dieser Zeit gar nicht wirksam (Wollmann 1996).

2.2.2 Kindheit, Pubertät

In den frühen 70er Jahren konnte zum ersten Mal gezeigt werden (Tanner 1971), dass die Behandlung mit Wachstumshormon bei SGA geborenen kleinwüchsigen Kindern zu einer kurzzeitigen Verbesserung des Wachstums führt. Wegen der relativ niedrigen Dosis und der Verabreichung an nur zwei oder drei Tagen/Woche hielt der wachstumsfördernde Effekt allerdings zumeist nicht an. In den folgenden Jahren war man sich allgemein einig, daß bei Kindern ohne WH-Mangel, deren Kleinwuchs andere Ursachen hat (IUGR, Ullrich-Turner-Syndrom, Silver-Russell-Syndrom etc.), die Behandlung mit Wachstumshormon nicht hilfreich sei. Als Mitte der 80er Jahre WH durch die rekombinante Herstellung leicht verfügbar wurde, nahmen sich viele Untersucher dieser Frage erneut an. Seither sind zahlreiche Studien durchgeführt worden, in deren Rahmen die ersten Kinder inzwischen bis zum Erreichen der Endgröße untersucht werden konnten.

2.2.3 Einfluss der WH-Dosis

Da bei kleinwüchsigen, SGA-geborenen Kindern sowohl die basale IGF-Konzentration als auch die Spontansekretion des Wachstumshormons erniedrigt sind (allerdings nicht im Sinne eines Wachstumshormonmangels), sollte Wachstumshormon in der Substitutionsdosis eine positive Wirkung auf das Wachstum dieser Kinder haben. In einer Gruppe kleinwüchsiger schwedischer Kinder, die aufgrund von Geburtslänge bzw. -gewicht unter -2SD als SGA klassifiziert worden waren, führte die Behandlung mit einer Substitutionsdosis (0,2 mg/kg Woche) zu einem signifikanten Anstieg der Wachstumsfaktoren um 90% nach einem Jahr und um 123% nach zwei Behandlungsjahren. Gleichzeitig wurde eine Zunahme des Größen-SDS um 0,8 während des ersten und um 0,6 während des zweiten Behandlungsjahres beobachtet (Boguszewski, 1996). Die Tatsache, dass bereits eine Substitutionsdosis von WH ein Aufholwachstum hervorruft, ist ein Indikator für das Vorliegen einer partiellen WH-Insuffizienz oder -Resistenz bei diesen Kindern.

Die Wirkung von Wachstumshormon auf das Wachstum bei kleinwüchsigen, präpubertären SGA-Kindern ist dosisabhängig. [Abb. 1] Dies konnte von der französisch/belgischen Studiengruppe (Chatelain, 1994) zum ersten Mal in einer kontrollierten Studie gezeigt werden. Einer streng definierten Gruppe von 95 kleinwüchsigen präpubertären Kindern mit intrauteriner Wachstumsretardierung die hinsichtlich Elterngröße, WH-Sekretion und IGF-I Konzentration normal waren, wurde zwei Jahre lang WH in zwei unterschiedlichen Dosierungen (0,15 bzw. 0,4 mg/kg Woche) verabreicht. Es kam bei beiden Gruppen zu einem signifikanten Anstieg der Wachstumsgeschwindigkeit und einer auch im 2. Behandlungsjahr anhaltenden Wachstumsbeschleunigung. Dieser Effekt war für die mit hoher Dosis behandelte Gruppe deutlich größer (Butenandt, 1996).

2.2.4 Langzeitbehandlung

Die Ergebnisse einer multizentrischen, europäischen Therapiestudie mit kontinuierlicher WH-Behandlung kleinwüchsiger SGA-Kinder über einen Zeitraum von 6 Jahren wurde von DeZegher und Mitarbeitern (2000) beschrieben. Während der Größen-SDS der unbehandelten Kontrollgruppe über 2 Jahre unverändert blieb, verbesserte die niedrig-dosierte Gruppe ihre Größe um 2,0 SD (33 µg/kg/Tag), die Hochdosis-Gruppe um 2,7 SD (67 µg/kg/Tag). Ein vergleichbarer Effekt ließ sich auch mit einer 2-jährigen Behandlung mit der dreifachen Dosis (100 µg/kg/Tag) und anschließender 4-jähriger Beobachtungszeit ohne Behandlung erzielen [Abb. 2]. Die Gruppe der so behandelten Patienten war allerdings sehr klein, neuere Daten zeigen, dass die Mehrheit der Patienten nach Unterbrechung der Behandlung eine deutlich erniedrigte Wachstumsgeschwindigkeit zeigt und den erreichten Größenzuwachs wieder verliert. Die Autoren schließen aus den Daten, dass die frühe, kurzzeitige (2-3 Jahre) Behandlung mit Wachstumshormon in einer erhöhten Dosis geeignet ist, die Körperhöhe der meisten kleinwüchsigen SGA-Kinder zu normalisieren. Die Mehrheit der Patienten benötigt nach Normalisierung der Körperhöhe eine kontinuierliche Behandlung über einen längeren Zeitraum, möglicherweise ist eine niedrigere Dosis an Wachstumshormon ausreichend.

Die holländische Arbeitsgruppe um Hokken-Koelega (1998) hat vergleichbare Ergebnisse einer ebenfalls kontrollierten, multizentrischen Studie publiziert. Auch diese Ergebnisse zeigen, dass die Gabe einer suprapysiologischen Dosis von Wachstumhormon bei diesen Kindern ohne WH-Mangel zu einer signifikanten Verbesserung des Wachstums führt.

Sicherlich bedarf es weiterer Studien, um optimierte Behandlungsempfehlungen für kleinwüchsige SGA-Kinder zu entwickeln, abhängig vom Ausmaß des Kleinwuchses, dem Alter, dem Pubertätsbeginn und der Elterngröße.

2.2.5 Endgröße nach WH-Behandlung

Noch sind wenige Daten über die Endgrößen bei WH-behandelten SGA Patienten publiziert. Einzelfallbeobachtungen und die Analogie zu anderen Patientengruppen ohne WH-Mangel (z.B. Ullrich-Turner Syndrom) lassen neben der Normalisierung der Größe in der Kindheit auch eine Verbesserung der Endgröße erwarten. Zucchini (2001) und Coutant (1998) publizierten Endgrößendaten, die nur einen geringen Effekt der WH Behandlung auf die Endgröße zeigen. Allerdings waren die behandelten Kinder bei Therapiebeginn relativ alt und die verwendete WH-Dosis war deutlich niedriger als die bei WH-Mangel empfohlene Dosis. Carel (2003) publizierte Endgrößen einer randomisierten Studie mit Therapiebeginn zu Beginn der Pubertät und einer pharmakologischen WH-Dosis (67 µg/kg/Tag). In dieser Gruppe konnte – trotz späten Therapiebeginns – eine signifikante Verbesserung der Endgröße nachgewiesen werden.

Vorläufige Daten aus den europäischen Studien (deZegher, pers. Mitteilung) lassen für die Gruppe der kleinwüchsigen SGA-Kinder einen Gewinn an Endgröße von mehr als 10 cm erwarten, was einen vollständigen Ausgleich des Defizits und eine Normalisierung der Körperhöhe für das familiäre Ziel bedeutet. Dies gilt umso mehr, als auch für diese Gruppe von Kindern gilt, dass das vor der Pubertät stattfindende Aufholwachstum, also die Normalisierung der Körperhöhe vor Pubertätsbeginn, mit einer Verbesserung der Endgröße streng korreliert.

2.2.6 Einfluss der WH-Therapie auf das Knochenalter

Im allgemeinen liegt bei kleinwüchsigen SGA geborenen Kindern eine Retardierung des Knochenalters um etwa 18 Monate (Chatelain

1994) vor. Im Alter von 8 und 12 Jahren kommt es zu einem spontanen Aufholen der Knochenreifung, in der Regel ohne entsprechenden Zugewinn an Körpergröße. Dies bedeutet, dass die Endgrößenprognose trotz Retardierung des Knochenalters schlecht ist und folglich das Knochenalter bei einer möglichen Therapieentscheidung bei diesen Kindern keine Rolle spielen sollte. Dies unterscheidet kleinwüchsige SGA-Kinder von kleinwüchsigen Kindern mit WH-Mangel oder konstitutioneller Entwicklungsverzögerung, bei denen eine Retardierung des Knochenalters normalerweise gleichbedeutend ist mit einer günstigen Endgrößenprognose. Die Zahlen aus den Langzeitstudien belegen, dass der Knochenalterfortschritt unter der hochdosierten WH-Behandlung nicht unverhältnismäßig ist: er beträgt zwischen 1,2 Jahren (Chatelain, 1994) und 1,33 Jahren (de Zegher, 1996) pro Behandlungsjahr.

2.2.7 Unerwünschte Ereignisse

Die Behandlung mit Wachstumshormon in pharmakologischer Dosierung wird in der Regel gut vertragen. Verteilung und Häufigkeit der Nebenwirkungen bei den mit hoher Dosis behandelten Kindern unterscheidet sich nicht von denjenigen mit substitutiver Dosis. In der Studie von De Zegher ließ sich keines der angegebenen Ereignisse speziell auf die WH-Behandlung zurückführen, und es kam zu keinem dauernden Behandlungsabbruch (de Zegher, 1996). Insgesamt sind unerwünschte Ereignisse unter der WH-Behandlung sehr selten (Wilton, 1994), allerdings gibt es noch nicht genügend Langzeit-Erfahrungen mit der Behandlung von Patienten ohne Wachstumshormonmangel mit höheren Dosen von WH.

Da Wachstumshormon die Glucosekonzentration im Serum erhöht und gleichzeitig die Insulinsensitivität senkt, ist bei SGA-Patienten, die ein idiopathisches Risiko für eine gestörte Glucosetoleranz im späteren Leben haben (siehe nächster Absatz) der Glucosestoffwechsel unter WH-Therapie prinzipiell kontrollbedürftig. In einer randomisierten Langzeitstudie (Sas, 2001) mit 2 verschiedenen WH-Dosen wurde ein Anstieg der mittleren Glucose- und Insulinsekretion nach Therapiebeginn mit einer Rückkehr zur Ausgangslage nach insgesamt 6-jähriger Therapie beschrieben. Ein Dosiseffekt konnte nicht nachgewiesen werden.

2.2.8 WH-Therapie und Syndrom X

Die Gruppe um Barker (1995) hat erstmals vor ca 10 Jahren Daten publiziert, die zeigen, dass basierend auf epidemiologische Studien ein Zusammenhang besteht zwischen niedrigem Geburtsgewicht und einer erhöhten Inzidenz von kardiovaskulären Erkrankungen im späteren Lebensalter. Das Risiko für eingeschränkte Glukosetoleranz, Typ-II Diabetes und Störungen des Fettstoffwechsels mit Bluthochdruck, Schlaganfall und Myokardinfarkt ist in dieser Gruppe signifikant erhöht. Dieser Symptomenkomplex wird mit dem Begriff Syndrom X (metabolisches Syndrom) zusammengefasst.

Da unter WH-Therapie der Blutzucker und als Folge auch die Insulinsekretion etwas ansteigt, muss ein möglicher negativer Einfluss der Behandlung auf die Glucose/Insulinregulation diskutiert werden.

Die vorliegenden Daten zeigen, dass die Veränderungen, die im Erwachsenenalter bekannt sind auch bei unbehandelten Kindern bereits im Kindesalter nachweisbar sind (Chiarello, 1996). Unter Behandlung mit WH kommt es zu einer Verstärkung der bestehenden Insulinresistenz, allerdings sind diese Veränderungen nach Absetzen der Behandlung (auch nach 6 Jahren) reversibel (Sas, 1999)

Zusammenfassung und Empfehlung

Wenn ein Neugeborenes – bezogen auf das Gestationsalter – zu klein und/oder zu leicht ist und bis zum Alter von 2 Jahren kein spontanes Aufholwachstum gezeigt hat, so besteht ein deutlich erhöhtes Risiko für Kleinwuchs während der gesamten Kindheit sowie für eine reduzierte Endgröße. Ein späteres, spontanes

Aufholwachstum ist sehr unwahrscheinlich. Im Alter von 4-5 Jahren kann die erforderliche Diagnostik (übliche Diagnostik zum Ausschluß symptomatischer Kleinwuchsformen und Normvarianten) meist ohne Probleme durchgeführt werden.

Bei diesen Kindern liegt ein WH-Mangel in der Regel nicht vor, dennoch kann die Behandlung mit Wachstumshormon das Längenwachstum dieser Kinder positiv beeinflussen. Eine WH-Dosis bis zu 67 µg/kg/Tag (0,5 mg/kg/Woche; 1,4 IE/kg/Woche) wurde in klinischen Studien bis zum Erreichen der Endgröße verwendet. Entsprechend der europäischen Zulassung (Juni 2003) wird üblicherweise eine Dosis von 35 µg/kg/Tag bei Therapiebeginn empfohlen. Die Behandlung führt bei der Mehrheit dieser Kinder zu einem deutlichen Wachstumsspurt und einer Normalisierung der Größe innerhalb von 2 bis 3 Jahren. Diese Behandlung, soweit sie sich als effektiv erwiesen hat, sollte fortgeführt werden, bis eine normale Größe unter Berücksichtigung der Zielgröße bzw. der Schluß der Epiphysenfugen erreicht ist. Bei einzelnen Kindern kann die Behandlung nach Normalisierung der Körpergröße unterbrochen werden, diese Kinder halten ihre Position in der Percentilenschar ohne weitere Maßnahmen. Für die Mehrheit der Kinder muß allerdings eine kontinuierliche Behandlung empfohlen werden, da es sonst nach Unterbrechung der Therapie zu einer sehr langsamen Wachstumsgeschwindigkeit und erneutem Größenverlust kommt.

Die Behandlung ist im frühen Kindesalter besonders wirksam. Ein Therapiebeginn in diesem Alter hilft den Kindern, schon bis zur Einschulung die Körpergröße zu verbessern oder zu normalisieren. Die Wirksamkeit der Behandlung in dieser Altergruppe ist deutlich besser als im präpubertären Alter. Bei bereits pubertären Kindern wird ein Beginn der Therapie mit Wachstumshormon derzeit nicht empfohlen. Nach derzeitigem Wissen ist die Behandlung nebenwirkungsarm und sicher. Diagnose, Behandlung und Nachbeobachtung von kleinwüchsigen SGA-Kindern sollte nur von Ärzten durchgeführt werden, die spezifische Erfahrungen mit Wachstumsstörungen (Kinderendokrinologe) haben. Da die Zulassung der Behandlung durch die europäischen Behörden im Juni 2003 erfolgte, ist mit einer Kostenübernahme durch die Krankenkassen ab Herbst zu rechnen, wenn das Kind mit seiner Größe bei Therapiebeginn mehr als 2.5 Standardabweichungen unter der Norm liegt. Kontrollierte klinische Studien mit umfassender Dokumentation und Auswertung der Patienten sind für die Gewinnung von weiteren Erkenntnissen über die Wirksamkeit, Sicherheit und Optimierung der Therapiemodalitäten sicherlich notwendig.

Literatur

Albanese A, Stanhope R (1997) GH treatment induces sustained catch-up growth in children with intrauterine growth retardation: 7 years results. Horm Res 48:173-177

Albertsson-Wikland K, Karlberg J (1994) Natural growth in children born small for gestational age with and without catch-up growth. Acta Paediatr Scand 343(suppl):23-30

Barker DJ, Osmond C, Golding J, Kuh D, Wadsworth ME (1989) Growth in utero, blood pressure in childhood and adult life, and mortality from cardiovascular disease. Brit Med J 298:564-567

Boguszewski M, Rosberg S, Albertsson-Wikland K (1995) Spontaneous 24-hour growth hormone profiles in prepubertal small for gestational age children. J Clin Endocrinol Metab 80:2599-2606

Boguszewski M, Jansson C, Rosberg S, Albertsson-Wikland K (1996) Changes in serum insulin-like growth factor I (IGF-I) and IGF-binding protein-3 levels during growth hormone treatment in prepubertal short children born small for gestational age. J Clin Endocrinol Metab 81:3902-3908

Butenandt O, Lang G on behalf of the German Study Group (1997) Recombinant human growth hormone in short children born small vor gestational age. J Pediatr Endocrinol Metabol 10:275-282

Chatelain P, Job JC, Blanchard J et al. (1994) Dose-dependent catch-up growth after 2 years of growth hormone treatment in intrauterine growth-retarded children. J Clin Endocrinol Metab 78:1454-1460

Coutant R, Carel JC, Letrait M, Bouvattier C, Chatelain P, Coste J, Chaussin JL (1998) Short stature associated with intrauterine growth retardation: final height of untreated and growth hormone-treated children. J Clin Endocrinol Metab 83:1070-1074

Karlberg J, Albertsson-Wikland K (1995) Growth in full-term small-for-gestational-age infants: From birth to final height. J Pediatr 38:733-739

Karlberg JPE, Albertsson-Wikland K, Kwan EYW, Lam BCC, Low LCK (1997) Timing of early postnatal catch-up growth in normal, full-term infants born short for gestational age. Horm Res 1997;48(suppl):17-24

Preece MA (1997) Puberty in children with intrauterine growth retardation. Horm Res 48(suppl): 30-32

Ranke MB, Lindberg A on behalf of the KIGS International Board (1996) Growth hormone treatment of short children born small for gestational age or with Silver-Russell syndrome: results from KIGS (Kabi International Growth Study), including the first report on final height. Acta Paediatr 417(suppl):18-26

Sas, T, Mulder P, Aanstoot HJ, Houdijk M, Jansen M, Reeser M, Hocken-Koelega A (2001) Carbohydrate metabolism during long-term growth hormone treatment in children with short stature born small for gestational age. Clin Endocrinol 54:243-251

Tanner JM, Whitehouse RH, Hughes PC, Vinve FP (1971) Effect of human growth hormone treatment for 1 to 7 years on growth of 100 children, with growth hormone deficiency, low birthweight, inherited smallness, Turner's syndrome, and other complaints. Arch Dis Child 46:745-782

Wilton P (1994) Adverse events during growth hormone treatment: 5 years experience in the Kabi International Growth Study. In: Ranke MB, Gunnarsson R (eds) Progress in growth hormone therapy – 5 years of KIGS. J & J Verlag, Mannheim, Germany 1994:291-307

Wollmann HA, Kirchner T, Enders H, Preece MA, Ranke MB (1995) Growth and symptoms in Silver-Russel syndrome: review on the basis of 386 patients. Eur J Pediatr 154:958-968

Wollmann HA, Ranke MB (1996) GH treatment in neonates. Acta Paediatr 85:398-400

de Zegher f, Albertsson-Wikland K, Wollmann HA, Chatelain P, Chaussain J, Löfström A, Jonsson B, Rosenfeld R (2000) Growth Hormone treatment of short children born small for gestational age: Growth responses with continuous and discontinuous regimens over 6 years. J Clin Endocrinol Metab 85:2816-2821

Zucchini S, Cacciari E, Balsamo A, Cicognani A, Tassinari D, Barbieri E, Gualandi S (2001) Final height of short subjects of low birth weight with and without growth hormone treatment. Arch Dis Child 84:340-343

Referenzwerte der Saarländischen Wachstumsstudie 1994–2002

Daten von 9184 Jungen und 8914 Mädchen
Perzentilen für Körperhöhe, Körpergewicht, BMI (Body mass Index)
und Somatogramm (Gewicht zu Höhe)

Prof. Dr. med. Siegfried Zabransky
IPEP – Institut für Päd. Endokrinologie und Präventivmedizin

Dr. Thomas Georg
Institut für Biometrie, Epidemiologie und Med. Informatik Universiät Homburg/Saar

Jeder Arzt, der Kinder und Jugendliche betreut, muss sich mit Grundkenntnissen und Daten auxologischer Messungen vertraut machen. Die Veränderungen der Körpermaße im Laufe der kindlichen Entwicklung sind etwas Faszinierendes. Von der Geburt bis zum Erwachsenenalter macht der Mensch eine erstaunliche Veränderung durch. Die Größe des Kopfes beträgt beim Neugeborenen 25% der Gesamtlänge, beim Erwachsenen jedoch nur noch 10%. Der Kopfumfang beträgt beim Einjährigen bereits 85 %, beim Siebenjährigen 95% des Erwachsenen. Das Kopfwachstum verläuft im Wesentlichen innerhalb der ersten 10 Lebensjahre. Es wird bestimmt durch das Wachstum der Hirnmasse und des Schädels. Das menschliche Gehirngewicht steigt um etwa das Vierfache von Geburt bis zum Alter von 3 Jahren an. Bis zum Alter von 15 Jahren kommt es nur noch zu einem langsamen weiteren Wachstum des Kopfes. Im Alter von 45-50 Jahren nimmt das menschliche Hirngewicht im geringem, aber stetigem Maße wieder ab. Das Längenwachstum verläuft in den ersten zwei Lebensjahren und in der Pubertät besonders rasch. Die Wachstumgeschwindigkeit ist altersabhängig. Die Körperproportionen verändern sich. Während der Pubertät macht der Körper die auffälligsten Veränderungen in relativ kurzer Zeitspanne von 2-3 Jahren durch. Die Sitzhöhe nimmt im Vergleich zur Gesamthöhe zu. Die Beine werden im Vergleich zum Rumpf und Kopf länger. Der Body Mass Index, d.h. das Verhältnis von Gewicht zu Höhe, nimmt zu. Die Pubertät stellt den Übergang von der Kindheit zum geschlechtsreifen Erwachsenen dar. Normales Wachstum, d.h. normale Längen- und Gewichtszunahme sind Zeichen einer gesunden Entwicklung. Auffälliges Wachstum muss andererseits immer daran denken lassen, dass chronische Erkrankungen der verschiedenen Organsysteme u.a. auch an vermindertem Längenwachstum und verringerter oder aber auch zu starker Gewichtsentwicklung erkennbar sind. Ebenso verhält es sich mit dem Auftreten der ersten Pubertätszeichen (Thelarche, Pubarche, Menarche). Zu frühe und verspätete oder ausbleibende Pubertätsentwicklung ist immer ein ernst zu nehmender Hinweis auf eine Störung. Um auffälliges, aber noch mit der physiologischen Bandbreite der Entwicklungsstadien zu vereinbarendes Wachstum und Pubertätsentwicklung richtig einschätzen zu können, und krankhaftes Wachstum rechtzeitig zu erkennen, ist die Kenntnis der physiologischen auxologischen Referenzdaten Voraussetzung.

Die vorliegenden Datenblätter mit Perzentilen für Körperhöhe, Körpergewicht, BMI (Body

Mass Index) und Somatogramm (Gewicht in Relation zur Körperhöhe) sollen dazu praktische Hilfestellung geben. Sie sind der erste Teil eines Wachstumsatlas, der bis Mitte 2004 vollständig vorliegen soll. Er wird weitere Parameter wie Umfänge (Kopf, Brust, Hüfte, Beine, Oberarme, u.a.), Längen (Sitzhöhe, Beinlänge, u.a.),Hautfaltendicken, u.a.m., sowie Erklärungen zu auxologischen Begriffen und Berechnungen beinhalten. Die im Saarland im Zeitraum 1994-2002 an gesunden Kindern erhobenen auxologischen Daten können auch für Kinder anderer Regionen in Deutschland verwendet werden.

Die vorliegenden Daten sind das Ergebnis folgender Studien:

Teil 1: April 1994 – März 1996 gesunde Kindergarten-und Schulkinder, Alter 4-20 Jahre

Teil 2: 1996–2002 gesunde Kinder im Alter von 1-7 Jahre: Gemeinschaftsstudie in Zusammenarbeit mit Kinderarztpraxen im Saarland und dem schulärztlichen Dienst

Literatur

H. Danker-Hopfe und S. Zabransky: Saarländische Wachstumsstudie- Sampling Design, WMW 2000, 150: 136-139

S. Zabransky: Referenzdaten für Körperhöhe und Körpergewicht deutscher Kinder, WMW 2000, 150 134-135

S. Zabransky, C. Weinand, A. Schmidgen, C. Schafmeister, S. Müller, R. Hollinger-Philipp, H. Danker-Hopfe, WMW 2000, 150: 145-152

S. Zabransky, C. Weinand, A. Schmidgen, C. Schafmeister, S. Müller, R. Hollinger-Philipp, H. Danker-Hopfe, Saarländische Wachstumsstudie 1995, Kinder- und Jugendarzt 2000, 31: 822-827

S. Zabransky und Th. Georg, Somatogramm (Wachstumskurven mit Perzentilen für Gewicht/Höhe- und BMI/Höhe-Beziehung) berechnet mit dem LMS-Verfahren (Cole) im Vergleich zur Prozentualen Methode nach Maaser. Kinder- und Jugendmedizin 5/2003M 3:201-205

ALTERSVERTEILUNG			
Alter [Jahre]	Jungen	Mädchen	Gesamt
1.00-1.99	195	205	400
2.00-2.99	135	119	254
3.00-3.99	307	292	599
4.00-4.99	403	374	777
5.00-5.99	1856	1982	3838
6.00-6.99	3901	3656	7557
7.00-7.99	473	383	856
8.00-8.99	231	237	468
9.00-9.99	227	194	421
10.00-10.99	184	194	378
11.00-11.99	215	229	444
12.00-12.99	184	200	384
13.00-13.99	186	168	354
14.00-14.99	135	116	251
15.00-15.99	82	105	187
16.00-16.99	139	139	278
17.00-17.99	137	141	278
18.00-18.99	131	127	258
19.00-19.99	63	53	116
Gesamt	**9184**	**8914**	**18098**

Altersverteilung

Jahre	J-M	J-SD	M-M	M-SD
0	50,0	2,00	50,0	2,00
0,5	70,0	3,00	68,0	3,00
1	78,0	3,00	74,8	2,90
1,5	83,0	3,00		
2	88,0	3,20	86,5	3,80
2,5	92,5	3,75		
3	96,7	3,75	95,4	4,15
3,5	101,0	3,75		
4	104,5	4,15	103,1	4,40
5	111,3	4,55	110,2	4,65
6	117,6	4,95	116,7	4,90
7	123,1	5,40	122,0	5,20
8	129,0	5,85	128,1	5,60
9	135,3	6,35	134,4	6,00
10	141,0	6,85	140,7	6,35
11	146,4	7,25	147,0	6,60
12	152,1	7,55	153,0	6,65
13	158,7	7,75	158,0	6,55
14	165,7	7,65	161,7	6,40
15	171,9	7,30	164,5	6,30
16	176,7	6,85	166,8	6,15
17	179,8	6,55	168,3	6,10
18	181,6	6,35	169,2	6,00
19	182,9	6,15	169,6	6,00
20	184,0	6,05	169,9	6,00

Referenzwerte der saarländischen Wachstumsstudie 1994–2002 (Mittelwerte und Standardabweichungen für Körperhöhe)

J-M   Mittelwerte, Jungen
M-M   Mittelwerte, Mädchen

J-SD   Standardabweichung, Jungen
M-SD   Standardabweichung, Mädchen

Jahre	J-M	J-SD	M-M	M-SD
2	12,3	1,10	11,7	1,05
3	14,4	1,35	14,1	1,40
4	16,7	1,75	16,3	1,75
5	18,9	2,10	18,4	2,15
6	21,0	2,50	20,7	2,60
7	23,4	2,95	23,0	3,10
8	26,7	3,60	26,4	3,75
9	30,7	4,35	30,2	4,50
10	35,0	5,15	34,0	5,10
11	39,2	5,90	38,5	5,80
12	43,4	6,60	43,2	6,35
13	48,3	7,35	47,7	6,65
14	54,2	8,05	51,5	6,65
15	60,5	8,50	54,8	6,65
16	66,2	8,60	57,4	6,60
17	70,4	8,45	59,3	6,55
18	73,4	8,25	60,6	6,55
19	75,6	7,95	61,8	6,55
20	77,7	7,65	62,9	10,65

Referenzwerte der saarländischen Wachstumsstudie 1994–2002 (Mittelwerte und Standardabweichungen für Körpergewicht)

J-M   Mittelwerte, Jungen
M-M   Mittelwerte, Mädchen

J-SD   Standardabweichung, Jungen
M-SD   Standardabweichung, Mädchen

Alter Jahre	2,5.P cm	5.P cm	10.P cm	25.P cm	50.P cm	75.P cm	90.P cm	95.P cm	97,5.P cm
0	47,0				50,0				55,0
1	69,0				76,1				80,6
2	82,0	83,0	84,1	85,9	88,0	90,2	92,2	93,4	94,4
3	89,5	90,7	92,0	94,2	96,7	99,3	101,6	103,0	104,2
4	96,1	97,4	99,0	101,6	104,5	107,3	109,9	111,5	112,8
5	102,0	103,5	105,2	108,1	111,3	114,5	117,3	119,0	120,4
6	107,3	109,0	110,9	114,1	117,6	121,1	124,3	126,0	127,5
7	111,8	113,7	115,8	119,3	123,1	126,9	130,2	132,2	133,9
8	116,8	118,8	121,1	124,9	129,0	133,1	136,7	138,9	140,7
9	122,3	124,4	126,8	130,9	135,3	139,7	143,7	146,0	148,0
10	127,3	129,5	132,1	136,3	141,0	145,8	150,0	152,5	154,7
11	132,2	134,5	137,1	141,5	146,4	151,4	155,8	158,5	160,9
12	137,5	139,8	142,5	147,1	152,1	157,4	162,0	164,8	167,2
13	143,8	146,2	148,9	153,5	158,7	164,0	168,8	171,6	174,2
14	151,0	153,3	156,0	160,6	165,7	170,9	175,6	178,5	181,0
15	157,7	160,0	162,6	167,0	171,9	176,9	181,4	184,1	186,5
16	163,2	165,3	167,8	172,0	176,7	181,4	185,6	188,2	190,4
17	166,9	168,9	171,3	175,3	179,8	184,3	188,3	190,8	192,9
18	169,1	171,1	173,4	177,3	181,6	186,0	189,9	192,2	194,3
19	170,6	172,6	174,9	178,7	182,9	187,1	190,9	193,2	195,2
20	172,1	174,0	176,2	179,9	184,0	188,2	191,9	194,1	196,1

Höhen-Perzentilen für Jungen (2-20 Jahre)

Alter Jahre	2,5.P cm	5.P cm	10.P cm	25.P cm	50.P cm	75.P cm	90.P cm	95.P cm	97,5.P cm
0	45,0				50,0				55,0
1	69,0				74,8				80,6
2	80,9	81,7	82,6	84,4	86,5	88,8	91,2	92,7	94,1
3	88,6	89,6	90,8	92,9	95,4	98,0	100,6	102,2	103,7
4	95,3	96,5	97,9	100,3	103,1	106,1	108,8	110,5	111,9
5	101,3	102,7	104,4	107,1	110,2	113,4	116,3	118,0	119,5
6	106,6	108,2	110,1	113,2	116,7	120,1	123,1	124,9	126,5
7	110,9	112,7	114,8	118,3	122,0	125,7	128,9	130,8	132,4
8	115,9	117,9	120,2	124,0	128,1	132,1	135,5	137,6	139,3
9	121,2	123,4	125,9	130,0	134,4	138,7	142,4	144,6	146,4
10	126,8	129,1	131,8	136,0	140,7	145,2	149,1	151,4	153,4
11	132,9	135,3	137,9	142,3	147,0	151,7	155,7	158,1	160,2
12	139,0	141,3	144,0	148,3	153,0	157,7	161,8	164,2	166,3
13	144,3	146,5	149,1	153,4	158,0	162,6	166,6	169,0	171,1
14	148,4	150,5	153,1	157,2	161,7	166,2	170,2	172,5	174,5
15	151,5	153,6	156,1	160,1	164,5	168,9	172,8	175,1	177,1
16	154,0	156,1	158,5	162,4	166,8	171,1	174,9	177,1	179,1
17	155,7	157,8	160,2	164,1	168,3	172,6	176,3	178,6	180,5
18	156,7	158,7	161,1	164,9	169,2	173,4	177,1	179,3	181,5
19	157,1	159,1	161,5	165,3	169,6	173,7	177,5	179,7	181,6
20	157,4	159,5	161,8	165,6	169,9	174,0	177,7	180,0	181,9

Höhen-Perzentilen für Mädchen (2-20 Jahre)

Alter Jahre	2,5.P kg	5.P kg	10.P kg	25.P kg	50.P kg	75.P kg	90.P kg	95.P kg	97,5.P kg
2	**10,1**	10,4	10,8	11,5	**12,3**	13,3	14,4	15,1	**15,8**
3	**11,7**	12,0	12,5	13,3	**14,4**	15,7	17,2	18,2	**19,2**
4	**13,2**	13,7	14,2	15,3	**16,7**	18,4	20,3	21,6	**22,9**
5	**14,7**	15,2	15,9	17,2	**18,9**	21,1	23,5	25,2	**26,9**
6	**16,0**	16,6	17,4	19,0	**21,0**	23,6	26,5	28,7	**30,9**
7	**17,5**	18,2	19,1	20,9	**23,4**	26,5	30,1	32,8	**35,5**
8	**19,5**	20,4	21,5	23,7	**26,7**	30,1	35,0	38,3	**41,8**
9	**22,0**	23,1	24,4	27,1	**30,7**	35,4	40,9	45,1	**49,4**
10	**24,7**	25,9	27,5	30,7	**35,0**	40,5	47,1	52,0	**57,0**
11	**27,4**	28,8	30,7	34,2	**39,2**	45,5	52,9	58,4	**64,0**
12	**30,2**	31,8	33,9	37,9	**43,4**	50,5	58,6	64,6	**70,6**
13	**33,6**	35,4	37,7	42,2	**48,3**	56,0	64,8	71,1	**77,5**
14	**38,1**	40,1	42,7	47,6	**54,2**	62,4	71,5	78,1	**84,5**
15	**43,5**	45,7	48,4	53,7	**60,5**	68,9	77,9	84,3	**90,4**
16	**49,0**	51,2	54,1	59,4	**66,2**	74,3	82,9	88,8	**94,5**
17	**53,5**	55,8	58,6	63,8	**70,4**	78,1	86,2	91,6	**96,7**
18	**56,9**	59,2	61,9	67,0	**73,4**	80,7	88,2	93,2	**97,9**
19	**59,7**	61,9	64,6	69,5	**75,6**	82,5	89,6	94,2	**98,5**
20	**62,4**	64,5	67,2	71,9	**77,7**	84,2	90,8	95,1	**99,1**

Perzentilen für Körpergewicht bei Jungen

Alter Jahre	2,5.P kg	5.P kg	10.P kg	25.P kg	50.P kg	75.P kg	90.P kg	95.P kg	97,5.P kg
2	**9,6**	9,9	**10,2**	10,9	**11,7**	12,6	**13,6**	14,2	**14,9**
3	**11,3**	11,7	**12,1**	13,0	**14,1**	15,4	**16,7**	17,7	**18,6**
4	**12,8**	13,2	**13,8**	14,9	**16,3**	17,9	**19,7**	21,0	**22,2**
5	**14,1**	14,7	**15,4**	16,7	**18,4**	20,5	**22,9**	24,5	**26,1**
6	**15,5**	16,1	**17,0**	18,5	**20,7**	23,2	**26,1**	28,2	**30,3**
7	**16,8**	17,6	**18,6**	20,5	**23,0**	26,1	**29,7**	32,3	**34,9**
8	**18,9**	19,9	**21,0**	23,3	**26,4**	30,3	**34,7**	38,0	**41,2**
9	**21,2**	22,4	**23,8**	26,5	**30,2**	34,8	**40,0**	43,8	**47,6**
10	**23,8**	25,1	**26,7**	29,8	**34,0**	39,3	**45,2**	49,5	**53,8**
11	**26,9**	28,4	**30,2**	33,8	**38,5**	44,4	**51,0**	55,7	**60,3**
12	**30,5**	32,1	**34,2**	38,1	**43,2**	49,5	**56,5**	61,4	**66,2**
13	**34,4**	36,1	**38,3**	42,3	**47,7**	54,1	**61,2**	66,0	**70,8**
14	**38,2**	39,9	**42,1**	46,2	**51,5**	57,9	**64,8**	69,5	**74,1**
15	**41,5**	43,3	**45,4**	49,5	**54,8**	61,0	**67,7**	72,3	**76,7**
16	**44,2**	45,9	**48,1**	52,2	**57,4**	63,5	**70,1**	74,6	**78,9**
17	**46,2**	47,9	**50,1**	54,1	**59,3**	65,4	**71,9**	76,4	**80,7**
18	**47,5**	49,3	**51,5**	55,5	**60,6**	66,7	**73,2**	77,7	**82,0**
19	**48,7**	50,5	**52,6**	56,6	**61,8**	67,9	**74,4**	78,8	**83,1**
20	**49,8**	51,6	**53,7**	57,7	**62,9**	69,0	**75,4**	79,9	**84,2**

Perzentilen für Körpergewicht bei Mädchen

Alter Jahre kg/m²	2,5.P	5.P	10.P	25.P	50.P	75.P	90.P	95.P	97,5.P
2	13,1	13,4	13,8	14,5	15,5	16,7	18,1	19,1	20,1
3	13,0	13,3	13,7	14,4	15,4	16,6	18,0	19,1	20,3
4	12,9	13,2	13,6	14,3	15,3	16,6	18,1	19,1	20,3
5	12,8	13,1	13,5	14,3	15,3	16,6	18,1	19,2	20,4
6	12,8	13,1	13,5	14,3	15,3	16,6	18,1	19,3	20,4
7	12,8	13,2	13,6	14,4	15,4	16,7	18,3	19,5	20,8
8	13,1	13,4	13,8	14,7	15,8	17,2	19,0	20,3	21,8
9	13,5	13,9	14,4	15,2	16,5	18,0	20,0	21,5	23,2
10	14,1	14,5	15,0	15,9	17,2	19,0	21,2	22,9	24,8
11	14,6	15,0	15,5	16,6	18,0	19,9	22,2	24,0	26,1
12	14,9	15,4	16,0	17,1	18,6	20,6	23,0	24,9	26,9
13	15,3	15,8	16,4	17,5	19,1	21,2	23,6	25,5	27,5
14	15,7	16,2	16,8	18,0	19,7	21,8	24,3	26,2	28,1
15	16,1	16,7	17,3	18,6	20,4	22,5	25,0	26,9	28,7
16	16,6	17,2	17,9	19,3	21,1	23,3	25,8	27,6	29,4
17	17,1	17,7	18,5	19,9	21,7	24,0	26,5	28,3	30,0
18	17,6	18,2	19,0	20,4	22,3	24,6	27,1	28,8	30,5
19	18,0	18,6	19,4	20,9	22,8	25,1	27,6	29,3	31,0
20	18,3	19,0	19,8	21,3	23,3	25,6	28,1	29,8	31,4

Perzentilen für den Body Mass Index (BMI) bei Jungen

Alter Jahre kg/m²	2,5.P	5.P	10.P	25.P	50.P	75.P	90.P	95.P	97,5.P
2	13,2	13,5	13,8	14,5	15,4	16,5	17,7	18,5	19,4
3	12,9	13,3	13,6	14,4	15,3	16,5	17,8	18,7	19,7
4	12,8	13,1	13,5	14,3	15,3	16,5	17,9	18,9	19,9
5	12,7	13,0	13,4	14,2	15,2	16,5	17,9	19,0	20,0
6	12,6	12,9	13,4	14,2	15,2	16,5	18,1	19,2	20,3
7	12,5	12,8	13,3	14,2	15,4	16,9	18,7	20,0	21,4
8	12,7	13,1	13,7	14,7	16,1	17,8	19,9	21,5	23,2
9	13,1	13,5	14,1	15,2	16,7	18,7	20,9	22,6	24,3
10	13,4	13,9	14,5	15,7	17,3	19,3	21,6	23,3	24,9
11	13,8	14,3	15,0	16,2	17,9	19,9	22,2	23,9	25,5
12	14,3	14,9	15,5	16,8	18,5	20,5	22,8	24,4	26,0
13	15,0	15,5	16,2	17,4	19,1	21,1	23,3	24,9	26,4
14	15,8	16,3	16,9	18,1	19,7	21,6	23,7	25,2	26,7
15	16,5	17,0	17,6	18,7	20,2	22,1	24,1	25,6	27,0
16	17,0	17,5	18,1	19,2	20,6	22,4	24,4	25,9	27,3
17	17,3	17,8	18,4	19,5	20,9	22,7	24,7	26,1	27,6
18	17,6	18,1	18,6	19,7	21,1	22,9	24,9	26,4	27,8
19	17,9	18,3	18,9	19,9	21,3	23,1	25,1	26,6	28,1
20	18,1	18,6	19,1	20,2	21,6	23,3	25,3	26,8	28,4

Perzentilen für den Body Mass Index (BMI) bei Mädchen

Höhe (cm)	2,5 P	10.P	25.P	**Gewicht (kg)** 50.P	75.P	90.P	97,5.P
80	9,0			10,4			12,4
85	9,9			11,6			13,8
90	10,9			12,8			15,3
95	11,9			13,9			16,8
100	13,0			15,2			18,5
105	14,1			16,6			20,5
110	15,4	16,2	17,1	18,1	19,4	20,8	22,6
115	16,8	17,7	18,6	19,9	21,4	23,0	25,4
120	18,4	19,5	20,6	22,0	23,8	25,9	29,1
125	20,4	21,6	22,9	24,7	26,9	29,7	34,2
130	22,7	24,0	25,5	27,6	30,4	34,0	40,2
135	25,2	26,7	28,5	30,9	34,2	38,4	46,3
140	27,7	29,5	31,5	34,3	38,0	42,9	51,6
145	30,4	32,5	34,7	37,9	42,1	47,3	56,3
150	33,1	35,5	38,1	41,7	46,4	52,0	61,0
155	36,0	38,8	41,8	45,9	51,0	57,0	66,0
160	39,1	42,4	45,8	50,4	56,0	62,4	71,7
165	42,7	46,4	50,2	55,2	61,4	68,2	78,0
170	46,8	50,7	54,9	60,3	66,9	74,2	84,6
175	51,3	55,4	59,7	65,4	72,3	80,0	90,7
180	55,8	60,1	64,6	70,4	77,5	85,2	95,8
185	60,5	64,9	69,4	75,3	82,3	89,8	100,1
190	65,4	69,8	74,3	80,1	86,9	94,1	103,8
195	70,3	74,6	79,0	84,6	91,1	98,0	107,0

Somatogramm Jungen

Höhe (cm)	2,5. P	10.P	25.P	**Gewicht (kg)** 50.P	75.P	90.P	97,5.P
80	8,7			10,0			11,8
85	9,7			11,3			13,3
90	10,8			12,5			15,0
95	11,8			13,8			16,6
100	12,8			15,1			18,4
105	13,9	14,7	15,5	16,5	17,6	18,8	20,4
110	15,1	16,0	16,9	18,0	19,4	20,8	22,8
115	16,5	17,5	18,5	19,9	21,5	23,3	25,9
120	18,2	19,3	20,5	22,2	24,2	26,6	30,0
125	20,1	21,4	22,9	24,9	27,4	30,4	35,1
130	22,1	23,7	25,5	27,8	30,8	34,4	39,9
135	24,2	26,1	28,2	30,9	34,3	38,3	44,2
140	26,5	28,7	31,1	34,2	38,0	42,3	48,5
145	29,0	31,6	34,3	37,8	42,0	46,7	53,1
150	31,9	34,8	37,9	41,8	46,5	51,5	58,2
155	35,5	38,7	42,0	46,3	51,3	56,6	63,7
160	40,0	43,3	46,6	50,9	56,1	61,6	69,1
165	44,9	48,0	51,3	55,6	60,8	66,4	74,4
170	49,5	52,6	55,8	60,0	65,3	71,3	80,0
175	53,8	56,8	60,0	64,3	69,8	76,0	85,6
180	58,0	61,0	64,2	68,6	74,2	80,9	91,6
185	62,0	65,0	68,3	72,7	78,5	85,7	97,6

Somatogramm Mädchen

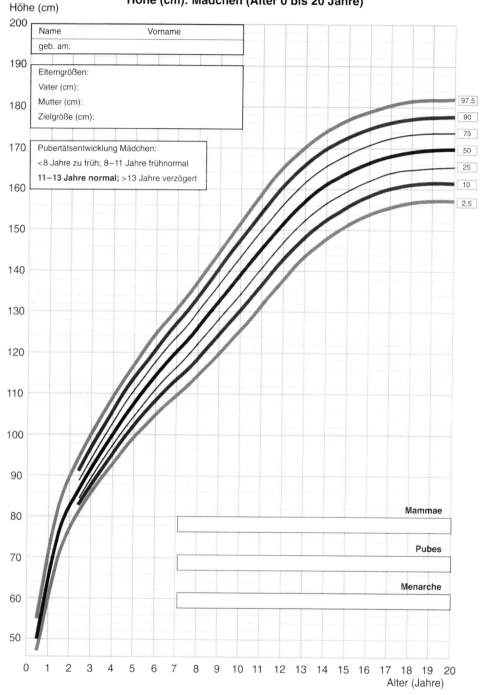

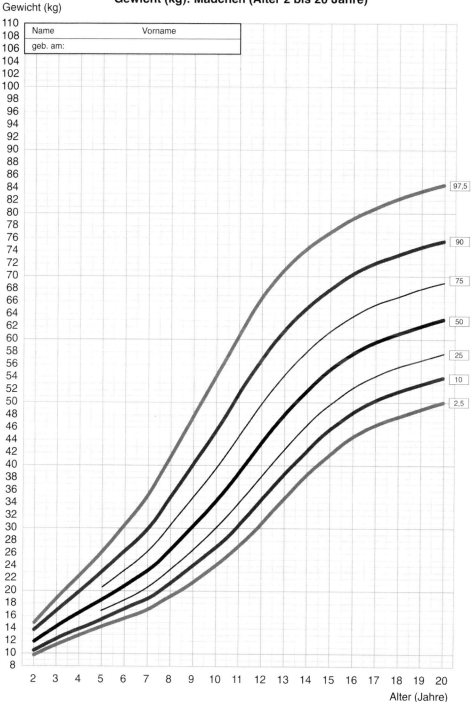

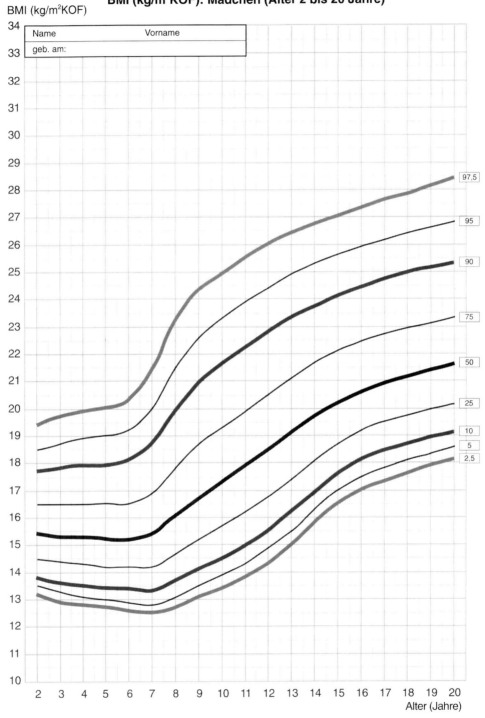

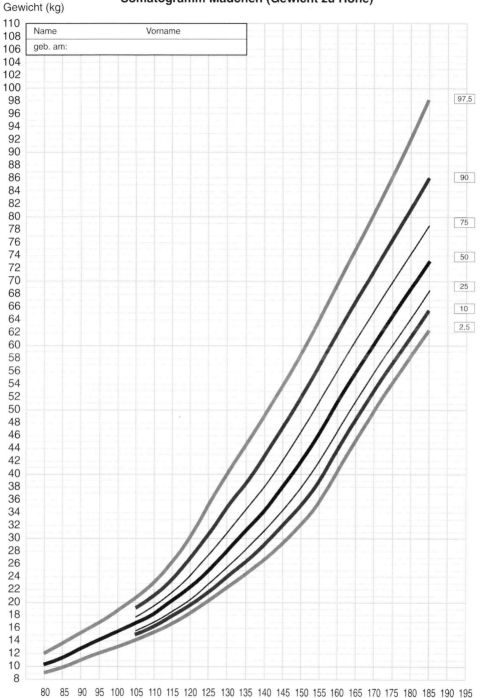

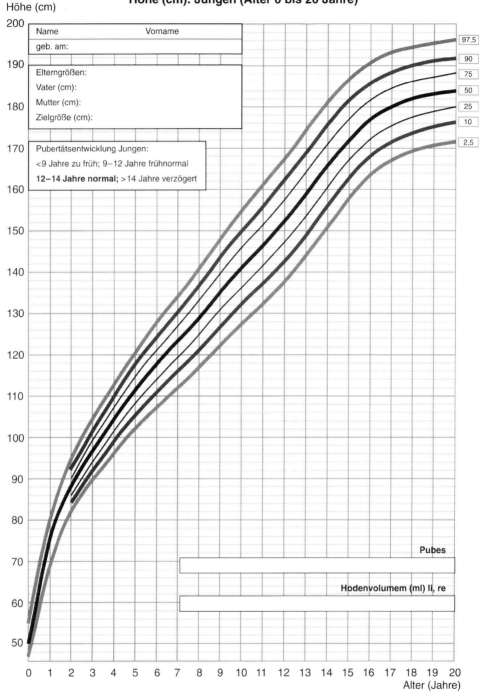

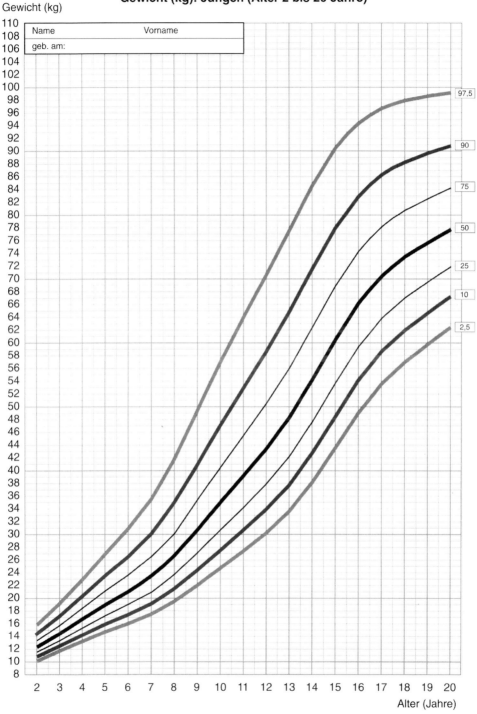

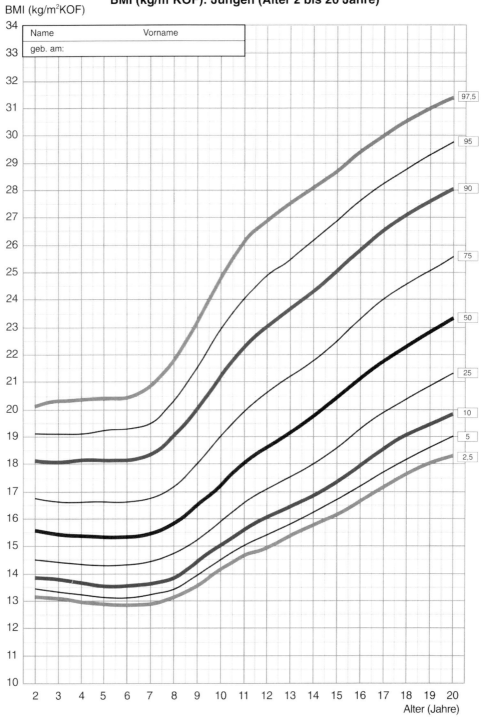

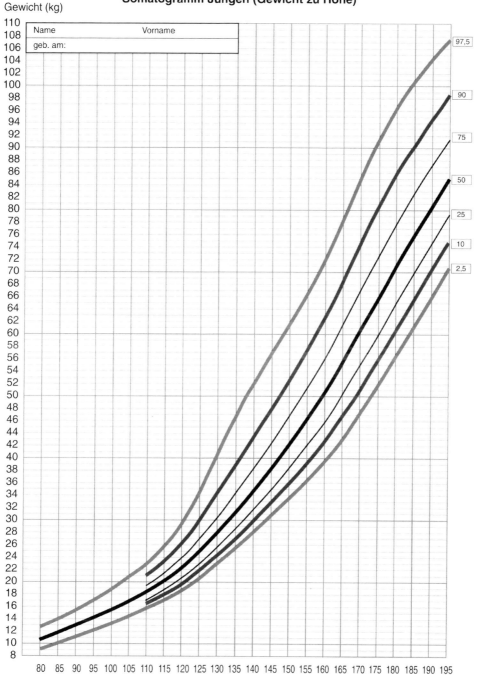